Angela Köhler-Weisker
Postpartale Depression

Therapie & Beratung

Angela Köhler-Weisker

Postpartale Depression

Ein psychoanalytisches Modell zur Co-Therapie von Mutter und Kind

Psychosozial-Verlag

Gewidmet den Müttern und ihren Babys

Bibliografische Information der Deutschen Nationalbibliothek
Die Deutsche Nationalbibliothek verzeichnet diese Publikation
in der Deutschen Nationalbibliografie; detaillierte bibliografische Daten
sind im Internet über http://dnb.d-nb.de abrufbar.

Originalausgabe

Gesetzlich vertreten durch die persönlich haftende Gesellschaft Wirth GmbH,
Geschäftsführer: Johann Wirth
Walltorstraße 10, 35390 Gießen, Deutschland
06 41 96 99 78 0
info@psychosozial-verlag.de
www.psychosozial-verlag.de

Umschlagabbildung: Egon Schiele, *Die ausgebrannte Mutter*
(*Mutter und Kind I*, Fragment), 1911
Umschlaggestaltung und Innenlayout nach Entwürfen von Hanspeter Ludwig, Wetzlar
Druck und Bindung: Druckhaus Bechstein GmbH,
Willy-Bechstein-Straße 4, 35576 Wetzlar, Deutschland
Printed in Germany

ISBN 978-3-8379-3267-6 (Print)
ISBN 978-3-8379-6128-7 (E-Book-PDF)
ISSN 3053-5239 (Print)
ISSN 3053-5247 (Digital)

Inhalt

Einleitung

Die langjährige Erfahrung in der Babyambulanz des Anna-Freud-Instituts mit vielen postpartal depressiven Müttern führte zu der mich und meine Kolleginnen überraschenden Erkenntnis, dass den meisten Müttern und Babys mit dieser Störung relativ rasch zu helfen ist – unabhängig von der Heftigkeit der manifesten Symptome. Die Babys zeigen durch unterschiedliche Regulationsstörungen wie Schlaflosigkeit, Weinen, Nahrungsverweigerung oder seelischen Rückzug an, dass in der Mutter-Kind-Beziehung etwas nicht zu ihrer Befriedigung gelingt. Doch zugleich sind sie lebendige Partner, die mit energiegeladener Lebendigkeit und autonomen Fähigkeiten viel geben, die Mutter fordern und ihr schnell helfen können, sich auch bei schweren Störungen zu verändern, vorausgesetzt eine kundige analytische Psychotherapeutin[1], am besten in Co-Therapie mit einer weiteren, versteht die Ursachen ausreichend. Die Existenz des Babys ist Auslöser der Depression, aber es ist zugleich die wichtigste Person bei der Heilung – neben dem Vater.

Unsere Erfahrungen entwickelten sich in der jetzt 22-jährigen gemeinsamen Arbeit in der Gruppe,[2] die in Fallkonferenzen regelmäßig die Behandlungen diskutierte, gemeinsam die vorhandene Literatur studierte und den Austausch und die Auseinandersetzung mit anderen Behandlungszentren suchte, auch international.

Mein persönlicher Auslöser, über die Behandlung der postpartalen Depression zu schreiben, ist mein Erleben einer schwierigen Phase im engsten

1 Für eine vereinfachte Lesbarkeit wird teilweise die weibliche, teilweise die männliche Form verwendet, wobei Personen anderen Geschlechts jeweils mitgemeint sind.

2 Die ursprünglichen Teilnehmer waren Eva Hedervary-Heller, Heide Maron, Inge Miller, Bärbel Niechzial, Iris Nikulka, Magdalena Palfrader, Patricia Szogas-Fritsch, Eberhard Windaus und Cornelia Wegeler-Schardt, denen im Laufe der Jahre viele weitere folgten.

Familienkreis. Als 13-jährige Jugendliche erlebte ich eindrücklich, wie eine Zangengeburt mit schwersten Geburtsverletzungen der Mutter und eine Trennung von dem Baby – bis auf die Stillzeiten – während der langen Rekonvaleszenz der Mutter bei dem Baby zunächst zu nächtlicher Unruhe, häufigem Weinen, später zu einer angstvollen Fixierung auf die Mutter führten. Der Junge fühlte sich als Kleinkind sehr leicht von ihr alleingelassen und reagierte bei jeder Trennung mit panischen Angstzuständen. Ein Asthma bronchiale konnte durch eine Kinderpsychotherapie geheilt werden.

Meine tiefe Trauer beim frühen Tod dieses Halbbruders führte zu der nachträglichen Erkenntnis, dass seine Mutter wahrscheinlich bei ihrem ersten Kind und der sie so verletzenden Geburt eine unerkannte postpartale Depression hatte, die sie uneinfühlsam für ihr Baby machte – wofür ich aus heutiger Sicht reichlich Anzeichen erkenne. Zudem hatte ich bereits damals Gelegenheit, mit ihr zusammen das berühmt-berüchtigte, 1938 erschienene Buch von Johanna Haarer: *Die deutsche Mutter und ihr erstes Kind* zu studieren, nach dem sie sich richtete und das so wenig dem entsprach, was ich aus meiner eigenen Babyzeit wusste. Natürlich will ich nicht die unerkannte postpartale Depression der Mutter als einzige Ursache der Krankheitsgeschichte meines Halbbruders sehen, aber ich denke, dass sie einen basalen Anteil daran hatte.

Aus leidvoller Erfahrung weiß ich, zu welch schwerwiegenden Folgen für das Baby diese Störung führen kann, wenn sie unbehandelt bleibt, und erlebe gleichzeitig, wie gut sie in den meisten Fällen zu behandeln ist. Es erfüllt mich jedes Mal wieder mit einer tiefen Dankbarkeit, dass ich heute vielfach gutmachen kann, was damals versäumt wurde. Weil ich jetzt darum trauern kann, bin ich bei mir und kann darüber schreiben – aber ich muss es auch. Das ist meine Erklärung für die Veröffentlichung der folgenden Behandlungsberichte, die zeigen sollen, wie hilfreiche therapeutische Prozesse verlaufen können, wenn Mutter und Baby in ihrer Not ernst genommen und verstanden werden.

Als Psychoanalytikerin betrachte ich die Behandlung der frühen Störungen in der Mutter-Kind-Beziehung, insbesondere durch eine postpartale Depression der Mutter, als ein zentrales präventives Anliegen, um möglichen folgenden physischen und psychischen Störungen des Kindes in seiner Entwicklung, seinem damit verbundenen Leid und dem seiner Angehörigen so weit wie möglich vorzubeugen. Ich möchte die Behandlung der Mütter und Babys mit postpartaler Depression allen meinen Kolleginnen und Kollegen, seien es analytische Kinder- und Jugendlichenpsychotherapeuten oder Kinder- oder Erwachsenenanalytiker mit Erfahrung in teilnehmender Babybeobachtung, ans Herz legen – zusammen mit dem immer notwendigen interdisziplinären Wissen aus anderen Gebieten.

Das düstere Fragment des Künstlers Egon Schiele auf dem Buchcover stellt die meist schreckliche Ausnahmesituation dar, die zwischen Mutter und Baby entsteht und deren möglichen Ausgang für das Kind wir aus Psychoanalysen kennen. Das Baby liegt oder schwebt vor der ausgebrannten, trostlosen, depressiven Mutter. Ohne warmen, liebevollen Blick auf ihr Kind kann sie nur sich selbst zusammenhalten, während das Baby sich selbst mit seinen Möglichkeiten hält. Vollkommen gelungen möchte es sich lebendig mit der Mutter als Container in die Welt hinein entwickeln, aber sein starrer Blick bleibt hoffnungslos ganz auf seine deprivierte Situation fixiert. In dieser wird es von der Mutter wie ein Opfer dargeboten zur Erklärung und als Demonstrationsobjekt, durch welches es ihr so schlecht geht. So wird das Kind zu einem schweren Kreuz der Mutter anstatt zu ihrem Glück.

Zur Einführung schildere ich im ersten Kapitel drei unterschiedliche Behandlungsverläufe. Zwei davon waren recht kurz, die von »Anna«[3] und »Gina«: Bei ihnen war trotz einer schweren depressiven Symptomatik rasche Hilfe möglich, weil die beteiligten Väter bei dem entgleisten Dialog zwischen Mutter und Baby unterstützend und in triangulierender Funktion wirksam wurden und nicht zuletzt die äußeren Bedingungen günstig waren. Der dritte Fall (»Wei«) erstreckte sich über längere Zeit, zwei Jahre, weil das Umfeld und der Vater wenig hilfreich waren und gleich mehrere Schwierigkeiten bestanden, mit denen die Mutter zu kämpfen hatte. Eine Besonderheit bestand darin, dass diese Mutter sich mit ihren persönlichen Problemen nicht zu einer Einzeltherapie bewegen ließ. Sie hielt zwei Jahre am Setting der Babyambulanz fest, bis sie so weit genesen war, dass sie ihr Kind gut versorgen und sich so lange von ihm trennen konnte, dass sie wieder ihrer Berufstätigkeit nachgehen konnte.

Sie ist ein Beispiel für unsere langjährige Erfahrung, dass es in der Regel nicht hilfreich ist, wenn wir Mütter mit ihren persönlichen Problemen in der frühen Zeit aus der Babyambulanz in eine eigene analytische Psychotherapie schicken – wir vermuten, weil sie in der frühen Zeit noch so eng

3 Die Personennamen sind anonymisiert und Einzelheiten, die die Personen identifizierbar machen würden, sind verändert.

mit ihrem Baby verbunden sind. Mit dessen auffordernder Präsenz in der Behandlung hilft es der Mutter in die Entwicklungsstufe der Elternschaft, in der sie ihre persönlichen Konflikte auf einer reiferen Stufe lösen muss. Sie kann nur mit ihrem lebendigen Baby zusammen zur Mutter reifen. Anstatt in einer analytischen Einzelbehandlung erst einmal langwierig in einer Übertragungsbeziehung mit dem Analytiker zu regredieren, ist sie unmittelbar als Elternteil gefordert, und das hilft ihr, sich als Mutter in der Beziehung mit ihrem Kind progressiv zu entwickeln. Das hilft dem Baby und der Mutter zeitnah, wie es in der Situation geboten ist. Mütter können sich gekränkt als »zu krank« abgeschoben fühlen. Sie sind zu zweit mit ihrem Baby schon teilweise regrediert, und die analytische Beziehung trennt sie in der primären Symbiose. Das kann in einer Einzeltherapie zu Widerständen führen oder sie wird ganz abgelehnt. Und vor allem: Die Beziehung mit dem Baby kann nur zusammen mit ihm geheilt werden. Entstehen in den Therapeutinnen Impulse, die Mutter in eine Einzeltherapie oder die Eltern in eine Paartherapie zu drängen, sollten diese nach Möglichkeit in ihrer Bedeutung verstanden werden, anstatt sie zu agieren.

Durch die Behandlungsgeschichten bekommen Sie lebendige Eindrücke und Bilder von der Säuglings-Kleinkind-Eltern-Psychotherapie (SKEPT). Diese Geschichten können außerdem verdeutlichen, dass es sich bei der Behandlung auch um eine Kunst handelt, die theoretisch nur begrenzt darstellbar ist. Ein besseres Verständnis für den theoretischen Teil über die Ursachen (2. Kapitel) und die Behandlung der postpartalen Depression (3. Kapitel) sowie ihre Wirksamkeit (4. Kapitel) kann dadurch vorbereitet werden.

1 Drei Behandlungsgeschichten mit Kommentaren

Anna: Von der Angst, keine gute Mutter sein zu können

Die Behandlung von Anna, drei Monate alt, ihrer Mutter mit einer schweren postpartalen Depression und dem Vater in Co-Therapie mit Tanja Maria Müller, analytische Kinder- und Jugendlichenpsychotherapeutin[4]

Frau W. meldet sich in der Babyambulanz an. Sie berichtet am Telefon, dass sie seit der Geburt überfordert und deprimiert sei. Der Vater kümmere sich intensiv um das Baby, aber das mache sie eifersüchtig und traurig. Wir geben ihr einen zeitnahen Gesprächstermin.

Gespräche und Kommentare

1. Gespräch: Die Mutter und Anna befinden sich in einem Circulus vitiosus gegenseitiger Enttäuschung

Frau W. kommt zunächst allein, weil der Vater mit Anna noch einen Parkplatz sucht. Sie weint mehr oder weniger die ganze Zeit und berichtet schnell, wie gehetzt, mit schriller Stimme eine dramatische Schwangerschafts- und Geburtsgeschichte. Zuvor hatte sie eine Fehlgeburt in einem frühen Stadium gehabt. Wenige Monate danach wurde sie wieder schwanger und war glücklich darüber. Als es jedoch einen Verdacht auf Präeklampsie gab, die sich aber nicht bestätigte, und Verunsicherungen, ob das

---

4 Der Behandlungsbericht erfolgt auf der Basis einer doppelten Protokollierung, das heißt von beiden Co-Therapeutinnen. Ich danke Tanja Müller für die Überlassung ihrer Protokolle.

Baby normal entwickelt sei, war sie zeitweise voller Angst und Unruhe. Die Geburt war schrecklich und habe ewig gedauert, weil Anna mit der Schulter hängengeblieben sei. Nach 15 Stunden sei sie blau auf die Welt gekommen und sofort auf die Intensivstation gebracht worden. Frau W. sei sich sicher gewesen, dass das Baby tot ist, aber durch die Behandlung habe es sich rasch erholt. Die ersten 14 Tage verliefen gut, der Vater war zu Hause und sie war der glücklichste Mensch. Anna habe gleich nach ihrer Brust gesucht und seitdem gehe das Stillen gut. Plötzlich hätten sich Gedanken in ihren Kopf eingeschlichen, etwas sei nicht in Ordnung mit Anna, und sie habe angefangen, alles genau zu beobachten: Was macht sie? Wo schaut sie hin? Ist sie behindert? Der Vater habe nach einem Monat angefangen infrage zu stellen, dass Anna ihn mag. Das habe sie sich auch selbst gefragt, nachdem sie bemerkt hatte, wie positiv Anna auf ihn reagiert. Sobald er nach Hause komme, beginne sie mit ihm zu brabbeln, während sie den ganzen Tag mit ihr zusammen »kein Wort sagt«. Auf dem Wickeltisch schaue sie irgendwohin, aber nicht zu ihr, bei ihrem Mann sei das ganz anders. Oft habe sie Anna dem Vater gegeben, wenn sie sie nicht beruhigen konnte. Darüber sei sie ganz eifersüchtig geworden, weil Anna auf ihn so beruhigt reagiert habe. Sie habe sich ein Mädchen gewünscht und sei sich sicher gewesen, dass Kinder ihre Mutter am meisten lieben. Aber das sei eben jetzt nicht so. Sie spüre, dass Anna nicht bei ihr sein wolle. Ihr Verstand sage ihr etwas anderes, aber sie bilde sich das alles nicht ein. Auch die Worte des Vaters höre Anna lieber. Sie habe das Gefühl, dass sie gar keinen Platz bei ihr habe. Das Einzige, was sie bisher mit Anna allein teile, sei das Stillen, aber auch da schaue Anna herum und werde hektisch. »Sie frisst erst wie eine Verrückte, die sich dann schnell wieder wegmacht.« Ich sage: »Vielleicht hat sie dann einfach genug.« Frau W. hört mich gar nicht, spricht unter großem Druck immer weiter, als müsse sie eine immense Wut und Verzweiflung loswerden.

Als Herr W. mit Anna kommt, reagiert sie »total eifersüchtig darauf, dass er es geschafft hat, dass Anna toleriert im Kinderwagen zu liegen«. Das würde sie bei ihr nie machen, sie wolle immer nur getragen werden. Der Vater wirkt gelassen und freundlich, er relativiert: »Du weißt ja nicht, wie es gewesen ist.« Wir lachen gemeinsam und so entsteht eine Pause, die eine Intervention ermöglicht:

> »Sie merken selbst, dass ihr Erleben übertrieben ist, aber es gibt sicher Gründe dafür. Erst hatten sie die Fehlgeburt, dann die belastete Schwanger-

schaft und dann die schwere Geburt, bei der sie dachten, Ihr Baby ist tot. Da ist etwas Schlimmes zwischen Ihnen und Anna passiert und das belastet Ihre Beziehung.«

Die Mutter verliert die schrille Härte und eine große Traurigkeit wird spürbar. Das ermöglicht ihr den Vater einzubeziehen, als ich ihn nach seinem Erleben frage. Er habe sich eigentlich keine Sorgen um Anna gemacht, versichert er. Er versuche eine andere Sicht zu vertreten, aber die Mutter lasse es nicht zu. Meine Kollegin Frau Müller äußert die Vermutung: »Sie haben vielleicht Angst, Anna könnte Ihnen die schwere Geburt vorwerfen.« Die Mutter glaubt, es liege daran, dass sie nicht viel Selbstbewusstsein habe und immer, wenn Anna weint, denke sie, dass sie lieber bei jemand anderem wäre als bei ihr. Sie komme aus dieser Logik nicht heraus. Ich greife ihre Unsicherheit auf, ob sie eine Mutter sei, die gut genug ist. Sie beteuert, sie bemühe sich, alles richtig zu machen, aber sie habe das Gefühl, Anna trage ihr den schweren Anfang nach. Ich sage scherzhaft: »Anna ist schon dabei, das wieder zu vergessen, aber vielleicht tragen Sie es ihr noch nach?«

Das Schwierige ist, dass die Mutter wirklich davon überzeugt ist, dass Anna den Vater mehr liebt. Sie kann zwar sehen, dass sie übertreibt, aber dann kommt sie wieder zu dem gleichen Schluss. Frau Müller versucht es noch einmal: »Sie statten Anna schon mit Vorstellungen aus, die zu so einem kleinen Baby gar nicht passen, das ja noch sehr mit seinen Körperprozessen beschäftigt ist.« Die Mutter stimmt zu, aber es sei eben so, dass Anna tagsüber mit ihr nicht so glücklich sei wie abends, wenn der Papa da ist.

Da wir uns weiter im Kreis drehen, suche ich einen Ausstieg und frage, ob es eine alte Geschichte der Mutter sein könnte, die ihr das Gefühl gibt, nicht geliebt zu werden. Daraufhin weint sie noch bitterlicher als zuvor und erzählt ihre unglücklichen Erfahrungen als Kind. Ihr zwei Jahre älterer Bruder hatte als Säugling eine schwere Krankheit. Die Folge sei gewesen, dass die ganze Aufmerksamkeit der Mutter ihm gegolten habe, auch als er geheilt war. Sie selbst sei ein Papakind gewesen und ihre Mutter habe dann sogar gesagt, sie sei selbst traurig gewesen, dass sie den Papa mehr geliebt habe. Aber ihr Vater sei nicht verlässlich gewesen. Als sie sechs Jahre alt war, sei er ausgezogen. Sie meint, er sei eifersüchtig auf den Erstgeborenen gewesen, weil der wegen seiner Erkrankung so viel Aufmerksamkeit bekommen hat. Nach der Trennung habe er sich mehr für seinen Sohn interessiert und sie habe sich abgeschoben gefühlt. Sie erinnere sich, wie einsam sie sich gefühlt habe. Sie habe sogar in getragenen Kleidungsstücken ihres Vaters geschlafen, um seinen Geruch um sich zu haben. Ihre Mutter habe sich zwar ein weiteres Kind gewünscht, aber sie war ständig besorgt um den Bruder. Sie habe immer wieder betont, wie gut es war, dass sie so ein unkompliziertes Kind gewesen sei, das keine Probleme gemacht habe. Ihre Familie lebe weit weg, so fühle sie sich hier wieder einsam. Zu ihrem Bruder habe sie heute ein gutes Verhältnis. Er habe für sie unsere Adresse im Internet herausgesucht. Wir sind beide tief berührt von ihrer Geschichte und ich sage:

> »Sie haben mit der Geburt von Anna als Tochter die Hoffnung verbunden, dass etwas wiedergutgemacht wird, was zwischen Ihnen und Ihrer Mutter nicht so gut war. Aber der schlimme Anfang hat dazu geführt, dass sich in ihrem Erleben die missglückte Beziehung zwischen Ihrer Mutter und Ihnen als Tochter wiederholt. Sie haben Angst, mit Anna sei etwas nicht in Ordnung wie bei Ihrem Bruder. In ihrem Erleben wird Anna wie Sie zur Vatertochter und Sie sind eifersüchtig auf die beiden.«

Sie antwortet nicht direkt und sagt wieder, dass Anna gar nicht mit ihr rede und lache wie mit dem Vater. Wir rätseln herum, warum das so ist und kommen darauf, dass sie wie ihre Mutter sorgenvoll auf Anna schaut, ob sie irgendetwas Schlimmes hat, während der Vater keine solchen Ängste hegt und unbelastet mit ihr umgeht, sodass er attraktiv für sie wird. Wenn sie Anna in ihrem Arm halte, habe sie manchmal Zweifel, ob das überhaupt ihr Kind sei. Ich sage: »Scheinbar ist in Ihrem Erleben Ihr Kind bei der Geburt gestorben und Sie sind nicht sicher, ob Sie die Mutter von Anna sind.«

Während wir im intensiven Gespräch mit der Mutter sind, beschäftigt sich der Vater lange geduldig mit der noch nicht vier Monate alten Anna. Schließlich wird sie immer unruhiger und weint, bis allen klar ist, dass sie Hunger hat. Die Mutter fragt, ob sie hier stillen könne. Ich sage, das sei jetzt dringend nötig. Anna wird sofort ruhig und trinkt in vollen Zügen, nach fünf Minuten ist sie fertig und zufrieden. Danach ist sie wie ausgewechselt, hatte also wirklich Hunger. Der Vater hatte sie die ganze Zeit beschäftigt und hingehalten. Schnell bekommt er sie wieder zurück, weil die Mutter weiter mit uns reden will. Auf dem Schoß des Vaters schaut Anna ständig zur Mutter und lächelt sie gewinnend an. Ich sage zu ihr: »Du wärest gerne noch auf dem Arm der Mama geblieben und hättest mit ihr gelacht.« Sie wird dann müde und quengelt, kann aber auf dem Arm des Vaters nicht einschlafen, sodass ich zu ihr sage: »Du möchtest zur Mama, damit du in Ruhe einschlafen kannst.« Bei der Mutter will sie kurz noch einmal an die Brust, wo sie dann ruhig einschläft. Die Mutter klagt, das sei das Mittel, mit dem sie Anna zum Einschlafen bringe, aber oft lasse sie die Brust nicht los. Beim Herausziehen wache sie wieder auf. Ich erkläre, das Stillen habe zwischen ihnen immer gut geklappt und bei Verunsicherung halte sie sich an die Brust und beruhige sich damit. In der Sitzung behält sie die Brust noch kurz im Mund, bis sie sie loslässt und tief einschläft. Die Mutter ist beglückt und ich sage: »Sie sind die Wichtigste für Anna.« Als sie Anna in den Wagen legen will, sage ich: »Anna will noch in Ihren Armen bleiben, wo sie ruhig schlafen kann, weil sie sich wohl fühlt.« Das tut sie dann und geht überrascht lächelnd mit ihrem Baby so vor sich auf den Armen, wie es eingeschlafen ist, weg. Die große kräftige Frau wirkt dabei ganz kindlich, einmal zerfließt sie in Tränen, dann wieder ist sie ganz glücklich. Der Vater mit seinem wilden blonden Haarschopf bedankt sich herzlich, wirkt entlastet, nächste Woche kommen sie wieder. Ich sage ihm, dass er als Vater sehr gebraucht werde, um Mutter und Anna zu halten. Es gehe nicht darum, wer die bessere Mutter sei. Er räumt ein, dass sie zu Anfang schon um Anna rivalisiert hätten. Aber es sei nun einmal so, dass er nicht stillen könne.

Als ich die Möglichkeit einer zusätzlichen Behandlung mit einem antidepressiven Medikament vorschlage, reagiert die Mutter so ablehnend, dass wir das Thema auf das nächste Gespräch verschieben.

Kommentar

Die Mutter hat sich sehr eine Tochter gewünscht – vielleicht in der Hoffnung, mit einer Tochter eine glücklichere Beziehung zu erleben als mit ihrer Mutter. Das muss keine pathologische imaginäre Erwartung sein. Aber wenn die Mutter unsicher, verletzbar oder depressiv ist, kann es passieren, dass sie das reale Baby davon nicht unterscheiden und es mit seinen Bedürfnissen nicht sehen kann. Von den Ängsten in der Schwangerschaft und der schweren Geburt ist sie verletzt, wütend und enttäuscht. Deshalb lehnt sie ihr Baby ab. Mit der Ablehnung übergibt sie Anna die Verantwortung für die schwere Geburt und parentifiziert sie in überfordernder Weise. Wenn sie denkt, ihr Kind sei bei der Geburt gestorben, und wenn sie Zweifel hat, ob Anna ihr Kind ist, dann ist sie als Mutter gestorben. Auch das macht sie wütend und ablehnend. Diese Ablehnung projiziert sie in paranoider Weise auf Anna. Womöglich hat sie unbewusste Schuldgefühle wegen der schweren Geburt, bei der Anna fast gestorben wäre, und denkt, Anna lehne sie deswegen ab und wolle nicht mit ihr leben. Anna spürt die Ablehnung der Mutter und vermeidet den Blickkontakt mit ihr. Sie holt sich das, was sie braucht und was gut ist mit der Mutter, beim Stillen und Getragenwerden. Im Kontakt zieht sie den Vater vor. Der versucht durch verstärktes Engagement die Ablehnung der Mutter zu kompensieren, gerät dabei aber leicht in eine rivalisierende Rolle, die die Mutter eifersüchtig macht. Dadurch verstärkt sich die paranoide Haltung der Mutter, weil sie sich bestätigt fühlt.

In der Regression mit dem Baby erlebt die Mutter mit Vater und Anna eine Wiederholung ihrer enttäuschend verletzenden Kindheitssituation mit ihrer Mutter, die immer besorgt auf ihren ehemals kranken Sohn geschaut hat und nicht auf ihre zweite gesunde Tochter, die daraufhin zu einem vom Vater verletzten und enttäuschten Vaterkind wurde. Gleichzeitig ist sie mit der Mutter identifiziert, die ihr Kind gut stillen kann, aber besorgt auf ihr erstes Kind schaut, ob es einen Schaden durch die Geburt davongetragen hat. Vielleicht ist sie auch neidisch auf ihr Baby, weil sie sich selbst zu kurz gekommen fühlte bei ihrer Mutter gegenüber dem Bruder.

Alle diese widersprüchlichen, konflikthaften, heftigen Muttergefühle versucht sie mit dem depressiven Zustand abzuwehren. Wir bemühen uns, ihre innere Situation zu verstehen, ihr Anna nahezubringen und sie als Mutter zu stärken. Anna scheint unsere Intention intuitiv zu erfassen und wirkt dabei mit, indem sie die Mutter vom Schoß des Vaters gewinnend anlächelt. Für uns ist noch offen, ob die Depression der Mutter eine Qualität hat, in der unsere Deutungen ein hilfreiches Verständnis entwickeln können. Diese »normale Verrücktheit«, wie Winnicott (1983 [1956]) diesen Zustand genannt hat, gehört zur »primären Mütterlichkeit« und ist bei Frau W. besonders ausgeprägt.

Diese anfangs erheblich verzerrte Wahrnehmung des Kindes kann vorschnell zur Diagnose einer Persönlichkeitsstörung führen. Die Ängste, die sich um die Unversehrtheit des Babys und die Gefahren der Geburt für Mutter und Baby drehen, sind auch bei anderen Frauen verbreitet, weil sie für das gesunde Überleben ihres Babys verantwortlich sind und gemacht werden. Wir vermuten eine posttraumatische Belastungsstörung durch die Geburt mit den Symptomen einer postpartalen Depression, die die Mutter-Kind-Interaktion beeinträchtigt.

2. Gespräch: Wir versuchen Anna der Mutter nahezubringen, und Anna kooperiert nach Kräften

Frau W. trägt Anna, drei Monate alt, wieder vor sich auf den Armen und es kommt mir so vor, als komme sie ebenso wieder, wie sie vor einer Woche gegangen ist. »Haben Sie Anna die ganze Zeit auf dem Arm gehabt?«, scherze ich. Sie lächelt, hat aber gleichzeitig einen wehen Zug um den Mund. Wir sitzen eine Weile und erfreuen uns an Anna, die sehr wach und aufmerksam herumschaut und uns schließlich anlächelt. Ich erkundige mich, wie es der Mutter mit Anna geht. Beide Eltern sagen betrübt, es sei nicht besser geworden. Die Mutter ist immer noch gefangen in ihrer Wahrnehmung, Anna reagiere freudig auf den Vater und bei ihr sei sie gleichgültig und gelangweilt, habe sie nicht einmal angeschaut und angestrahlt. Es sei schwer, so den ganzen Tag mit ihr zusammen zu sein. Der Vater widerspricht, so sei das in seiner Wahrnehmung nicht. Die Mutter gibt Anna bald auf den Schoß des Vaters, von dem aus sie die Mutter gewinnend anlächelt. Ich sage: »Du wärest wahrscheinlich jetzt lieber bei der Mama geblieben, aber sie sieht dein süßes, gewinnendes Lächeln gar nicht.« Die Mutter fängt dann wieder an, weinend all die Szenen zu erzählen, in denen Anna in ihrem Erleben mehr nach dem Vater schaut als nach ihr. Ich entgegne: »Sie erleben etwas anderes als das, was wir hier mit Anna sehen. Anna lächelt Sie an und versucht Sie zu gewinnen.« Meine Kollegin ergänzt: »Sie sehen etwas in Anna, was in Ihnen ist und was sehr verletzend ist.« Damit kann die Mutter zunächst wenig anfangen. Aber mit Unterstützung des Vaters gelingt es, dass sie nachdenklich wird und überlegt. Schließlich bricht es aus ihr heraus, ihre Mutter habe sie gewünscht und sicher geliebt und sie hätten ein gutes Verhältnis, aber sie habe sich eben immer viel mehr um den Bruder gekümmert. Sie habe genau aufgepasst, wem sie zuletzt »Gute Nacht« sagte, und das sei immer ihr Bruder gewesen, über viele Jahre. Ich übertrage das auf die aktuelle Situation:

> »Diese über viele Jahre Sie in Ihrem Erleben verletzende und entwertende Situation erleben Sie jetzt mit ›Mama-Anna‹ und haben das Gefühl ›Mama-Anna‹ liebt sie zwar, aber der ›Bruder-Vater‹ interessiert sie mehr und sie schaut viel mehr nach dem. Und darüber sind Sie wütend und traurig, weil Sie Anna lieben.«

Sie ist überrascht. Der Vater nickt bestätigend und sagt, dass er die ganze Wut abbekomme und sie deshalb viel streiten. Zu Anna sage ich: »Du versuchst mit deinem Lächeln die Mama zu gewinnen und aufzuheitern, aber wenn sie immer weint, dann bekommst du das Gefühl, du bist nicht in Ordnung und das beunruhigt dich.« Der Vater nickt wieder, sie suche nur diese Situationen, die anderen sehe sie nicht. Er ist gereizt, aber versucht der Mutter zu helfen.

Er habe ebenfalls anfangs gedacht, er könne kein guter Vater sein, habe aber dann verstanden, dass er etwas wiederholt, was er mit seinem Vater erlebt habe. Der habe ihn abgelehnt, weil er nicht so war, wie der Vater ihn haben wollte. Er will es aber besser machen und denkt das jetzt nicht mehr. Die starke Verkennung Annas durch die Mutter hat befremdlichen Charakter, was ich auch einmal benenne:

> »Noch bemüht sich Anna um Sie, weil der körperliche Umgang und das Stillen so gut zwischen Ihnen klappt, aber wenn Sie immer weiter Annas Liebe für Sie verkennen und weinen und unzufrieden mit ihr sind, kann es passieren, dass sie sich tatsächlich enttäuscht dem Vater zuwendet so wie Sie als Kind und das eintrifft, was Sie fantasieren. Babys werden schließlich so, wie man sie sieht.«

Das erschreckt die Mutter, der Vater schaut sehr ernst und sie fragt, ob Anna schon eine Bindungsstörung hat. Wir beruhigen sie, dass Anna noch an ihr hängt, weil sie von ihr gestillt und getragen wird, und glücklicherweise seien sie so früh gekommen. Bindungsstörungen treten erst gegen Ende des ersten Lebensjahres auf. Obwohl nicht gern, wolle sie jetzt die antidepressiven Medikamente nehmen, in der Hoffnung, schneller aus dem Zustand herauszukommen.

Ein wichtiges Thema vieler Mütter kommt zur Sprache: Sie verbringt die Tage mit Anna einsam und relativ isoliert und freut sich am Abend auf den Vater, wobei sie die Freude bei dessen Rückkehr aber nur bei Anna wahrnimmt. Zu anderen Müttern getraut sie sich nicht, weil sie das Gefühl hat, keine gute Mutter zu sein, während die anderen alles wunderbar machen. Sie traut sich nicht aus dem Haus, hat aber ein Traggestell besorgt, mit dem sie Anna vor der Brust trägt. Wir ermutigen sie, andere aufzusuchen, um zu sehen, dass die auch Probleme haben. Anna ist wieder die ganze Zeit auf dem Arm des Vaters, wo sie zunehmend unruhig wird und schließlich die Faust in den Mund steckt. »Du hast Hunger und möchtest zur Mama an die Brust«, sage ich. Sie ist schon so hungrig und aufgeregt, dass sie zuerst die Brust nicht findet. Beim Trinken schaut sie ständig mit wachen Augen nach dem Gesicht der Mutter. Es ist ein besorgter Blick, mit dem sie versucht die Mutter zu beobachten und vielleicht auch zu kontrollieren. Nach dem Bäuerchen bekommt sie der Vater wieder, von dem aus sie wieder zur Mutter schaut und gewinnend lächelt. Ich sage zu ihr: »Die Mama merkt gar nicht, wie du dich um sie bemühst und dann denkst du irgendwann, sie interessiert sich nicht für dich.« Die Mutter nimmt sie dann wieder, weil Anna unruhig ist. Sie bekommt nochmals die Brust, an der sie dann auch einschläft. Die Mutter wirkt darüber glücklich und berichtet, dass Anna jetzt völlig entspannt sei, während sie sonst doch immer sehr angespannt sei.

Kommentar

Humor ist eine hilfreiche Grundhaltung zur Überwindung der postpartalen Depression. Die Mutter lächelt, weil sie sich von mir mit ihrem unbewussten Wunsch einer Zweieinheit mit ihrem Baby verstanden gefühlt hat. Ihr schmerzlicher Ausdruck zeigt jedoch, dass ihr eigentlich nicht nach Lachen zumute ist. Sie muss zwei widersprüchliche Seiten in sich zusammenbringen. Meine scherzhafte Deutung will auf das Ziel hin, der Mutter ihr lebendiges Baby nahezubringen, nachdem sie es in ihrem Erleben verloren hat. Das liebevoll Spielerische meiner spontanen Deutung kann etwas Festgefahrenes in ihrem Denken befreien, indem es sich weiter ausbreitet. Jedoch greift meine erste Bemerkung schon das Merkwürdige an der Mutter auf, weil in der Art, wie die Mutter mit Anna auf den Armen ging und in gleicher Weise wiederkam, etwas Befremdliches, Unwirkliches lag, das sich mir ins Gedächtnis einbrannte. In der Folge wird deshalb auch die Verkennung Annas durch die Mutter, in die sie sich verrannt hat, benannt. Ihre erste Repräsentanz von Anna war die eines toten Kindes, und deshalb ist sie als Mutter in der Identifizierung mit ihrem toten Baby auch erst einmal gestorben, anstatt dass beide, Mutter und Baby, geboren wurden. Diese Traumatisierung durch die verrückte Geburtssituation hat etwas tief Verstörendes für ihre Wahrnehmung bekommen. Aber davon kann sie sich wieder erholen, wenn sie die richtige Behandlung bekommt, so wie Anna. Ihrer verstörten Wahrnehmung halten wir die in der Sitzung beobachtete Szene zwischen Mutter und Anna entgegen: das gewinnende Bemühen des lebendigen Babys um seine Mutter vom Schoß des Vaters aus. So gelingt es schließlich, dass die Mutter sich erinnert, und damit kann ihre verstörte, leidvolle Wahrnehmung mit einem Erleben auf dem neurotischen Niveau der Wiederholung einer früheren, verinnerlichten, sie in ihrem Erleben verletzenden Szene verstanden werden. Die Deutung, wie die Mutter diese frühere Kindheitssituation mit Anna und dem Vater wiederholt, erreicht die Mutter und überrascht und erschreckt sie. Ob Anna schon eine Bindungsstörung habe, fragt sie sich. Beim Stillen schaut sie besorgt auf Anna, die sich mit dem besorgten Blick der Mutter identifiziert. So entsteht ein Grundaffekt gegenseitiger Besorgnis, aber auch beobachtender Kontrolle. Das birgt die Gefahr einer Parentifizierung, in der sie Anna zu ihrer Mutter machen will. Wichtig ist es, die Mutter zu ermutigen, Kontakt mit anderen Müttern herzustellen, damit sie aus der ungesunden Vereinsamung tagsüber herauskommt, nachdem der Vater wieder zur Arbeit gehen muss, und im Vergleich erfährt, dass sie gut genug ist und Anna ein gut entwickeltes Kind.

Auch der Vater hat etwas Unglückliches aus seiner frühen Vaterbeziehung wiederholt, als er dachte, er könne kein guter Vater sein. Er hat aber selbst verstanden, dass er es als Vater von Anna anders machen will. Dabei hat er es aus Angst, es schlecht zu machen, vermutlich zu gut gemacht und ist dabei als Vater in Konkurrenz mit der Mutter geraten, worauf deren Eifersucht geweckt wurde.

3. Gespräch: Die Mutter kommt aus ihrer Enttäuschungswut noch nicht heraus

Heute kommen alle drei gut gelaunt schon früher. Wieder trägt die Mutter Anna, vier Monate alt, strahlend in die Praxis. Die hat ihr Händchen im Mund und beißt darauf herum. Die Mutter beginnt stolz zu erzählen vom Ausflug an ihre alte Arbeitsstelle. Sie habe alles geschafft, Anna sei auch ganz glücklich gewesen und habe viel gelacht. Sie bestätigt unsere Einschätzung, dass wenn es ihr besser geht, sich auch Anna besser fühlt. Enttäuscht ist sie, dass Anna heute jammert und leider gar nicht glücklich ist. Ich sage: »Niemand kann immer glücklich sein. Aber vielleicht erwarten Sie das von Anna und sich.« Anna zahnt offensichtlich, aber das sieht die Mutter nicht. Gestern Nachmittag sei sie aufgewacht und habe sehr geschrien. Sie konnte sie zunächst nicht beruhigen. In solchen Situationen denke sie, dass sie weint, weil sie ihren Papa vermisst und lieber mit ihm zusammen wäre. Sie habe es aber dann doch geschafft, sie zu beruhigen. Der Vater sei ein paar Minuten später gekommen. Hätte Anna sich erst in seinem Beisein beruhigt, wäre das wieder eine Bestätigung ihrer Ängste gewesen. Sie schwankt hin und her zwischen dem Zugeständnis, dass alles ihre Fantasien sind, und dem Suchen nach Beweisen, dass Anna den Vater mehr liebt, und landet wieder bei ihrer These, dass Anna tagsüber mit ihr weniger lache als mit ihrem Papa, das sei eindeutig. Dass sie selbst abends glücklich lacht, wenn der Vater kommt, und dann auch Anna mit ihr, kann sie nicht annehmen.

Humorvoll provozierend sage ich schließlich: »Hören Sie sich eigentlich zu?« Sie beginnt zu lachen, sie könne es eigentlich selbst nicht mehr hören, alle könnten es nicht mehr hören. Wieder ernster fährt sie fort, sie könne nicht damit aufhören. Das Schlimme sei, wie auch immer die Situation sei, würde sie die als Ablehnung durch Anna erleben, selbst dann, wenn sie Leute in der U-Bahn anlächelt. Der Vater wirkt etwas resigniert. Ich problematisiere, dass sie so Anna auch nicht verstehen könne. Wir schauen uns noch einmal genauer an, was die Gründe dafür sein könnten, dass Anna beim Aufwachen weint. Der Mutter fallen vielfältige Gründe ein, aber am Ende bleibt doch das Gefühl, dass es die Sehnsucht nach dem Papa ist. Den Gedanken, dass es ihre Sehnsucht nach dem Papa ist, kann sie nicht verstehen. Sie kommt aus dem Misstrauen nicht heraus. Es gibt immer wieder Situationen, in denen sie sich zurückgesetzt fühlt. Sie wäre gerne die Nummer eins bei ihrer Tochter. Als Anna bei ihr trinkt, erzählt sie, dass sie nach dem Besuch bei der Psychiaterin wegen der Medikamente die Zeit vergessen hat und ihr Mann anrief, dass Anna furchtbar schreie. Da sei sie mit schlechtem Gewissen nach Hause gefahren. Ich sage: »Da hat sie nach Ihnen geschrien.« Das tut die Mutter ab, sie habe sich gar nicht gefreut, als sie nach Hause kam, und weitergeschrien.

Beim Stillen wird sie etwas ruhiger, sie beobachtet Anna und bemerkt, dass es so traurig sei, dass sie diese Fantasien hat. Der Vater äußert, das Problem sei, dass sie alles bei Anna auf sich persönlich beziehe. Dem kann die Mutter zunächst zustimmen. Doch dann steigert sie sich wieder in die Sichtweise hinein, dass Anna abends nur bei ihm auf dem Arm schlafe. Der Vater widerspricht, es sei mal so, mal so, aber das könne sie gar nicht anerkennen. Den Widerspruch des Vaters schiebt sie weg. Nach dem Stillen klopft sie Anna ziemlich fest auf den Rücken, und so schafft es Anna nicht, auf ihrem Schoß einzuschlafen. Der Vater sagt, ihm gehe das auch manchmal so, dass er eine Hilfe beim Einschlafen brauche. Enttäuscht, dass sie nicht wie das letzte Mal an der Brust eingeschlafen ist, gibt die Mutter sie dem Vater. Sie überlegt, zu ihrer Mutter zu fahren. Sie sagt, das Einzige, was sie mit Anna verbinde, sei das Stillen. Wenn das irgendwann wegfalle, hätte sie gar nichts mehr, was sie mit Anna verbinde. Dann könne der Vater sie ganz übernehmen. Meine Kollegin hat die Fantasie, dass Frau W. in ihrer Enttäuschung und Wut den Impuls habe, dem Vater das Kind wegzunehmen oder es bei ihm zurückzulassen. Wir versuchen verschiedene Strategien, sie zu beruhigen. Sie weint bitterlich, dass sie sich so ausgeschlossen fühlt, sobald der Papa nach Hause kommt.

Kommentar
Die Stimmung hat sich gebessert, weil die Mutter sich mit Anna durch ihre Kolleginnen bestätigt gefühlt hat. Da die Enttäuschungswut über Anna noch virulent ist, hält sie in einer verwirrten, regressiven, parentifizierenden Mutterübertragung auf Anna daran fest, dass die sie ablehnt, den Vater vorzieht, so wie in ihrer Kindheit ihre Mutter den Bruder und sie aus Enttäuschung den Vater vorgezogen hat, der sie aber auch enttäuscht hat. Ich spiegele ihre verwirrte Aggression mit einer humorvoll provozierenden Intervention und sie muss lachend bestätigen, dass sie sich selbst nicht mehr hören kann. Aber sie hat noch nicht genug vom Wüten und kann deshalb noch nicht verstehen, dass sie es ist, die sich abends nach dem Vater sehnt und nach einer glücklichen Mutter-Kind-Dyade. Aber genau die verhindert sie durch die enttäuschte Ablehnung von Anna aufgrund der Reaktion des Babys. Unbewusst möchte sie die Dyade mit dem Vater wiederherstellen, in der sie gelebt haben, bevor Anna da war. Sie ist eifersüchtig auf die Nähe zwischen Anna und dem Vater und fühlt sich ausgeschlossen. So gelingt die trianguläre neue Beziehung nicht, in der jeder seinen Platz hat, ohne ausgeschlossen zu sein. Aber es gibt auch Trauer darüber, dass sie diese Fantasien hat. Wir arbeiten, unterstützt vom Vater, an der Rücknahme der Projektionen der Mutter, trösten sie und versuchen, ihr Anna als Baby nahezubringen.

4. Gespräch: Die Mutter bewältigt ihre Enttäuschungswut über unsere Abwesenheit, indem sie ihre Mutter besucht

Wiederum eine Woche später kommen die Eltern übermüdet und etwas verspätet. Die Nächte sind sehr unruhig und die Mutter kann Anna, nun vier Monate alt, nicht mehr an der Brust beruhigen. Sie kann sich nicht als Annas Mutter fühlen. Der Vater fragt verzweifelt, wie man Eltern werden kann, ihnen beiden falle das so schwer. Wir sprechen darüber, dass Geduld notwendig ist und die Entwicklung von Vertrauen in die eigenen Fähigkeiten und in das Baby, dass es schlafen wird, wenn es kann. Die Mutter ist wütend auf den Vater, aber auch auf Anna. Sie erzählt, sie gehe dann raus, aber sie wisse nicht, wie sie mit ihrer Wut fertig werden soll. Ich beziehe die Wut auch auf unsere bevorstehenden zwei Wochen Ferien, wodurch sie sich zusätzlich von uns ausgeschlossen fühlt, und sage: »Anna spürt Ihre Wut, die beunruhigt sie und lässt sie nicht schlafen.« Die Mutter überlegt, in unserer Abwesenheit zu ihrer weit entfernt wohnenden Mutter zu fahren. Wir ermutigen sie zu dieser Fahrt und auch dazu, mit ihrer Mutter darüber zu sprechen, wie es mit ihr und ihrem Bruder in der frühen Zeit war. Denn sie hat eigentlich keine Erinnerungen, weiß nur, dass sie ein pflegeleichtes Baby war und wie sie mit sechs Jahren, als der Vater ausgezogen war, ihn vermisst hat und in seiner Kleidung geschlafen hat. Ihre Mutter habe schon Bereitschaft signalisiert und zugegeben, dass es ihr leidtut, dass in ihrer frühen Zeit manches nicht so gewesen ist, wie es hätte sein sollen. Sie befürchtet, dass sie auf die Mutter eifersüchtig sein wird, wenn es ihr gelingen sollte, Anna zu beruhigen. Meine Kollegin deutet: »Sie wollen eigentlich eine Beziehung zu zweit, eine Dyade mit Anna haben, in der es nur Sie beide geben soll, mit niemand anderem, der wichtig ist.« Wir beziehen das auf die Beziehung zwischen Mutter und Bruder, die in ihrem Erleben damals so war. Der Vater erzählt dann, dass sie vier Jahre lang als Paar sehr liebevoll und gut zusammengelebt haben, eine schöne Zeit für sie beide. Er habe nur seine Partnerin gesehen und sei ganz für sie da gewesen. Seit Anna auf der Welt sei, sei die Beziehung gestört und sie kämen zu dritt nicht zurecht. Der Vater ist sorgenvoll und ratlos. Anna ist die ganze Stunde unruhig, auch das Stillen hilft nicht. Sie schaut mit sorgenvollem Blick herum, lächelt kaum. Die Mutter bemerkt es und sagt: »Anna schaut so sorgenvoll wie die Mutter«, und hat Angst, dass schon etwas Irreparables geschehen ist. Sie sitzt mit weit aufgerissenen Augen weinend da und wir werden auch ratlos, bleiben aber geduldig und signalisieren Hoffnung.

Kommentar

Die Enttäuschungswut der Mutter gilt auch uns wegen unserer bevorstehenden Ferien, in denen sie sich von uns ausgeschlossen fühlt. Anna reagiert mit Schlafstörungen, weil sie sich mit der wütenden Mutter nicht sicher fühlt. Der Vater ist verzweifelt und ratlos, weil sie zu dritt nicht richtig zurechtkommen, und trauert der schönen Zeit zu zweit nach. Wenn wir nicht da sind, will die Mutter zu ihrer Mutter fahren, um sich bemuttern zu lassen. Hofft sie, mit ihr die Dyade herzustellen, um die sie sich betrogen fühlt und die jetzt mit Anna nicht gelingt, weil sie nicht Mutter sein kann?

Gleichzeitig hat sie Angst, sie könnte sich wieder ausgeschlossen und eifersüchtig fühlen wie mit dem Vater und wie früher mit dem Bruder. Sie kann sehen, dass Anna so sorgenvoll auf sie schaut wie sie auf Anna. Wir teilen die Ratlosigkeit mit den Eltern, verlieren aber die Hoffnung nicht.

5. Gespräch: Die Mutter beginnt mütterliche Liebe für Anna zu entwickeln

Anna ist fünf Monate alt und schläft neuerdings im Kinderwagen, was für die Mutter entlastend ist. Sie sieht deutlich besser aus. Die Versorgung durch ihre Mutter habe ihr gutgetan, auch mit Anna sei es gut gegangen. Ich sage: »Sie bräuchten immer so eine Mutter, die Sie hält, damit Sie Anna halten können, wenn der Vater auf der Arbeit ist. Jetzt hilft Ihnen dabei wenigstens der Kinderwagen.« Die eifersüchtigen Gedanken sind noch da, aber sie sagt sich, das ist Quatsch, dass sie andere Mütter mehr liebt, wenn sie die anlächelt. Vom Vater denkt sie noch immer, dass Anna ihn lieber habe und er die bessere Mutter sei. Der Vater schüttelt den Kopf und widerspricht, Anna lächle bei ihr genauso wie bei ihm. Ich sitze neben Anna, die im Wagen bald aufwacht und herumschaut. Dann, während wir weiter sprechen, beschäftigt sie sich mit ihrem Spieleband, bis sie sich nach einer ganzen Weile mit Lauten bemerkbar macht und der Vater sie herausnimmt. Ich sage: »Du fühlst dich von deiner Mama gut gehalten und kannst dich dadurch anderem zuwenden und dich auch allein beschäftigen.« Die Mutter betont, sie finde Anna jetzt wirklich süß und sie mache es ihr leicht, sie zu mögen. Sie habe auch immer wieder das Gefühl, sie sei die Mutter von Anna. Aber irgendwann kommen wieder die Zweifel daran. Nachdem sie das wiederholt gesagt hat, versuche ich ein neues Verständnis:

> »Wir vermuten, dass sie in dem Moment, als sie dachten, Anna ist tot, auch als Mutter gestorben sind. Und jetzt haben Sie Mühe, Mutter von Anna zu werden. Das ist ein tragischer Schicksalsschlag, der es Ihnen dreien so schwer macht, Eltern zu werden.«

Es ist nicht leicht, die Mutter damit zu erreichen, weil Anna inzwischen auf ihrem Schoß unruhig nach der Brust verlangt. Sie ist zuerst ganz zappelig beim Trinken und kann sich erst allmählich an der Brust beruhigen. Der Vater kann die Tragik dessen, was ich sage, erfassen, während die Mutter es erst indifferent und resigniert abwehrt. Irgendwann klagt sie, Anna und sie kleben aneinander, und sie habe das Gefühl, gar kein eigenes Leben mehr zu haben. Ich sage: »Das ist Ihr Leben mit Anna. Und das ist eine gewisse Zeit so, wenn man ein Baby hat, bis die Zweieinheit wieder aufgelöst wird. Jetzt sind Sie dabei, diese Mutter-Baby-Dyade aufzubauen.« Der Vater und die Mutter schweigen betroffen eine ganze Weile. Meine Kollegin erinnert daran, dass sich die Mutter nach den anfänglichen Beschwerden in der Schwangerschaft im letzten Drittel so gut gefühlt habe. Daher sei die Fallhöhe durch die Annahme, das Baby sei tot, besonders hoch und damit verletzend gewesen. Nach meinem Eindruck ist unser Verständnis zwar schwerwiegend, kann aber Erleichterung bringen, weil es den Schuldzuweisungen und Eifersüchteleien den Boden entzieht, wenn die Mutter es an sich heranlässt. Anna kommt mir in der Stunde besonders unruhig vor. Sie schaut ständig herum, lächelt, starrt gegen die Wand. Auf der Decke greift sie sofort zappelnd nach den Spielsachen. Nachts wird sie alle zwei Stunden wach und braucht die Brust. Ihr stecken die Geburt und die damit verbundene existenzielle Verunsicherung auch noch in den Knochen, denke ich.

Kommentar
Die Mutter hat offensichtlich bei ihrer Mutter stärkende Mütterlichkeit aufgetankt. Sie kann sich mehr als Mutter fühlen und fängt an, ihr Baby zu sehen und zu lieben. Dabei tritt die Mutterübertragung auf Anna etwas zurück. Aber sie kann immer wieder aktualisiert werden, wenn sie mit ihren Zweifeln ihre Mütterlichkeit destruktiv angreift und damit die unbewusste Mutterimago in ihr. Die Verwirrung nimmt langsam ab. Jetzt, nachdem alles etwas besser geworden ist, kann die Deutung riskiert werden, dass die Mutter in ihrem Erleben mit ihrem Baby gestorben ist und nun Mühe hat, Mutter zu werden. Das erschreckt die Eltern zwar, hat aber auch eine heilsame Wirkung, weil das Ereignis als überwältigender Schicksalsschlag anerkannt wird, an dem niemand eine Schuld trägt. Es wird für sie sichtbarer, dass auch Anna unter der Geburt gelitten hat.

6. Gespräch: Die Mutter wütet, weil sie die zerstörte Dyade nicht mehr wiederherstellen kann

Die Mutter hat sich heute hübsch gemacht. Sie war beim Friseur und wirkt deutlich jünger, sodass ich denke, es könnte schon so sein, dass sie, als sie noch ein Paar ohne Kind waren, wie das Kind des Vaters war. Sie klagen beide darüber, wie schwer es sei, seit Anna, jetzt fünf Monate alt, da ist. Zum

Erschrecken des Vaters gibt es schon Trennungsgedanken der Mutter, die auch die Trennung ihrer eigenen Eltern erlebt hat. Sie ist wütend auf ihren Partner und gibt ihm die Schuld, dass es so schwer für sie war in der ersten Zeit, weil er sich so eingemischt hat und Anna ihn aus ihrer Sicht lieber mag. Den Gedanken, dass Anna andere Leute, die sie anlächelt, lieber hat, versucht sie zu verscheuchen, weil sie mehr in die Mutterrolle hineinwächst und Anna im Wagen zum Schlafen bringen kann. Aber sie ist immer noch unter Schock, so versuchen wir die neuerliche Attacke gegen den Vater zu verstehen. Der Vater ist verzweifelt und hilflos, weil er die Einstellung der Mutter nicht ändern kann. Wir arbeiten noch einmal die Wut durch, die die Mutter darüber hat, dass sie nach Annas Geburt dachte, sie sei tot, und dass sie dabei in ihrem Erleben als Annas Mutter gestorben ist und sich erst einmal gar nicht als Mutter von Anna fühlen konnte. Nun sucht sie einen Schuldigen für diesen Schicksalsschlag und findet den im Vater, der versucht hat, so gut wie möglich die Bemutterung für Anna zu ergänzen. Es geht darum zu akzeptieren, dass es keinen Schuldigen gibt, sondern dass bei der Geburt von Anna Leben und Tod schicksalhaft direkt nebeneinander standen und dass es auch deshalb so mühsam ist, in die Mutterrolle hineinzuwachsen. Es ist schwer für sie, dies anzunehmen und die Schuldzuweisung an den Vater aufzugeben. Es geht so weit, dass der Vater zu bedenken gibt, wie sie denn noch weiter zusammenleben können, wenn sie ihn so schwer belaste.

Während wir sprechen, ist Anna in ihrem Wagen aufgewacht. Sie beschäftigt sich in anrührender Weise mit ihrem Spielband, während wir immer wieder einmal nach ihr schauen. Erst nach einer ganzen Weile meldet sie sich etwas lauter, worauf die Mutter sie herausnimmt. Sie ist bei der Mutter wieder sehr aufmerksam, ständig in Bewegung, keine Sekunde ruhig. Auch auf der Decke ist sie strampelnd mit Armen und Beinen mit den Spielsachen beschäftigt. Sie wird weinerlich, und als die Mutter sie hochnimmt, strebt sie zur Brust. Die Mutter sagt: »Das ist das Einzige, was Anna an mir interessiert.« Sie trinkt kaum, aber beruhigt sich ein wenig. Die Mutter beklagt, dass sie auch mit der Brust nicht ganz zu beruhigen ist. Wir sprechen darüber, dass der Schock des Anfangs nicht nur in der Mutter sitzt, sondern auch in Anna, und sie deshalb schon so überwach, immer wieder unruhig und schwer zu beruhigen ist. Das leuchtet besonders dem Vater ein und er versteht, dass sie es deshalb besonders nachts so schwer haben, Anna zu beruhigen.

Wir resümieren, dass beide, Mutter und Anna, immer noch an der schweren Belastung durch die Geburt leiden, dass sie sich aber langsam davon erholen und dass es tragisch wäre, wenn die Eltern diese schwere Zeit nicht durchhalten würden und es zu einer Trennung käme. Da würde sich für Anna etwas sehr Unglückliches aus dem Leben der Mutter wiederholen.

Kommentar
Der Mutter geht es besser und sie will auch wieder eine schöne, begehrenswerte Frau sein. Aber es fällt ihr nicht leicht, aus der verwirrten Regression herauszukommen. Sie wütet destruktiv neidisch gegen den Vater und gibt ihm die Schuld, weil sie denkt, es gehe ihm besser. Aber der Vater ist verzweifelt und hilflos. Durch diese Belastung der Elternbeziehung steht eine Trennung der Eltern drohend im Raum. Die Mutter ist letztlich deshalb wütend und traurig, weil sie nach der Geburt dachte, ihr Baby sei tot. Das bedeutete auch, dass ein Selbstanteil von ihr tot war. Daher hat sie die Dyade zwischen sich und dem Baby zerschlagen, und jetzt kann sie sie nicht wiederherstellen. Wir arbeiten zwar geduldig daran, die zerstörte Dyade wieder zu reparieren, aber es bleibt offen, ob es gelingt. Anna ist unruhig und angespannt, weil die Beziehung der Eltern angespannt ist.

7. Gespräch: Annas Todesangst bei der Geburt kann verstanden werden

Die Mutter kommt heute allein mit Anna, fünf Monate alt, weil der Vater unvorhergesehen für einen Kollegen einspringen musste. Er lässt ausrichten, dass es ihm nach dem letzten Gespräch besser gegangen sei. Auch die Mutter fand es gut und hilfreich. Wir verstehen, dass beide Eltern ängstlich und unsicher waren, ob sie Anna gerecht werden können. Besondere Verstärkung bekam dieses Gefühl durch die vorangegangene Fehlgeburt. Die anfänglichen Zweifel des Vaters, Anna könnte ihn nicht mögen, habe ihre Angst verstärkt. So haben sie sich gegenseitig aufgeschaukelt und jeder auf seine Weise um Annas Gunst gekämpft. Aber das beruhige sich jetzt und sie nehmen sich Anna gegenüber zurück. Anna wirkt erst einmal ganz ruhig auf dem Schoß der Mutter, will aber dann auf die Decke, wo sie uns anstrahlt und auf einem Klötzchen kaut. Sie strampelt auf der Decke und auch später beim Stillen unablässig mit den Beinen. In mir steigt das Bild auf, wie sie während der Geburt, als sie so lange im Geburtskanal steckte, bis sie ganz blau war, mit den Beinen strampelnd um ihr Leben gekämpft hat. Da die Mutter beteuert, sie selbst habe sich inzwischen sehr viel mehr beruhigt, sei also nicht mehr die Quelle der Unruhe, wird deutlicher, welche Unruhe Anna in sich birgt. Ich sage schließlich zu Anna: »Die Todesangst steckt immer noch in dir und du strampelst um dein Leben, bis du ganz erschöpft bist.« Als sie jammert, nimmt die Mutter sie hoch; es ist deutlich, dass sie immer zappeliger wird und die Mutter hat Mühe, sie zu beruhigen. Als meine Kollegin Frau Müller beruhigend mit ihr spricht, lautiert sie allerliebst und strahlt sie intensiv an. Sie ist ein sehr aufgewecktes, zugewandtes Kind. Ähnliches spielt sich mit mir ab, bis sie dann überfordert weinend zusammenbricht und von der Mutter weder im Wagen noch an der Brust zu beruhigen ist. Erst nach langen Bemühungen gelingt es gegen Ende der Stunde, sie völlig erschöpft zum Schlafen zu bringen. Die Mutter seufzt, so etwas komme öfter vor. Wir sprechen darüber, dass beide Eltern sehr große Erwartungen an die Zuwendung durch Anna haben, weil sie Angst haben, Anna könnte sie ablehnen. Das habe dazu geführt, dass Anna sich bemüht habe, beiden Eltern zu geben, was diese von ihr erwarten. Das sei aber häufig über ihre Kräfte gegangen. Die Mutter kann das gut nachfühlen und versteht, dass sie ihre Erwartungen an Anna zurückschrauben muss.

Kommentar

Nachdem die Mutter ruhiger geworden und nicht mehr von ihren verwirrten Fantasien bedrängt ist, wird deutlich, welche Unruhe in Anna steckt. Man kann ihren ständigen Bewegungsdrang auch als averbale Mitteilung verstehen: Ich lebe und bin nicht tot. Ihre Todesangst während der lebensbedrohlichen Geburt kann emotional verstanden und mentalisiert werden. Diese Todesangst ist durch die bisherige Ablehnung der Mutter immer weiter bestätigt worden. Deshalb strengt sich Anna so an, die Menschen um sie herum zu gewinnen. Damit überfordert sie sich immer wieder selbst und bricht dann erschöpft zusammen.

Die Mutter wächst immer mehr in ihre Rolle als Mutter hinein und kann ihr Baby zunehmend mit seinen heftigen Gefühlen verstehen und halten. Gleichzeitig löst sich ihr depressiver Zustand.

8. Gespräch: Anna und Mutter finden in der Dyade zueinander

Nach dem vorigen Gespräch ist Anna krank, und so sehen wir uns erst nach drei Wochen wieder. Wir vermuten, das letzte Gespräch hat in ihr eine Krise ausgelöst, von der wir noch nicht wissen, ob sie heilsam ist.

Die Mutter strahlt, der Vater wirkt müde, ist aber sehr froh, wie sich alles entwickelt. Anna, jetzt sechs Monate alt, sitzt auf dem Schoß der Mutter. Überrascht und staunend sehe ich, dass sie ein anderes Kind geworden ist. Sie ist größer und voller geworden und wirkt ganz bei sich und dem, was sie gerade interessiert. Sie befühlt lange die Jacke der Mutter und deren Gesicht und Haare. Auch beim Stillen hält sie die Beine ruhig und entspannt. Sie trinkt genussvoll erst an der einen Brust, dann an der anderen. Die Mutter bestätigt, sie habe sich sehr verändert, sei ruhiger geworden, sodass sie alle nachts mehr zum Schlafen kommen. Dadurch gehe es ihr viel besser. Anna sei total pflegeleicht geworden. Sie esse ihren Brei gut, habe aber noch nicht begriffen, dass der die Brust ersetzen soll, sondern will die auch noch. Wir sind verblüfft über diese offensichtliche krisenhafte Veränderung Annas nach der letzten Stunde und denken, dass sie sich mit ihrer Todesangst verstanden gefühlt hat. Es ist wie eine Wunderheilung.

Gestern war ihr Vater zu Besuch, danach sei sie wieder etwas deprimiert gewesen, erzählt die Mutter. Sie versteht den Zusammenhang selbst. Jetzt, nachdem ihr das Muttersein mit Anna endlich gelungen ist und sie sich sogar ein zweites Kind vorstellen könnte, sieht ihr Vater ihr Muttersein sehr kritisch: Das sei überhaupt keine Leistung, einzig wichtig sei, dass sie sich schnell wieder ins berufliche Leben integriere. Er ist stolz darauf, dass seine zweite Frau ihren Kinderwunsch ihrer beruflichen Karriere geopfert habe. Diese zweite Ehefrau habe ihr, während sie mit Anna schwanger war, immer wieder Alkoholisches angeboten, selbst die Pralinen waren damit gefüllt. Sie habe aber mit ihrem Vater nicht mehr gestritten wie früher, sondern habe ihn einfach reden lassen und habe versucht, bei sich zu bleiben. So sei er eben, er verstehe sie einfach nicht mit ihrem Kinderwunsch. Er habe dann auch nicht weiter insistiert, aber sie blieb doch wieder etwas deprimiert zurück. Sie will aber unbedingt den Kontakt mit beiden Elternteilen pflegen, auch der Vater sei darauf bedacht, sie und Anna öfter zu sehen.

Wir können verstehen, dass es einen tiefen Konflikt mit ihrem Vater über ihren Kinderwunsch gibt, in dem sie sich von ihm angegriffen und abgewiesen fühlt. Dieser Konflikt hat vielleicht auch dazu beigetragen, dass sie, als Anna so blau zur Welt kam, gleich dachte, diese sei tot, wobei sie selbst in ihrem Erleben als Mutter gestorben ist. So, als dürfte sie nicht Mutter werden, weil der Vater das nicht wollte. Sie erzählt noch von der Hochzeit ihrer ältesten Schulfreundin aus der ersten Klasse, die weder ihrem Mann noch ihrer Familie von der Existenz Annas erzählt habe. Die Freundin habe auch immer wieder auf anzügliche Weise auf ihre

»schwere« Depression angespielt, was sie sehr gekränkt habe, wo sie sich gerade aus der herausgearbeitet hat. Meine Kollegin merkt an, dass sie die Freundin so ähnlich schildert wie ihren eigenen Vater. Das fällt der Mutter jetzt auch auf. Auch Annas Vater findet diese Freundin nicht nett, aber sie ist eben ihre älteste und wichtigste Freundin seit der ersten Klasse. Mir fällt auf, dass sie in der ersten Klasse sechs Jahre alt war, also in dem Alter, als ihr Vater sie und die Familie verlassen hat. Vielleicht sollte die Schulfreundin ihn ersetzen und vielleicht war sie dazu geeignet, weil es Ähnlichkeiten zwischen ihrem Vater und der Freundin gab.

Angeregt durch das Gespräch erzählt Annas Vater von seiner schwierigen Beziehung mit seinem Vater, der immer unzufrieden mit ihm war und ihn nicht anerkennen konnte. Das habe ihn anfangs in seiner Vaterschaft verunsichert, als er dachte, Anna liebe ihn nicht. Beide wundern sich, wie man doch an Beziehungen hängt, auch wenn sie schwierig sind. Der Vater betont, dass sie nicht mehr streiten, besonders nicht vor Anna, und dass es rückblickend schon schlimm war, was sie veranstaltet haben. Ich sage:

> »Sie haben wie zwei Kinder um die Gunst von ›Papa Anna‹ gebuhlt und dabei haben Sie sie mit ihren Erwartungen überfordert und beunruhigt. Heute ist Anna anders, sie ist mit sich beschäftigt und dem, was sie interessiert, so wie es ihrem Temperament entspricht.«

Ich frage die Mutter, ob sie dem Vater von der letzten Stunde erzählt habe, von Annas Todesangst. Sie hat es erzählt, aber ich gewinne den Eindruck, es ist für sie nicht mehr so wichtig. Vermutlich war es zu schlimm und muss schnell wieder verdrängt werden. Ich fasse es noch einmal zusammen und betone, dass das Verstehen bei Anna eine Beruhigung bewirkt hat. Anna hatte bei der Geburt Todesangst, die durch die Ablehnung der Mutter und den Streit der Eltern weiterhin in ihr steckte und sie beunruhigte. Vermutlich sei sie deshalb so intensiv auf die Liebesbedürfnisse der Eltern eingegangen, weil ihr das auch Sicherheit versprochen habe, sich die unsicheren Eltern gewogen zu machen. Das habe aber dann unglücklicherweise dazu geführt, dass die Eltern untereinander um ihre Zuwendung stritten. So konnte sie, getrieben von Todesangst, gar nicht bei sich sein. Ich verbinde das mit der zuvor angesprochenen Frage, warum sie an der schwierigen Beziehung mit den eigenen Eltern festhalten. Genau das verspricht ihnen Sicherheit und Kontinuität in ihrem Leben als Eltern.

Die Mutter berichtet noch lachend von ihrer Rückbildungsgymnastik.

Während andere Babys schreien, beschäftige sich Anna mit sich. Einmal hätte sie eine Übung gemacht, bei der die Trainerin sie anregte, im Vierfüßlerstand zu stehen und Anna dabei unter sich zu legen. Anna habe gleich nach ihrer Brust gegriffen und wollte nuckeln. Ich habe das Gefühl, Mutter und Baby sind gut und lustvoll miteinander verbunden und die schlimme Zeit ist überstanden. Sie will zu ihrer Mutter und ihrem Bruder fahren, die weit entfernt leben. Sie und der Vater bedanken sich bei der Verabschiedung.

Wir vereinbaren einen neunten Termin, zu dem sie nicht erscheinen, den sie auch nicht absagen. Meine Kollegin versucht sie telefonisch zu erreichen, ohne Erfolg. Sie fühlt sich dadurch gekränkt und verletzt, als hätte die Mutter sie mit dieser Form der Beendigung der Behandlung entwertet. Für mich kam die Beendigung nicht überraschend, nachdem die Depression aufgelöst und die Beziehung zwischen Mutter und Anna geheilt war. Ich verstehe die Situation aufgrund anderer Behandlungserfahrungen eher so, dass sie die schlimme Todesangst so schnell wie möglich bei uns zurücklassen und verdrängen wollte, um als Mutter weiter zu wachsen mit Hilfe ihrer Mutter, die sie jetzt als zugewandte, hilfreiche wiedergefunden hat. Sie will eine normale, gesunde Mutter sein und in ihrer familiären Intimität nicht gestört werden. Sie konnte nicht aktiv absagen, sondern hat uns sitzengelassen, wie sie sich als Kind von Mutter und Vater sitzengelassen gefühlt hat. Diese Verletzung nimmt sie ungelöst wieder mit. Dafür bedarf es einer persönlichen analytischen Psychotherapie.

Zusammenfassende Überlegungen

Die Geburt war für Mutter und Anna traumatisch. Darauf hätte die Mutter auch mit einer posttraumatischen Belastungsstörung reagieren können. Jedoch fehlten dazu Symptome wie Flashbacks, die als verdrängte Erinnerungen intrusiv in ihr Erleben einbrechen. Dass die Mutter mit einer schweren postpartalen Depression mit psychotisch anmutenden Anteilen reagiert hat, hing auch mit ihrer Lebensgeschichte zusammen: Als Kind hatte sie das Gefühl, bei ihrer Mutter nicht so anzukommen wie der früher kranke Bruder. So entwickelte sie eine melancholische Abwehridentifizierung mit ihrer Mutter. Durch unsere verstehend zugewandte Behandlung, in der sich eine hilfreiche Großmutterübertragung konstellierte, bekam sie Bestätigung als Mutter, konnte klagen und weinen und musste nicht so pflegeleicht sein wie als Kind. Dadurch und durch die sich entwickelnde Einsicht und Zuwendung ihrer Mutter konnte etwas wiedergutgemacht werden und sie konnte auf eine gute Mutterimago, die ihr Baby wünscht und begehrt, zurückgreifen. So ist es gelungen, dass sie mit der Beendigung der Behandlung bei uns mit ihrer Mutter in eine »Anna-Selbdritt-Konstellation«[5] eintreten konnte, zu der wir in der positiven Großmutterübertragung den Übergang geschaffen haben. In der melancholischen Identifizierung mit der Mutter hatte sie Angst, mit ihrem ersten Kind könnte etwas nicht in Ordnung sein, und misstraute ihm zunächst. Ihr Vater, dem sie sich enttäuscht über die Mutter früh zugewandt hatte, verließ sie in der ödipalen Phase, in der sie sich in der Fantasie ein Kind von ihm gewünscht haben mochte, das er ihr bis heute nicht zugestehen konnte. Sie erlebte, dass er sich wie die Mutter dem Bruder zuwandte. So fühlte sie sich von beiden Eltern als Mädchen alleingelassen und entwertet gegenüber dem Bruder und in der aktuellen Wiederholung auch von Anna als Mutter. Diese Vorgeschichte führte zu einer grundlegenden depressive Identifizierung. Für ihr Selbstwertgefühl bewirkte die Mutterschaft zunächst einen narzisstischen Verlust. Es handelte sich um eine reaktive Depression in einer Entwicklungskrise, die ausbrach, als sie mit dem ersten Kind Mutter wurde und regressiv das Erleben in ihrer eigenen frühen Kindheit wiedererlebte. Sie konnte so schnell geheilt werden, weil es mehrere begünstigende Faktoren gab: Ihr Partner, Annas Vater, hatte sie mit ihrem Kinderwunsch unterstützt; ihre Mutter zeigte Einsicht, dass sie sich früher zu wenig um ihre Tochter gekümmert hatte, und unterstützte sie jetzt; das Baby war bereit, sie als gute Mutter zu bestätigen; und wir als Therapeutinnen schließlich konnten die Ursache der Depression verstehen.

Der verwirrte Anteil der Mutter war der schweren langen Geburt geschuldet und der ersten Repräsentanz ihres Babys als eines blauen, toten Kindes, dessen Mutter sie nicht sein konnte. Dabei war sie in Identifizierung mit dem toten Baby erst einmal zum Teil selbst als Mutter gestorben, weil das tote Baby auch einen Selbstanteil von ihr darstellte. Die geduldige Konfrontation mit der Realität zwischen ihr und ihrem lebendigen Baby half ihr dabei, sich davon zu distanzieren, zu erholen – so schnell, wie sich auch Anna erholt hat.

5 Ein in der christlichen Kunst beliebtes Motiv, besonders prominent in einem Gemälde von Leonardo da Vinci, auf dem das Jesuskind, dessen Mutter Maria und deren Mutter Anna dargestellt sind.

Der Vater hatte als Kind auch eine enttäuschende Geschichte mit seinem Vater erlebt. Diese ablehnende Vaterimago übertrug er zunächst regressiv auf Anna mit der Folge, dass er sich als Vater in einer leichten depressiven Reaktion unsicher fühlte. Er konnte sich durch eigenes analysierendes Nachdenken von dieser Übertragung distanzieren und seinem Vorsatz folgen, es besser zu machen als sein Vater. Vielleicht war das auch dadurch möglich, dass Anna ein Mädchen war und kein Junge wie er und er sein depressives Erleben an die Mutter delegieren konnte. Dadurch allerdings wurden ihre Depression besonders stark, was bei dyadisch intensiv verbundenen Paaren leicht passieren kann. Nach dem anfänglichen Rivalisieren konnte er die Mutter als guter bestätigender Vater darin unterstützen, eine gute Mutter für Anna zu sein.

Anna konnte sich von der beunruhigenden Vernichtungsangst durch die lebensgefährliche Geburt zunächst nicht erholen, weil sie durch die Wut und Ablehnung der Mutter und dem Streit der Eltern, der zu bedrohlichen Trennungsdrohungen führte, immer weiter verunsichert blieb. Die Deutung und damit das Containment ihrer Todesangst konnte etwas bewirken, weil sich die Mutter inzwischen in ihrer Rolle als ihr Baby Verstehende und Haltende entwickelt hatte und die Eltern sich von ihrem Streit distanzieren konnten. So konnten Mutter und Tochter doch noch eine zufriedene dyadische Beziehung herstellen. Weil meine Deutung Anna erreicht zu haben schien – eine immer wieder zu beobachtende Erfahrung auch bei ganz jungen Babys –, kann man vermuten, dass die lange, lebensbedrohliche Geburt, bei der sie vermutlich gestrampelt hat, blau und wie tot zur Welt kam, in ihrem impliziten, prozeduralen Gedächtnis schon repräsentiert war. Da die dazu notwendigen Hirnstrukturen vermutlich erst später reifen, könnte es sich auch um ein reflektorisches Verhalten handeln, wie bei einer Konditionierung. Jedenfalls kann man mit aller Vorsicht eine traumatische Situation annehmen, in der Anna mit ihren Möglichkeiten überfordert war – und erst die verstehende Anerkennung der traumatischen Situation ermöglichte ein Ende der erlebten Todesgefahr (siehe auch Pedrina, 2020, S. 195ff.).

Wir beiden Therapeutinnen mit unserer doppelt haltenden und verstehenden Funktion konnten den therapeutischen Prozess dadurch beschleunigen, dass wir den Eltern verschiedene Verstehensmöglichkeiten anbieten und wir uns die Verstehensbälle gegenseitig zuspielen konnten. Während meine Co-Therapeutin mehr die depressive Seite der Mutter aufgenommen und containt hat, habe ich gleichzeitig die progressive Seite gefördert. Wir haben einen triangulären psychischen Raum für das Baby eröffnet zwischen zwei Eltern, die zu dyadischen Beziehungen neigen. Auch die Art der Beendigung haben wir unterschiedlich erlebt. Ich habe die progressive Seite der Mutter, die mit ihrem Baby endlich normal, gesund und ohne Behandlung sein wollte, verstanden. Meine Kollegin dagegen spürte in der Gegenübertragung die narzisstisch gekränkte, verletzte Seite der Mutter darüber, dass alles so schlimm war und sie die Behandlung bei uns gebraucht hat. Indem sie sich von mir verstanden fühlte, konnte sie diese Seite bei meiner Kollegin zurücklassen.

Dieses Ende der Behandlung zeigt aber auch, dass in der analytischen SKEPT wie in der analytischen Fokaltherapie ein klar abgestecktes, begrenztes Ziel erreicht werden kann: eine Normalisierung der Mutter-Baby-Beziehung, die Heilung der Regulationsstörung des Babys und die Auflösung der postpartalen Depression der Mutter – was die weitere Entwicklung beider begünstigt. Die neurotisch geprägten Repräsentanzen der Mutter können verstanden, jedoch nicht ausführlich durchgearbeitet werden. Dies würde eine längerfristige analytische Einzelpsychotherapie erfordern. Es hat sich hier gezeigt, dass die Mutter eine korrigierende emotionale Erfahrung in einer Entwicklungskrise gemacht hat.

Gina: Die Verhinderung der transgenerationellen Weitergabe eines Trennungstraumas

Die Behandlung von Gina, drei Monate alt, und ihrer Mutter mit einer schweren postpartalen Depression in Co-Therapie mit Christiane Sprung, Kandidatin in Ausbildung zur analytischen Kinder- und Jugendlichenpsychotherapie[6]

Frau K. meldet sich auf Empfehlung ihrer Kinderärztin wegen Essstörungen ihres drei Monate alten Babys in der Babyambulanz. Die Verabredung eines Termins gestaltet sich schwierig. Den ersten vereinbarten Termin sagt Frau K. ab, weil es ihr nicht gut geht. Ich rufe sie an und erfahre, dass sie unter Depressionen leide. Ich erkläre, wie wichtig es sei, dass sie zusammen mit dem Baby und dem Vater kommt, damit wir uns um sie beide küm-

6 Der Behandlungsbericht erfolgt auf Basis der doppelten Protokolle. Ich danke Christiane Sprung für die Überlassung ihrer Protokolle.

mern können. Sie ist erstaunt, dachte, es sei nur für das Baby. So machen wir einen neuen Termin aus, den sie erneut kurzfristig absagt, weil das Baby über Nacht Fieber bekommen hat und sie mit ihm zum Kinderarzt gehen muss. Wir vereinbaren einen neuen Termin. Einige Tage vorher ruft sie an, weil sie entdeckt hat, dass sie fast zeitgleich einen Termin bei einem Psychologen hat. Ich schlage ihr vor, zunächst zu uns zu kommen und mit dem Psychologen eine eventuell notwendige Nachbehandlung für sie allein zu vereinbaren. Darauf lässt sie sich ein, ruft jedoch einen Tag vor dem Termin an und sagt, dass ihr Psychiater in Urlaub sei und sie daher mich fragen wolle, ob sie heute Abend eine ganze oder eine halbe Schlaftablette nehmen solle, weil sie so schlecht schlafen könne. Ich verweise auf den morgigen Termin, bei dem wir alles besprechen können.

Gespräche und Kommentare

1. Gespräch: Gina zeigt uns, sie ist in Not mit ihrer Mutter

Zum Termin kommt die Familie zu früh. Der Fragebogen zum Baby ist nur mager ausgefüllt. Beide Eltern haben darin eingetragen, dass sie ihr Elternhaus als »sehr gut« empfanden. Die drei Monate alte Gina wird vom Vater getragen. Die Mutter setzt sich, daneben der Vater und an der Tür Gina auf dem Boden im komfortablen, modernen Kindersitz. So sitzen sie in einer Reihe vor meiner Kollegin Frau Sprung und mir. Gina nimmt mit ihren dunklen Augen und ihrem eindringlichen Blick sehr schnell Kontakt zu uns auf, nacheinander zu uns beiden. Sie wirkt in Not. Wir erwidern den Blick freundlich lächelnd, worüber sie sich freut und nach einiger Zeit ebenfalls lächelt. Frau Sprung fragt sich in Gedanken, ob sie mit ihr lächeln darf, während die Mutter weint. Ich sage zu Gina: »Du möchtest lachen, aber die Mama weint so. Da ist es schwer zusammenzukommen.« Lange ist sie mit ihren Händchen beschäftigt, mit denen sie ausdrucksvoll spielt. Während des Berichts der Mutter reagiert sie unbehaglich mit leisem Jammern. Gequält wirft sie sich hin und her. Die Eltern reagieren kaum. Die Mutter ist weit weg. Der Vater schaut immer wieder freundlich zu ihr und reicht ihr hin und wieder einen Finger, den sie festhält. Das erscheint völlig losgelöst von der Mutter auf der anderen Seite. Gina beschäftigt sich wieder selbst, sie saugt intensiv an ihrem Schnuller, reibt sich die Augen und schläft ein. Wir sind überrascht, wie sie das schafft, ohne auf den Arm genommen zu werden. Ich denke, sie hat das schon früh lernen müssen und hat sich auf sich selbst zurückgezogen.

Die Mutter ist eine kräftige, korpulente, sympathische Frau. Sie wirkt depressiv, stark verlangsamt, zeigt gleich ihre Medikamente und will wissen, ob und wie sie diese weiter nehmen soll. Sie beklagt sich über den Psychiater, der kaum Zeit habe zu reden, ganz schnell wieder an der Tür stehe, die aufmache und sie verabschiede. Ich verweise sie wegen der Medikamente an die psychiatrische Ambulanz, mit deren Sprechstunde für postpartal depressive Mütter wir eng zusammenarbeiten, und erkläre, dass wir aber hier Zeit und Raum haben, über sie und Gina zu sprechen.

Daraufhin erzählt sie von der schweren Geburt, die nach 16 Stunden Wehen mit einem Notkaiserschnitt beendet wurde, weil die Herztöne des Babys schon rasten und es übertragen war. Es war sehr schlimm für sie, die Geburt nicht selbst vollenden zu können. Sie verlor viel Blut und war sehr geschwächt und deprimiert. Gina habe an der Brust schlecht getrunken, aber sie habe geduldig alle zwei Stunden 40 Gramm Milch abgepumpt und sie gefüttert, so habe sie auch nicht wesentlich abgenommen. Die Stillberaterin habe sich nicht richtig gekümmert, so wurde Gina nicht gestillt. Weil sie so trinkfaul war, habe die Kinderärztin sie mit zwei Monaten in die Klinik eingewiesen, damit untersucht wird, warum sie so schlecht trinkt. Auch die Klinik war enttäuschend. Zuerst haben sie gar keinen Arzt gesprochen. Dann habe man intensiv auf sie eingeredet über Krankheiten, die Gina haben könnte und auf die sie untersucht werden müsse. Es wurde mit Sondenernährung gedroht, obwohl sie getrunken habe – aber eben wenig und deshalb immer wieder gefüttert werden musste. Das alles habe sie sehr verunsichert und verängstigt. Sie durfte nur tagsüber bei Gina sein. Nach zehn Tagen waren die geplanten Untersuchungen immer noch nicht alle abgeschlossen und Ginas Trinkverhalten hatte sich auch nicht gebessert. Der Vater habe dann entschieden, sie auf eigene Verantwortung nach Hause zu nehmen. Dort hätten sie günstige Bedingungen. Sie wohnen zurzeit bei den Eltern von Frau K., die immer präsent sind. Wenn jemand bei ihr sei, könne sie die Aufgaben mit Gina bewältigen, und inzwischen trinke diese auch viel besser und nehme zu. Eigentlich sei die schwere Zeit überwunden, aber sie habe große Angst, dass sich irgendwann herausstellt, dass sie nicht Mutter sein kann. Oft habe sie solche Angst, dass ihre Beine zittern. Inzwischen sei sie wieder bei Kräften wie vorher, aber die Angst stecke in ihr, dass es doch noch schlimm kommen könnte. Sie weint immer wieder bei ihrem Bericht, den sie sprachlich gut und differenziert geben kann.

Herr K. ist ein zarter, dunkler Typ, anteilnehmend und bestätigend. Am Anfang, als die Mutter meint, nicht berichten zu können, ermuntert er sie. Wenn jemand bei ihr sei, mache sie alles mit Gina sehr gut, bestätigt er. Er überlässt ihr die Sitzung, ist aber auf eine angenehme Weise anwesend. Am Ende erkundigt er sich, was er tun kann, damit es der Mutter besser geht. Ich sage, er solle ihr weiter so hilfreich und geduldig beistehen, dann würde der deprimierte Zustand der Mutter abklingen.

Wir versuchen zunächst, die Trinkschwäche nach dem Kaiserschnitt mit der häufigen Beobachtung zu erklären, dass die Babys sich nicht durch den Geburtskanal kämpfen mussten und deshalb noch »faul« sind. Ich erkenne an, dass sich das durch die Geduld der Mutter und den Beistand ihrer Familie gut gebessert hat. Warum die Angst und Hilflosigkeit, Gina könnte eine schlimme Krankheit haben, noch in ihr stecken und sie denkt, sie könne nicht Mutter sein, können wir versuchen zu verstehen. Die Mutter nimmt das dankbar auf. Der Vater erzählt, dass sie noch Osteopathie und Vojta-Therapie mit Gina machen, um das Schlucken zu befördern. Auf Nachfrage erfahren wir überrascht, Gina habe es nicht gern, wenn die Mutter engen Körperkontakt mit ihr habe. Sie trinke nur, wenn sie hochgehalten werde und nicht im Arm am Körper der Mutter liege. Die Mutter würde das gerne anders machen, beteuert sie auf Nachfrage.

Wir sprechen darüber, dass Gina sich aufgrund der Ereignisse der ersten drei Monate selbstgenügsam zurückgezogen hat, und über die Gefahr für die Entwicklung ihres Sicherheitsgefühls, wenn der nahe körperliche Kontakt mit der Mutter, der die Basis einer guten, vertrauensvollen Beziehungen darstellt, fehlt. Ich habe das Gefühl, die Mutter kann das verstehen, und ich empfehle ein Tragetuch, mit dem sie Gina viel herumtragen kann. Der Vater berichtet stolz, die Kinderärztin habe festgestellt, dass Gina schon sehr weit in der Entwicklung sei und bestätigt, sie schreie wenig, liege am liebsten da, gucke herum und beschäftige sich selbst, so wie wir es beobachtet haben. Nachts schlafe sie gut, sodass sie im Grunde ein pflegeleichtes Baby geworden sei. Ich bin beunruhigt über diesen Zustand Ginas und verweise auf die Gefahr des Rückzugs auf sich selbst. Ich habe das Gefühl, die Eltern damit zu erreichen. Wir überlegen, die organisch nicht zu klärende Trinkschwäche am Anfang könnte auch eine Reaktion auf die wegen der Geburt deprimierte Mutter gewesen sein. Gina habe sie damit gezwungen, sie alle zwei Stunden zu füttern und sich mit ihr zu beschäftigen.

Auf die Frage, wie Frau K. als Baby war, fällt ihr zunächst nichts ein. Aber nach und nach erfahren wir: Die Familie kommt ursprünglich aus

Sizilien, die ersten neun Monate ihres Lebens war sie hier in Deutschland bei ihren Eltern, zusammen mit der sechs Jahre älteren Schwester. Die Großmutter kümmerte sich um die Kinder. Als diese nach Sizilien zurückkehren wollte, wurden ihr die Kinder mitgegeben, weil die Eltern niemanden mehr für die Kinder hatten und schwer arbeiteten, um den Kindern ein besseres Leben zu ermöglichen. Ginas Vater hatte als Jüngster von drei Geschwistern, alle ein Jahr auseinander, Ähnliches erlebt. In Sizilien geboren, blieb er mit sechs Jahren dort bei Verwandten, als die Eltern zum Arbeiten nach Deutschland gingen. Er wurde erst nachgeholt, als die Eltern eine Existenz aufgebaut hatten. Die Geschwister hätten aufeinander aufgepasst. Beide Eltern erzählen das so, als sei es das Normalste der Welt. Freunde der Mutter hätten ihr gesagt, es falle ihr vermutlich schwer, immer mit ihrem Baby zusammen zu sein, weil sie vorher sehr viel unterwegs war. Jetzt mit dem Baby gehe das nicht mehr, das sei schwierig für sie und deprimiere sie.

Ich deute, was Frau K. berichtet: »Die Beziehung zwischen Ihrer Mutter und Ihnen ist nicht lange gut gegangen, Sie konnte sie nicht halten und jetzt haben Sie Angst, Gina als Mutter nicht gut halten zu können.« Sie antwortet, sie habe inzwischen eine sehr gute Beziehung zu ihrer Mutter und diese habe immer sehr darunter gelitten, dass die Kinder in Sizilien waren. Viermal im Jahr sei sie zu Besuch gewesen. Aber es leuchtet ihr ein, dass das etwas ist, weshalb sie es schwer hat, an sich als Mutter ihres Babys dauerhaft zu glauben. Sie denkt, die Verunsicherung rühre auch daher, dass Gina ins Krankenhaus musste und sie Angst bekam, mit ihr sei etwas nicht in Ordnung.

Wir verabreden uns für die nächste Woche, müssen den Termin aber wieder verschieben, weil die Mutter direkt einen Termin in der psychiatrischen Ambulanz bekommt.

Kommentar

Die Mutter muss von mir geholt werden mit der Zusicherung, dass ich mich auch um sie und ihr inneres deprimiertes Baby, dem es nicht gut geht und das nicht schlafen kann, kümmere – nicht nur um Gina. Sie ist mit dieser auf ihre eigene Babyzeit regrediert und hat Angst, als Mutter nicht gut genug für ihr Baby zu sein und es zu verlieren, so wie sie ihre Mutter verloren hat. Dieser Teil von ihr lehnt unbewusst die Bemutterung von Gina ab. In diesem unbewussten Konflikt – dem Wunsch, als Baby gehalten und versorgt zu werden, und der Ablehnung des Mutterseins in Identifikation mit der eigenen Mutter für ihr eigenes Baby – entwickelt sie eine postpartale Depression. So wird Gina zwar mithilfe der Großeltern, die Mutter und Baby halten, versorgt, aber von ihrer Mutter nicht liebend begehrt. Gina zeigt als erstes Symptom, dass sie immer nur wenig trinkt, damit die Mutter sich oft um sie kümmern muss. Durch die nächtliche Trennung im Krankenhaus, wo versucht wird, die Trinkschwäche mit großem, doch vergeblichem Aufwand organisch zu pathologisieren (ohne zu verstehen, welche Beziehungsstörung zwischen Mutter und Kind vorliegt), wird die frühe Deprivation noch verstärkt und Gina zieht sich in einen autarken selbstgenügsamen Zustand zurück. Dieses ausgeprägte Rückzugsverhalten geht über das normale Maß hinaus und muss als alarmierendes Zeichen einer beginnenden depressiven Entwicklung beachtet werden. Gleichzeitig wird die Mutter immer depressiver. Glücklicherweise kommen der Vater und die Eltern der Mutter und Gina zu Hilfe, sodass beide erfahren, dass man Hilfe mobilisieren kann. Gina ist in einem emotionalen Notzustand und kann uns mit Blicken alarmieren, dass sich eine schwere Bindungsstörung zwischen Mutter und Baby entwickelt. Die Mutter bekommt vom Psychiater Hilfe, aber nur Tabletten und keine Gespräche, in denen verstanden werden kann, warum sie so depressiv reagiert. Diese bieten wir an, weil man mit depressiven Müttern reden und verstehen muss, was sie zu sagen haben. Das Gleiche gilt für die Babys. Physiotherapeutische Maßnahmen können als eine körperliche Zuwendung erlebt werden, aber sie reichen nicht. Man muss versuchen, die Babys zu verstehen, und mit ihnen reden.

Zentral ist die Frage nach dem Schwangerschafts- und Geburtsverlauf, der für die Mutter deprimierend war, weil mit dem Gefühl verbunden, etwas nicht gekonnt und damit schon als Mutter versagt zu haben. Das wirkt sich sofort auf ihr Gefühl der Selbstwirksamkeit aus, auf ihr Gefühl, als Mutter etwas bewirken zu können. Die zweite wichtige Frage ist die nach der Babyzeit der Mutter und des Vaters. Da wird sofort auf bestürzende Weise verständlich, warum die Mutter solche körperliche Angst hat, Gina zu verlieren und deshalb unbewusst die körperlich nahe Beziehung vermeidet. Das projiziert sie auf das Baby. Aber jedes Baby braucht die körperliche Nähe zur Mutter, um sich sicher zu fühlen, und so signalisiert uns Gina, dass sie sich in existenzieller Not befindet. Der Vater hat die Trennung von den Eltern ebenfalls erlebt, nur in einer anderen Altersstufe, in der er trauern und sich erinnern konnte. Das hilft ihm, die Mutter verstehend zu unterstützen.

2. Gespräch: Wir bringen Gina der Mutter näher

Zwei Stunden vor dem Termin wieder ein Anruf der Mutter mit der Bitte um Rückruf. Ob wir nicht die Stunde auf die nächste Woche verlegen können, ihr Mann könne heute nicht kommen. Ich schlage vor, dass sie dennoch heute kommt, mit oder ohne Vater.

Pünktlich kommt die ganze Familie. Als Erstes teilt die Mutter mit, Gina bekomme Physiotherapie, damit sie besser trinkt und schluckt und insgesamt entspannter wird. Auch in der psychiatrischen Ambulanz waren sie schon.

In ihrem Kindersitz zwischen dem Vater und der Tür ist Gina wach. Der Vater schiebt die Blende zurück, sodass Gina mehr sehen kann. Sie scheint entspannter, schaut ihrem Vater lange in die Augen. Der Kontakt beruhigt mich. Aber warum nimmt er sie nicht heraus?, frage ich mich, weil ich sie so süß finde, dass ich sie am liebsten nehmen würde. Berührend ist, wie Gina daraufhin mit kleinen Bewegungen den Korb zum Schaukeln bringt und sich so selbst wiegt. So allein fühlt sie sich, denke ich traurig. Als ihr das rosa Stirnband über die Augen rutscht, bemerkt Frau Sprung das sofort, sodass der Vater sich darum kümmern kann. Wir erfahren, dass sie das Stirnband tragen muss, weil ihre großen Ohren so abstehen. Es ist schwer für uns beide auszuhalten, wie weit weg die Eltern im Gespräch von ihrer Tochter sind. Als sie unruhig wird, sage ich zu ihr: »Du willst jetzt von der Mama gehalten werden, damit du dich mit ihr beruhigen kannst.« Die Mutter ist unsicher, ob sie Gina nehmen soll. Sie dachte, uns sei das nicht recht, weil wir hier sprechen wollen. Ich stelle fest: »Es fällt Ihnen schwer, sich Mutter und Baby gemeinsam vorzustellen. Entweder wir kümmern uns nur um Gina, wie Sie dachten, oder sprechen nur mit Ihnen.« Das muss sie lächelnd eingestehen. »Haben Sie nicht selbst das Bedürfnis, Gina hochzunehmen?«, frage ich. »Natürlich, aber ich habe mich nicht getraut.« Mithilfe des Vaters nimmt sie Gina, die uns vom Schoß der Mutter aus, an diese gelehnt, deutlich entspannter anstrahlt. Gina ist mehr im Kontakt mit der Mutter, der sie immer wieder ins Gesicht schaut.

Frau Sprung sagt: »Ihre Tochter gerät Ihnen vielleicht manchmal aus dem Blick und Sie wiederholen etwas von Ihrer Situation als Baby mit Ihrer Mutter, die Sie auch nicht im Blick hatte.« Die Mutter antwortet, zu Hause habe sie Gina immer im Blick. Sobald die Situation mit ihrer Mutter angesprochen wird, verteidigt sie diese sofort und äußert Verständnis. Gina nuckelt immer stärker, sodass alle sehen, wie hungrig sie ist. Aber die Mutter hat ein Problem, ihr schon etwas zu geben, weil ihr in der Klinik geraten wurde, nur alle vier Stunden zu füttern, damit sie nicht wieder so häufig füttern müsse, und das sei eben erst in 30 Minuten. Die Mutter gibt zu, sich manchmal nicht daran zu halten. Als immer deutlicher wird, wie hungrig Gina ist, die inzwischen weint, bereiten sie die Flasche zu und die Mutter sagt: »Ich esse ja auch, wenn ich Hunger habe.« Das Füttern im Arm der Mutter sieht sehr unbequem aus, so wie die Beine von Gina angespannt nach unten in der Leere stehen. Ich gebe ihr ein Kissen und auch eine Decke unter Ginas Beine, damit sie etwas Halt haben. Beide Eltern sind bemüht, aber das Ganze wirkt verkrampft, und so bleibt es unbefriedigend. Gina trinkt gut 100 Milliliter Milch, fängt dann aber an zu schreien. Die Mutter nimmt sie hoch und sie macht ein großes Bäuerchen, ist aber irgendwie unzufrieden. Als sie wieder weint, frage ich, ob sie einen Nachtisch möchte. Sie probieren es noch einmal, aber sie will nichts mehr trinken, sondern wird müde, reibt sich die Augen, und schließlich schläft sie im Arm am Körper der Mutter ein. Alles wirkt unharmonisch und ungelenk.

Vor der Klinik sei es besser gewesen, aber jetzt mit der Angst sei es schwieriger, klagt die Mutter. Nach unserem letzten Gespräch wurde ihre Angst größer und sie habe zwei Tage ziemlich durchgehangen wegen dem, über das wir gesprochen haben. Jetzt sei sie entspannter und es gehe ihr besser. Besonders das mit ihrer Mutter hat sie gedanklich noch beschäftigt und dass sie Gina nicht haben wolle. Sie habe Verständnis für das Tun ihrer Mutter, die gar nichts hatte, als sie herkam. Damit sie ihren Kindern etwas bieten konnte, musste sie erst einmal etwas erarbeiten, sonst wäre es ihnen finanziell nicht so gut gegangen. Sie weiß, dass die Mutter sehr gelitten hat und oft zu ihnen geflogen ist, um sie zu sehen. Das sei der Grund, warum sie ihr nichts übel nehme. Jetzt hätten sie ein sehr gutes Verhältnis. Schon vor der Schwangerschaft habe sie täglich mehrfach mit ihr telefoniert. Ich bemerke dazu: »Sie beide wollen versuchen, etwas nachzuholen und wiedergutzumachen durch den engen Kontakt.« Auch unsere häufigen Telefonate greife ich auf. Die sind ihr auch schon aufgefallen. Sie will eben nichts falsch machen mit den Treffen. Ich frage scherzhaft, ob sie Angst habe, etwas falsch zu machen, sodass ich sie deshalb wegschicken würde. Darüber müssen wir erst einmal alle lachen. Ich vermute:

> »In Ihrem Erleben gehören Mutter und Baby von Anfang an nicht so sicher zusammen. Deshalb haben Sie in der Klinik Angst bekommen, als der Kontakt zwischen Ihnen und Gina so nachhaltig gestört war durch die getrennten Nächte und die schlimmen Befürchtungen der Ärzte.«

Es wurde ihr auch gesagt, sie solle Gina nicht so viel halten, sonst gewöhne sie sich daran und sie könne ihre Arbeit nicht mehr machen. Ich frage: »Was denken Sie, wie Gina das erlebt hat?« Es fällt ihr schwer, sich da hineinzudenken. Ich frage: »Vielleicht denkt Gina, dass Ihnen die Arbeit wichtiger ist als sie, so wie das bei Ihnen und Ihrer Mutter war, und sie macht etwas falsch, wenn sie zu Ihnen auf den Arm will?« Darüber wird sie sehr nachdenklich. Der Vater betont, die Mutter wolle das ja nicht. Gina solle immer dabei sein. Die Mutter ergänzt, dass sie ihr Baby jetzt viel mehr herumtrage, immer irgendwie in Kontakt mit ihr sei. Auch wenn sie schlafe, schaue sie immer wieder nach. »Das kann dazu beitragen, dass Ihre Angst sich vermindert, dass Sie das, was eine Mutter zu tun hat, auch können,« sage ich.

Gegen Ende erinnert der Vater zurückhaltend an etwas vielleicht Wichtiges. Die Mutter erzählt unter Tränen, dass eine Frau aus dem Geburtsvorbereitungskurs wegen einer langen, schweren Geburt, bei der kein Kaiserschnitt gemacht wurde, ein totes Kind zur Welt gebracht und die Schwester des Vaters vor einiger Zeit ein totes Kind durch Nabelschnurumschlingung geboren habe. Als ihre Geburt so schwer verlief und sie nach 16 Stunden trotz Presswehen und geöffnetem Muttermund noch nicht gebären konnte, habe sie aus Angst dem Notkaiserschnitt zugestimmt, um das Kind zu retten. Sie habe immer auf die Herztöne geschaut, die ganz furchtbar schnell geworden seien. Die Stillberaterin hatte auch keine Geduld. Als anfangs nur wenig Milch kam, habe sie sich ungeduldig abgewendet und gemurmelt, so etwas habe sie noch nicht erlebt. »Obwohl das ihr Beruf ist«, sagt der Vater vorwurfsvoll. Später habe die Mutter gehört, dass es nach einem Kaiserschnitt bis zu vier Tagen dauern könne, bis die Milch komme. Diese Informationen sind für uns alle sehr erhellend: Die Mutter hatte Angst, ihr Kind zu gebären, weil es ebenfalls hätte sterben können, und hat dadurch den Geburtsverlauf unbewusst gebremst. Deshalb hat sie dem Notkaiserschnitt zugestimmt. Die Ärzte hatten wegen der vorangegangenen Totgeburt auch Angst, und so wurde die Geburt zu einem deprimierenden Ereignis für die Mutter. Gina reagierte auf die depressive Mutter mit Trinkschwäche, die dann zum Klinikaufenthalt führte, weil die Kinderärztin Angst hatte, Gina nehme nicht genug zu und sterbe deshalb. Das schürte die Angst der Mutter wegen der vielen Untersuchungen der Ärzte, die wahrscheinlich Angst hatten, etwas zu übersehen, ihr Kind könnte krank sein und sie könnte es verlieren. Jetzt, nachdem alles überstanden ist, leidet sie unter der basalen Angst, ihr Kind könnte von ihr getrennt werden, eine Angst, die durch die gesamten Umstände begünstigt wurde. Wegen des nächsten Termins gibt es wieder ein Hin und Her, wozu sie scherzend sagt: »Damit ich nicht wieder anrufen muss.« Ich antworte: »Das können Sie jederzeit tun, ich bin für Sie da, wenn es für Sie etwas klärt.« Ich freue mich, dass die Mutter wieder etwas Humor zeigt.

Kommentar

Das erste Gespräch hat in der Mutter gearbeitet und sie zunächst mit Schuldgefühlen belastet, weil ihr – ohne dass wir das gesagt hätten – bewusst wurde, dass es in ihr einen Anteil gibt, der Gina nicht haben will, und sie mit der verlassenden und deshalb schlechten Mutter identifiziert ist. Deshalb ist sie ambivalent, ob sie wiederkommen will. In vorbewusstem Wissen um ihre ablehnenden Gefühle als Mutter hat sie eine ganze »Familie« von Helfern organisiert: ihre Eltern, den Kinderarzt, den Physiotherapeuten, den Psychiater, den Psychologen und uns – dies in unbewusster Wiederholung ihres eigenen Erlebens als Baby, als verschiedene Familienmitglieder sich um sie gekümmert haben, weil ihre Mutter hart gearbeitet hat. Das nährt ihre Schuldangst, etwas falsch zu machen, obwohl die Situation aktuell eine andere ist als damals. Diese Angst, die sich durch das ganze Gespräch zieht, führt dazu, dass sie etwas falsch macht, indem sie nicht ihren Instinkten als Mutter folgt. Aber die gibt es glücklicherweise auch in Identifikation mit der guten Mutter, die ihre Tochter liebt, eigentlich haben will und traurig ist, dass sie sie nicht lieben kann. Diesen mütterlichen Anteil in ihr sprechen wir an und ermutigen ihn gezielt. Gina reagiert darauf dankbar, sie kommt aus ihrem autarken Rückzug heraus und gibt der Mutter so das Gefühl, gut zu sein. Dadurch wird sie zu einer wichtigen, lebendigen Hilfe bei der Therapie der Mutter. Das aufmerksame, einfühlende Mitdenken des Vaters, der die stumme Not der Mutter zur Sprache bringt, ist ebenso hilfreich und eröffnet einen neuen Horizont des Verstehens – nämlich dass die Mutter und die Ärzte vermutlich Angst vor einer Totgeburt hatten und es deshalb zu der Geburtskomplikation kam, die die Depression der Mutter auslöste, in der sie sich unfähig fühlte, ihr Kind zu halten. Gina reagierte darauf mit Trinkschwäche, um die Mutter festzuhalten.

Für uns war es wichtig, durch das Verstehen und die mitfühlende Haltung die erdrückenden Schuldgefühle der Mutter, etwas falsch zu machen, zu vermindern, indem sie auf alle Beteiligten verteilt werden. Das stärkt sie als Mutter und ermöglicht ihr, ihr Baby besser zu halten.

3. Gespräch: Das liebevolle Mutterintrojekt wird gestärkt

Die Eltern kommen mit Gina wieder etwas zu früh und strahlen. Die Mutter sieht besser aus als die letzten Male. Ich spiegele ihr das und sie stimmt mir zögernd zu, merkt aber gleich an, dass sie sich wünscht, so wie früher zu sein. Gina sei gerade aufgewacht, bemerkt sie. Zum ersten Mal stellen die Eltern Gina zwischen sich, und die Mutter nimmt sie heraus. Auf dem Schoß der Mutter schaut sie uns ernst an, so wie die Mutter. Ihr Blick schweift in unterschiedliche Richtungen. Die Fixierung auf beide Therapeutinnen und die Kontaktaufnahme mit uns ist nicht mehr zu beobachten. Im Laufe des Gesprächs sage ich, Gina wirke mehr wie ein drei Monate altes Baby. Die Mutter scheint sich wohlzufühlen mit ihrer Tochter im Arm. Es fällt ihr aber auch heute wieder schwer anzufangen. Nach dem letzten Gespräch war die Angst nicht mehr so groß wie nach dem ersten, als wir darüber gesprochen haben, dass sie Gina vielleicht nicht haben will. »Jetzt weiß ich, dass sie zu mir gehört.« Ich versuche mit ihr zu klären, welchen Gegenstand ihre Angst hat. Die Angst sitze namenlos in ihrem Körper: Sie bekomme weiche Knie und es werde ihr schwindelig, wenn sie einkaufen geht. Sie gehe dann mit ihrer Mutter, und Gina bleibe bei ihrem Vater. Sie korrigiert sich: bei dem Opa. Ich denke, beide sollen die Rolle des Vaters für sie übernehmen. Schließlich erwähnt sie wieder die Situation in der Klinik, wo ihr all das Schlimme, was sie gar nicht richtig verstehen konnte, gesagt wurde: Dass sie nach München müsse und Sondenernährung drohe. Ich vermute: »Vielleicht hatten Sie Todesangst, dass mit Gina etwas Schlimmes ist und dass sie Gina dadurch verlieren.« Das bestätigt sie energisch, weint und ist dabei ganz starr. An diesem Thema arbeiten wir den Rest der Stunde und ich versuche zu vermitteln, wie ich denke: An der Oberfläche wurde in der Klinik die Todesangst ausgelöst, weil eine tiefere Erfahrung wiederbelebt wurde: die Trennung von ihrer Mutter als Baby. Mein Eindruck ist, sie bekommt ein wenig Zugang zu ihrem Erleben, das ich versuche für sie zu mentalisieren. Sie kann das nicht selbst, weil es sich um ein Erleben aus der präverbalen Zeit handelt. Ich bestätige ihr, dass sie als Baby etwas Schlimmes erlebt hat und dass sich dieses Schlimme jetzt mit ihrem ersten Baby wieder meldet. Das passiere nicht selten, so unsere Erfahrung. Die Angst von früher sitze namenlos in ihr und wir müssten versuchen sie zu verstehen.

Gina spricht mit spitzem Mund intensiv bei dem Gespräch mit. Als sie sich die Augen reibt, nimmt der Vater sie und versucht, sie in den Schlaf zu bringen. Die Mutter sitzt traurig da. Ihre Arme wirken leer und hängen schlaff auf ihren Schoß herab. Ich greife dieses Bild beschreibend auf und sage: »Die Arme Ihrer Mutter waren auch leer und sie war traurig, als sie Sie weggegeben hat. So geht es Ihnen jetzt mit Gina.« Sie verteidigt sofort ihre Mutter, sie habe das alles ja nur gemacht, um ihnen ein besseres Leben zu bieten, und jetzt sei die Beziehung so gut. Wir erfahren, dass zuerst nur ein paar Monate geplant waren, aber letztendlich fünf Jahre daraus wurden, die sie in Sizilien bei verschiedenen Verwandten verbrachte. Gina kommt nicht zur Ruhe, immer wieder spricht sie und schreit sogar bei dem bewegenden Gespräch. Die Mutter erzählt, Gina habe sie direkt gerufen, als sie sie in ihr Zimmer legte. Sie habe sie daraufhin zu sich geholt und sie hätten noch zusammen im Bett geschmust. Es geht dann wieder um die Ratschläge, ein Baby nicht so viel herumzutragen, weil es sich sonst daran gewöhne und das immer wieder wolle. Wohl wissend, dass dabei auch die ambivalente Haltung der Mutter mitschwingt, wenden wir uns dagegen und vertreten die Haltung, ein Baby könne man nicht verwöhnen, sondern seine Bedürfnisse nach Nähe, Wärme, Gehalten-, Gefüttert- und Bewegt-Werden müssen und dürfen erfüllt werden, damit eine entwicklungsfördernde gute Bindung entstehen kann. Sie sind wieder erstaunt, weil selbst der Kinderarzt anders gesprochen habe. Sie können ihren Gefühlen folgen, wenn Gina zeigt, was sie braucht, mit Rufen und Weinen, betonen wir. Als diese auf dem Arm des Vaters nicht zur Ruhe kommt und sich immer wieder lautstark meldet, nimmt die Mutter sie und hält sie fest an sich gedrückt, legt ihr ein Tuch über den Kopf, und so schläft sie auch ziemlich schnell ein. Ich sage: »Sie wissen gut, wie Sie Gina beruhigen.«

Der Vater meldet sich, bei ihm schlafe sie auch ein. Er habe sie auch oft gehalten. Aber er wirkt nicht konkurrent, sondern engagiert beteiligt auf seine freundliche, ruhige Weise. Seine Trennung von den Eltern erlebte er erst mit sechs bis sieben Jahren, als diese nach Deutschland gingen und er mit den Geschwistern zurückblieb. Sie wurden damals gefragt, bei welcher Tante sie bleiben wollten. Da gab es viele Kinder und sie haben viel zusammen gespielt. Er erinnert sich noch, wie er in der ersten Zeit sehr traurig war. Mit zwölf Jahren erst kamen sie wieder zu den Eltern in Deutschland. Er könne seine Trennungserfahrung mitteilen und trauern, weil er in einem anderen Alter war als die Mutter, aber er könne sie dadurch gut verstehen und ihr helfen, bestätigen wir ihn. Er berichtet, dass er beobachte, wie es seiner Frau schwerfalle, mit ihrer Mutter darüber zu sprechen, dass es für sie nicht gut war, damals die Trennung zu erleben. Die Mutter bestätigt das und sagt, sie könne ihre Mutter nicht weinen sehen und sie wisse, es war für ihre Mutter sehr schlimm. Ich sage: »Daran können Sie ermessen, wie schlimm die Trennung für Sie als Kind gewesen sein muss und wie Sie geweint haben, und daran möchten Sie sich lieber nicht erinnern.« Zur Verteidigung ihrer Mutter erklärt sie noch, es war eigentlich geplant, dass die Großmutter mit den beiden Kindern in Deutschland bleibt, während die Eltern arbeiten. Als die Großmutter nicht mehr hierbleiben, sondern zurück nach Sizilien gehen wollte, hätten die Eltern schweren Herzens die Kinder mitgegeben. Eine Betreuerin aus der Nachbarschaft hätte sehr viel Geld gekostet, sodass die Arbeit der Mutter sich fast nicht mehr gelohnt hätte. Sie fügt selbst den Gedanken an, dass ihre Mutter ihr jetzt so viel hilft, weil sie eine bessere Großmutter sein will als ihre eigene Mutter es war. Sie wohnen bei ihr, sie ist präsent, wenn es nötig ist, und ermöglicht ihr gleichzeitig, mit Gina zusammen zu sein. Jetzt verstehen wir auch, warum sie ihrer Mutter keine Vorwürfe machen kann und will, dass es gut ist: Die hat in ihrem Erleben genauso gelitten wie sie und sie versuchen jetzt gemeinsam, etwas wiedergutzumachen. Dieses Gute möchte sie nicht durch Vorwürfe stören, sondern retten. Wir verabschieden uns bewegt und sehen uns wegen der bevorstehenden Ferien erst in zwei Wochen wieder.

Kommentar

Wir arbeiten weiter an dem ablehnenden Mutterintrojekt und versuchen, das liebende Mutterintrojekt zu stärken, mit dem sie ihr Baby liebt und traurig ist, dass ihr das nicht gelingt. Durch die Mentalisierung nimmt die namenlose Angst der Mutter ab und sie kann sich Gina liebevoll zuwenden, die jetzt lebendig fordernd reagiert und der Mutter zeigt, was sie braucht. Das hilft der Mutter, sich immer besser zu fühlen. Erstaunlich ist, wie der Vater von sich aus mitarbeitet und wie die Mutter anfängt nachzudenken und zu verstehen. Die Mutter wünscht sich, wie früher zu sein. Aber das geht nicht, weil sie jetzt ein Baby hat. Der Konflikt zwischen ihrem Leben als Frau – die offensichtlich viel unterwegs war und sich frei fühlte – und dem gebundenen Leben als Mutter ist durch ihr damaliges Erleben als Baby besonders schwer, weil sie kein Vorbild hat, wie man ein Leben als Frau und Mutter führen kann. Er wird vorerst mit der postpartalen Depression gelöst, in der sie auf den Zustand eines Babys regrediert, das nicht richtig laufen kann und Begleitung braucht, also weder Frau noch Mutter ist. Dieser Konflikt löst sich langsam auf.

4. Gespräch: Gina belebt die Mutter mit ihrer Lebendigkeit

Kurz vor dem nächsten Gespräch ruft die Mutter an, dass sie im Stau stehen und etwas später kommen. Wir hatten den letzten Termin um eine Woche verlegt, weil Gina nach Impfungen Fieber bekam und besser ruhig zu Hause bleiben sollte. Als sie endlich kommen, nimmt die Mutter sie gleich hoch und beide Eltern ziehen ihr die Jacke aus. Das Stirnband vom Anfang trägt sie nicht mehr. Die Mutter erzählt, dass es ihr besser gehe und sie immer mehr Zeit allein mit Gina, jetzt vier Monate alt, verbringe. Währenddessen beobachten wir, dass Ginas Blick zwar noch interessiert auf ihre Umgebung gerichtet ist, jedoch nicht mehr so viel herumschweift. Ihr Radius hat sich verkleinert auf die nähere Umgebung und die Eltern. Sie hat zu Hause viel getrunken und spuckt in der Sitzung einiges davon wieder aus. Die Eltern sind sehr bemüht, alles immer wieder sorgfältig wegzuputzen. Zuerst ist Gina auf dem Arm der Mutter, scheint sich dort auch wohlzufühlen und ist gerade in gutem Kontakt mit ihr, als der Vater meint, sie wolle zu ihm. Wir finden es schade, erklären uns die Situation damit, dass der Vater sie haben möchte, weil er sie den ganzen Tag nicht gesehen hat. Wir hatten wieder ein bisschen mehr als das letzte Mal das Gefühl, dass Gina immer besser bei ihrer Mutter und ihrem Vater eingebettet ist und ein engeres Verhältnis zur Mutter hat als früher. Gina muss nicht mehr in die Ferne zu Fremden schweifen, weil sie jetzt eine gute Mutter und einen Vater gefunden hat, die sie begehren. Sie sieht den Glanz in den Augen beider Eltern. Gina wird zwischen den Eltern hin und her gereicht, lacht mit beiden, schließlich auch einmal zu uns. Sie fängt an kräftig zu lautieren. Ich frage die Eltern, was sie sagt. Der Vater meint, sie sei zufrieden. Die Mutter sagt, sie wolle, dass sie jetzt mit ihr singt. Zu Hause singen sie oft zusammen sizilianische Lieder und Gina singt mit. Sie haben ein Spiel entwickelt, bei dem die Mutter der kräftig lautierenden Gina mit der Hand leicht auf den Mund klopft, sodass eine Art jodeln entsteht, bei dem sie alle lachen, auch wir, weil es sich so lustig anhört. Ich sage spontan: »Eigentlich ist jetzt alles in Ordnung.« Der Vater wendet ein, dass die Mutter noch die Tabletten nehme, das Puzzle also noch nicht fertig ist. Die Mutter erzählt, sie sei jetzt wieder in ihrer eigenen Wohnung, aber immer nur stundenweise allein, und sie wolle das langsam steigern, bis sie ihre Mutter nicht mehr brauche. Die mache bereitwillig mit und es gehe so schonend, dass bisher keine Angstzustände mehr aufgetreten seien. Ich sage: »Sie holen jetzt die langsame Trennung von Ihrer Mutter nach, die sie als Kleinkind nicht erleben konnten und entwickeln sich so langsam von der Tochter der Mutter zur Mutter einer Tochter.« Das kann Frau K. gut verstehen. Wir sprechen wieder über die Verlustangst, die ihr bei der plötzlichen Trennung als Baby von der Mutter in den Körper gefahren ist, die sich mit der Angst um Gina wiederbelebt hat und die jetzt langsam abklingen kann. Aber die meiste Zeit freuen wir uns darüber, wie lebendig Gina ist und wie ausdrucksvoll sie lautiert. So frage ich schließlich spontan, ob sie noch weiterhin kommen wollen. Die Mutter weiß das nicht und sie weiß auch nicht, wie es ihr geht. Sie fragt den Vater, der habe gesehen, wie sie war, und könne beurteilen, ob sie die Gespräche noch braucht. Nächste Woche werde über die weitere Medikation mit Ventazapin entschieden. Der Vater meint lächelnd, dass sie vielleicht nicht mehr so häufig kommen müssen, in drei Wochen vielleicht wieder. Ich verstehe, dass sie auch von uns langsam Schritt für Schritt Abschied nehmen und sich trennen, bis Frau K. vielleicht selbst sagen kann, wie es ihr geht und was sie will.

Kommentar

Wenn wir auf sie warten müssen, signalisiert uns Frau K., dass sie in Verbindung mit uns ist – so, wie sie bis heute in enger Verbindung mit ihrer Mutter ist, trotz oder wegen der Trennung als Baby. Hilft ihr dabei das Gefühl, dass sie beide über die Trauer wegen der Trennung verbunden waren? Es hat den Anschein, dass sie mit den verschiedenen Familienmitgliedern, bei denen sie lebte, ein überwiegend interdependentes Ich ausgebildet hat, bei dem andere Funktionen für sie übernehmen können. Wenn sie unsicher ist, fragt sie ihren Mann oder greift auf ihre Eltern zurück. Sie ist in einem stützenden Netzwerk gehalten und darin ist es ihr möglich, ihre Ängste mit Gina Schritt für Schritt zu überwinden. Dadurch dass der Vater selbst eine lange Trennung von den Eltern erlebt hat in einem Alter, in dem er schon Worte für die Trauer finden konnte, kann er sich gut in die Mutter einfühlen. Mit ihrer Tochter wachsen sie als Eltern und können ihr mehr und mehr das geben, was sie selbst als Kinder vermisst haben. Sie können fühlen, wie wichtig sie beide für Gina sind. Sie machen sie hübsch zurecht und sie braucht kein Stirnband mehr gegen abstehende Ohren. Sie ist libidinös besetzt und wird so angenommen, wie sie ist. Gina zeigt sich von ihrer lebendigsten Seite, um die Mutter aus ihrer Starrheit zu beleben. So entwickelt sie sich zu einem altersentsprechenden Baby, das nicht forciert notreifen muss.

Die Trennung von uns thematisiere ich für die Eltern irritierend früh, bewusst nicht, um die Mutter wegzuschicken, sondern mit der Vorstellung, auch da einen Prozess einzuleiten. Der Vater sagt klar, auch für die Mutter, dass ihnen noch etwas fehlt, sie noch nicht reif genug sind, um sich von uns zu trennen. Handelt es sich bei meinem Vorschlag um ein Agieren in der Gegenübertragung? Will ich die Mutter ähnlich wie ihre eigene Mutter schon zu früh wegschicken, obwohl sie uns noch braucht, weil in der Babyambulanz durch viele Anmeldungen ein großer Arbeitsdruck besteht? Fragt sie deshalb vor der nächsten Stunde am Telefon, ob sie auch kommen können, wenn der Konsiliarbericht noch nicht fertig ist?

5. Gespräch: Die Mutter ist unsicher, ob sie uns willkommen ist

Vor dem Termin ruft mich Frau K. an und sagt, dass der Konsiliarbericht vom Kinderarzt noch nicht fertig ist. Ob Sie trotzdem kommen können? Ich antworte, sie seien uns willkommen, auch wenn noch nicht alles fertig ist. Das lasse sich nachholen.

Die Mutter ist wie immer zu Anfang verlegen und weiß nicht recht, was sie sagen soll. So frage ich schließlich, wie es ihr geht. Sie meint, gut, besser als vorher. Sie wirkt unsicher im Ausdruck. Mehr könne sie nicht sagen. Aber das »gut« kann sie stehenlassen. Sie habe keine Worte dafür und wisse manchmal nicht so recht, wie sie sich fühle. Ich sage: »Ihre Gefühle sind dann im ganzen Körper«, was sie nickend bestätigt und sagt, manchmal sei ihr schlecht von den Tabletten. Die Dosis sei von einer auf zwei Tabletten erhöht worden. Frau K. wirkt auf mich frisch und aufgeräumter. Jedes Mal ein bisschen mehr. Wie es ihr mit Gina geht, frage ich. Sie lege Gina nicht mehr einfach ab, sondern beschäftige sich viel mit ihr. Heute morgen habe sie sie zu sich ins Bett genommen und noch mit ihr gekuschelt. Ich frage, wie sie sich dabei fühle. »Gut.« Mit geduldigem Nachfragen erfahre ich, dass sie schon ein bis zwei Stunden allein oder mit Gina ausgeht, je nachdem, wie es ihr geht. Sie will nicht wieder in den Zustand kommen, in dem sie zuvor war. Wir klären wieder: Alles ist ganz im Körper. Sie hat Angst, nicht stehen und nicht gehen zu können, zu versagen. Ihre Mutter und ihr Vater seien noch viel da, aber sie bleibe auch schon immer mehr in ihrer Wohnung mit Gina und das gehe auch gut. Es sei aber noch nicht so wie in den ersten zwei Monaten. Damals habe sie so viel unternommen, habe ständig Kollegen und Bekannte besucht. Ich sage: »Sie fühlen sich wie ein Kleinkind, das sich trennen will, aber immer wieder die Rückversicherung bei den Eltern braucht, dass sie da sind, um sich weiter trennen zu können.« Die Mutter schaut hilflos, während der Vater verstehend lächelt.

In der Zwischenzeit ist Gina in ihrem Kindersitz aufgewacht, der jetzt immer zwischen den Eltern steht. Der Vater nimmt sie heraus und wir sehen, dass bei Gina ein Kettchen mit Anhänger am linken Handgelenk baumelt. Sie wackelt nicht mehr mit dem Kopf, scheint kräftiger zu werden. Wenn sie nicht am Schnuller nuckelt und dabei laute Sauggeräusche macht, brabbelt sie laut los, was die Mutter aufnimmt und in etwas anderer Modulation zurückgibt. Der Blickkontakt mit der Mutter dauert länger. Gina wirkt gut eingebettet bei den Eltern und hat nicht mehr den suchenden Blick. Sie esse gerne mit dem Löffel, erfahren wir.

Herr K. hat die sechs Jahre ältere Schwester seiner Frau nach der früheren Zeit ausgefragt. Die habe erzählt, Frau K. habe sich nach der Rückkehr immer ihr angeschlossen und nur bei ihr schlafen wollen – nicht bei den Eltern. Frau K. kann sich daran überhaupt nicht erinnern. Die Schwester wusste noch, in Sizilien seien sie bei einer anderen Großmutter gewesen und bei einer Tante, die aber nach drei Jahren noch zwei Babys bekam, und so kamen sie zu einer anderen Tante, die aber auch eigene Babys bekam. Wir verstehen, dass die Schwester von Anfang an ihre wichtigste Vertraute war, an die sie sich gehalten hat. Ich deute: »Da hat wohl niemand danach gefragt, wie es Ihnen bei alldem ging, und deshalb wissen Sie nicht, wie es ihnen geht.« Der Vater sagt lachend, ihm gehe es auch so mit ihr, dass sie nicht wisse, was sie sagen soll. Wir entwickeln die Hypothese, dass sie ihr Selbstvertrauen mit der Schwester entwickelt hat. Aber weil die auch noch ein Kind war, sei das unsicher und wechselhaft und deshalb erschütterbar durch das, was sie an Ängsten mit Gina in der Klinik erlebt hat. Der Vater habe das ganz anders erlebt. Eine Ärztin habe gesagt: »Sie haben ein gesundes Kind, aber wir wollen noch Medikamente versuchen, damit sie mehr isst.« Das wollte er nicht, weil er gehört hatte, dass diese Medikamente auch Nebenwirkungen haben, und deshalb habe er Gina mit nach Hause genommen – im Vertrauen darauf, dass sie ein gesundes Kind ist. Die Mutter merkt an, dass sie gar nicht auf die Idee gekommen wäre, der Ärztin etwas entgegenzusetzen.

Der Vater erzählt, die Tante, bei der er als Kind untergebracht war, habe ihre drei Kinder genauso behandelt wie ihn und seine Geschwister, und sie wussten, dass es nur fünf Jahre dauern würde. Sie hätten die Eltern sehr vermisst, aber es gab keine Wut. Auch die Mutter hat keinerlei Ärger oder Wutgefühle, aber sie sei immer so pessimistisch und ihr Mann denke positiv. Ich vermute, dass ihr Pessimismus Ausdruck ihres schwachen Selbstvertrauens ist, dass sie selbst es ist, die etwas an ihrer unglücklichen Situation verändern kann, und der Vater ist optimistisch, weil er überschauen kann, dass die schlimme Situation vorübergehend ist. Als wir nochmals betonen, dass es die Schwester war, die ihr geholfen hat, Vertrauen in die Welt zu gewinnen, das aber leicht erschütterbar ist, hat Frau K. eine plötzliche Erkenntnis: »Deshalb habe ich meiner Schwester bei ihren Zwillingen und dem dritten Kind so viel geholfen und war jederzeit dazu bereit.«

Kommentar

Die Mutter ist unsicher, ob sie willkommen ist, wenn noch nicht alles bereit ist (es fehlt der Konsiliarbericht), weil sie mit neun Monaten unfertig von ihrer Mutter weggegeben wurde. Ihr Selbstbewusstsein ist dadurch schwach entwickelt. Vermutlich hat meine verfrühte Thematisierung der Trennung dieses Gefühl verstärkt. Das macht sie den Stunden gegenüber ambivalent, wenn sie nicht sicher ist, ob sie uns willkommen ist, so unfertig, wie sie jetzt ist als Mutter. Sie hat anfangs versucht, ihr umtriebiges Leben mit Gina fortzusetzen, war aber da offensichtlich nicht bei ihrem Baby. Dieses reagierte mit einer Trinkschwäche, um die Mutter mehr zu binden, und meldete damit, dass etwas in der Beziehung mit der Mutter nicht in Ordnung ist. Durch die Angst um Gina in der Klinik regredierte die Mutter auf das Erleben eines weitgehend abhängigen und unfähigen Babys. Jetzt wirkt die Mutter im Erleben wie ein Kleinkind, das in der Trennungsphase immer wieder die Rückversicherung der Eltern braucht, um sich weiter trennen zu können. Dass sie immer wieder in der Verwandtschaft herumgereicht wurde, wenn neue Babys kamen, gab ihr das Gefühl, unwillkommen zu sein, vielleicht auch etwas falsch gemacht zu haben. Das hat ihr Selbstvertrauen immer wieder beeinträchtigt und sie entwickelte einen depressiven Kern, der sie pessimistisch, erschütterbar und umtriebig machte. Sie kann sich keine Wut auf die anderen leisten, da sie sich zu abhängig fühlt. So spielen in einer Reaktionsbildung Wiedergutmachungswünsche eine größere Rolle. Sie hat sich in einem Netzwerk damit arrangiert. Sie hilft und ihr wird geholfen. Das Übergewicht hat Schutzfunktion.

6. Gespräch: Die Mutter ist unsicher, ob sie es richtig macht

Eine Stunde vor dem Termin ruft mich die Mutter an, ob sie um 17 Uhr den Termin haben. In der Stunde erklärt sie, dass der Vater eine andere Zeit in Erinnerung hatte und sie sich deshalb vergewissern wollte, weil sie nichts falsch machen will. Sie ist heute zum ersten Mal allein mit dem Auto zu uns gefahren, teilt sie stolz mit. Wir freuen uns mit ihr über diesen Fortschritt. Seit einer Woche schläft sie wieder in ihrer eigenen Wohnung. Zum Frühstück kommt ihr Vater, wenn ihr Mann zur Arbeit gegangen ist. Zum Mittagessen geht sie zu den Eltern, abends komme dann Ginas Vater nach der Arbeit wieder nach Hause. Den Vormittag und Nachmittag ist sie allein mit Gina. Ihr Ziel ist, den ganzen Tag mit Gina allein verbringen zu können. Aber sie wolle nichts forcieren, sondern Schritt für Schritt vorgehen, um nicht wieder Angst zu bekommen. Ich sage: »Sie vollziehen langsam mit Ihrem ersten Baby die Trennungsschritte von den Eltern, die Sie früher nicht gehen konnten, sind aber unsicher, ob Sie es richtig machen.« Sie versteht, will aber mit den Eltern nicht darüber sprechen. Solange die Eltern verständnisvoll mitmachen, sei das auch nicht nötig, bestätige ich. Es gebe auch eine wortlose Verständigung. Wichtig sei, dass sie selbst versteht, wie es ihr geht. Sie sagt, es gehe ihr besser, aber noch nicht so hundertprozentig.

Gina, fünf Monate alt, die bisher geschlafen hat, schaut uns heute überraschend ernst und befremdet an. Sie hält sich ganz an die Mutter, mit der sie lacht und an die sie sich schmiegt. Wir begrüßen, dass Gina jetzt unterscheidet zwischen der Mutter und uns als Fremden. Sie wirbt nicht mehr mit Blicken und Lachen um uns Fremde wie am Anfang, das ist ein Zeichen dafür, dass die Bindung zur Mutter eng ist. Die Mutter betont, dass Gina nicht mehr allein sein wolle, sondern nach ihr rufe und weine, wenn sie weggehe. Als der Vater dazukommt, spricht er freundlich mit Gina und sie lacht ihn an. Sie ist heute unglaublich aktiv, erkundet ihre Hände, ihre Füße, lutscht an ihrer Faust, auch die Schnullerkette erforscht sie ausgiebig. Als die Mutter redet, schaut sie sich zu ihr um und streckt den Arm aus, um ihr Gesicht zu erkunden. Sie wirken zufrieden zu dritt, Gina esse gut und schlafe gut, bekräftigen sie.

Der Vater hat die Schwester seiner Frau noch einmal genau gefragt. Ginas Mutter war als Baby bis zum sechsten Lebensjahr erst längere Zeit bei der ersten Tante. Bei der zweiten war sie nur ein paar Monate, bis die Eltern sie nach Deutschland holten. Er merkt an, dass Ginas Mutter nicht nur die Trennung von den Eltern erleben musste, sondern auch von den Tanten. Da spreche er aus eigener Erfahrung, bestätige ich. Nach einer Weile, als wir beobachten, wie gut es zwischen Gina, dem Vater und der Mutter ist, sage ich, es sei doch sehr traurig, dass Frau K. ihre ganze Kleinkindzeit ohne ihre Eltern verbracht habe und schon ein Schulkind war, das den Eltern nicht vertrauen konnte und so gefremdelt hat wie Gina mit uns.

Sie nickt bestätigend. Wir wissen ja schon, dass sie sich an die Schwester gehalten hat, bis die Eltern wieder vertraut wurden, fahre ich fort. Ich fühle die Traurigkeit über diese Geschichte und frage die Mutter, ob sie die auch fühlt. Sie nickt mit traurigem Gesicht. Nach einer Weile, in der wir gemeinsam trauern, sagt sie, wenn sie mit ihrer Mutter darüber spreche, was nicht häufig vorkomme, dann weine diese immer wieder. Ich frage, wie es ihr denn gehe. Sie weint offensichtlich nicht. Sie wolle die Mutter vor ihrer Trauer bewahren, indem sie nicht oft darüber spreche. Die Eltern hätten das ja für sie getan, um ihnen materiell etwas bieten zu können, indem sie in Deutschland viel gearbeitet haben. Der Vater sagt mit Blick auf seine Tochter, eigentlich sei es unvorstellbar, so ein Baby, wie Gina eines ist, in ein anderes Land wegzugeben. Ich bestätige das und die Mutter sagt auch, dass es schwer war. Aber die Eltern hätten in Sizilien in großer Armut gelebt. Ihre Mutter habe erst mit 16 Jahren die ersten Sandalen bekommen.

Nach einer Weile, in der wir Gina mit den Eltern beobachten, frage ich, was sie mit Gina vorhaben. Die Mutter versteht zuerst nicht, aber dann erfahren wir, dass die Mutter erst einmal für 18 Monate Mutterschaftsurlaub hat und dann sehen will, was sie weiterhin macht. Ob sie sogar drei Jahre bei Gina bleibt, bis sie in den Kindergarten gehen kann, hänge auch davon ab, ob sie es sich finanziell leisten können, wenn sie nach einem Jahr ihr Gehalt nicht mehr bekomme, sondern nur noch ganz wenig und sie von dem Gehalt des Vaters leben müssen. Ich habe den Eindruck, die Eltern sind sehr bedacht und haben von vornherein geplant, dass die Mutter so lange wie möglich bei Gina bleibt. Wir bestätigen sie darin, dass das für Ginas Entwicklung günstig sei, damit sie ihr Vertrauen in die Welt und ihr Sicherheitsgefühl entwickelt. Aber natürlich gebe es noch andere Dinge, die sie von ihnen erwartet, wenn sie größer ist, und die auch Geld kosten. Es ist eine traurige, ruhige Stunde. Ich schlage vor, dass wir in einem Monat noch einmal sehen, wie es der Mutter und Gina weiterhin geht. Ich frage die Mutter, ob sie das möchte. Sie fragt wieder den Vater, der aber diesmal nicht entscheidet, sondern ihr die Entscheidung überlässt. So sehen wir uns in sieben Wochen wieder. Beim Abschied bedanken sie sich.

Kommentar

Vor der Stunde muss sich die Mutter wieder vergewissern, dass sie es richtig macht. Andererseits gewinnt sie immer mehr an Selbstständigkeit. Ihre Eltern und der Vater begleiten geduldig diesen Prozess. Gina ist in engem Kontakt mit beiden Eltern und auffällig aktiv, so als müsste sie etwas nachholen. Gleichzeitig schaut sie uns ernst und befremdet an nach den drei Wochen, die wir uns nicht gesehen haben. Drückt sie damit Gefühle der Mutter aus, die getrennt von ihren Eltern wieder in ihrer eigenen Wohnung schläft? Erlebt die Mutter diese Situation wie die frühe Trennung von den Eltern, die sie beunruhigt und in der neuen Umgebung mit unbekannten Menschen Befremdung in ihr ausgelöst haben mag? Der Vater forscht weiter bei der Schwester der Mutter. Die beiden Schwestern waren wohl doch die meiste Zeit bei der ersten Tante. Aber auch da gab es eine Trennung, wie der Vater versteht. Wir können zusammen ein wenig über das Unvorstellbare, das der Mutter passiert ist, trauern, weil es so gut ist mit Gina und der Mutter. Passend zum Trennungsthema fällt mir spontan ein danach zu fragen, was die Eltern mit Gina vorhaben. Die Eltern wollen wie ihre eigenen Eltern, dass Gina es besser hat, und deshalb will die Mutter so lange wie möglich bei ihr bleiben.

7. Gespräch: Wir trauern um das Schlimme, das der Mutter passiert ist

Der Mutter geht es immer besser. Sie kann schon lange Zeit ohne Angst allein mit Gina, sieben Monate, in ihrer Wohnung verbringen. Die Beziehung zwischen Gina und den Eltern ist fröhlich. In dem anfänglichen Schweigen stellt die Mutter eine Verbindung zu Gina her, indem sie auf Sizilianisch etwas singt und dabei die Finger bewegt. Gina lacht sie an. Es scheint ein vertrautes Spiel zwischen beiden zu sein. Uns schaut sie erst schweigend befremdet an, bis sie dann gegen Ende auch uns ein Lächeln schenkt. Ich verbinde diese Situation damit, dass die Mutter in diesem Alter in die Fremde gegeben wurde und vermutlich auch zuerst so befremdet auf die Tante geschaut hat. Ich deute: So ist Gina im Erleben der Mutter, als sie in der Klinik bleiben musste und sie Angst hatte sie zu verlieren, tendenziell zu einer Fremden geworden, die weg war und die vielleicht ganz weggeht. »Ja«, sagte die Mutter nach einigem Nachdenken, »danach ist es nicht mehr so gewesen wie vorher«.

Gina kommt mir die ganze Stunde sehr beweglich und unruhig vor. Sie schwätzt beim Gespräch mit, nirgendwo hält sie es länger aus, sie wird hin und her gereicht zwischen Mutter und Vater und dann kurz auf die Decke gelegt. Sie begreift schon, wenn sie an der Decke zieht, kommt der Ring zu ihr, den sie haben möchte; auf einem Handy, das Töne von sich gibt, drückt sie herum. Die Mutter erklärt, dass sie immer ihres haben wolle. Hundertmal am Tag wirft sie den Schnuller weg, der dann wiedergeholt werden muss.

Deshalb sind schon mehrere im Bett deponiert. Gina ist sehr wach und selbstbewusst, sie trägt ein Wollkleid, am Arm ein goldenes Band und hippe Stiefel aus Leder, mit Fell gefüttert, die auch bei Erwachsenen zurzeit beliebt sind.

Frau K. hat selbst noch weiter geforscht: Als sie acht Monate alt war, ging die Großmutter mit ihr nach Sizilien, anfangs begleitet von ihrer Mutter. Diese fuhr dann zurück nach Deutschland. Zu Weihnachten sei sie kurz gekommen und dann wieder verschwunden. Drei- bis viermal jährlich sei sie dann zu Besuch gekommen. Nach der Zeit bei der Großmutter war sie lange Zeit bei einer Tante. Da wurde es aber schwierig, weil deren Kinder eifersüchtig wurden und deren Mann meinte, sie kümmere sich mehr um die fremden Kinder. So kam es, dass sie noch zu einer anderen Tante gegeben wurde. Als sie mit sechs Jahren nach Deutschland kam, sollte sie in den Kindergarten, um Deutsch zu lernen. Das war sehr schwer, weil sie immer weinte, wenn sie dorthin sollte. Es habe einige Monate gedauert, bis sie dort eingewöhnt war. Der Vater sagt wieder: »Es ist eigentlich unvorstellbar, dass man so ein kleines Kind wie die bald acht Monate alte Gina woandershin gibt.« Die Mutter wird traurig und ist den Tränen nahe. Wir sind alle traurig über das Schlimme, das ihr geschehen ist. Die Mutter sagt, sie könne schon allein weggehen, wenn Gina bei ihrer Mutter oder ihrem Vater bleibt, aber sie müsse mehrfach überlegen, ob sie gehe. Es wirkt so, als hätte sie Angst, sich von Gina zu trennen. Die Medikation ist beibehalten worden, aber in einem Monat kann sie eventuell halbiert werden.

Gina bekommt Hunger. Die Mutter füttert sie auffällig hastig, erzählt, Gina spucke öfters mit dem Essen. Genau das macht sie, als die Mutter sie so schnell füttert. Ich sage: »Das bedeutet nicht unbedingt, dass Gina nichts mehr will, sondern dass sie zu schnell gefüttert wird.« Das ist den Eltern auch schon aufgefallen. Der Vater füttere viel langsamer, aber die Mutter treibe ihn an. Die Mutter hat immer Angst, Gina esse nicht genug und füttert deshalb alles schnell in sie hinein. Ich sage: »Wenn Gina spuckt, zeigt sie entweder, dass sie nichts mehr will oder dass es ihr zu schnell geht.« Als die Mutter eine Pause macht, isst Gina wieder weiter. Als noch etwas übrig bleibt, bekommt die Mutter Angst, es war nicht genug. Da mich die Unruhe von Gina irritiert und an die Umtriebigkeit der Mutter erinnert, frage ich, ob Gina die Angst und Beunruhigung der Mutter spürt, beim schnellen Füttern oder wenn sie allein weggeht. Solange die Mutter Angst habe, dass Gina weg sein könnte oder nicht genug bekomme und dann weg sei, beunruhige das auch Gina und sie drücke das in ihrer ständigen Mobilität aus. Daraufhin berichten die Eltern, dass Gina abends sehr lange nicht einschlafen könne.

Wenn sie dann aber schlafe, schlafe sie auch lange. Um zu sehen, wie es der Mutter und Gina mit acht Monaten geht, vereinbaren wir noch einen Termin. Die Eltern sind einverstanden und wollen gern wiederkommen.

Kommentar

Die Mutter ist dabei, sich ihre Geschichte anzueignen, indem sie selbst nachforscht. Gina schaut uns wieder befremdet an und zeigt eine unruhige Überaktivität, die wiederum die Eltern ansteckt. Offenbar nimmt sie die Verlustangst der Mutter in der aktuellen Trennungssituation von ihren Eltern und von uns in sich auf, reagiert mit Umtriebigkeit wie die Mutter, während es der Mutter besser geht. Beim Füttern zeigt sich die hastige Unruhe der Mutter – die selbst nicht genug von ihrer Mutter bekommen hat –, dass ihr Baby nicht genug bekommen könnte. Dieses versucht sich durch Ausspucken des Essens der angstvollen Unruhe der Mutter zu entledigen, was aber nicht gelingt.

8. Gespräch: Die Verlustangst der Mutter beruhigt sich und damit auch Gina

Die Eltern kommen wieder pünktlich mit Gina, acht Monate, im Kindersitz. Sie sehen gut und freudig aus. Es scheint ihnen gut zu gehen. Gina wird von beiden sorgfältig ausgezogen. Wegen der herrschenden Kälte trägt sie viele Kleidungsstücke, darunter auch ein süßes mädchenhaftes Mützchen mit einer kleinen Blume darauf. Ich hatte mir das letzte Mal Sorgen gemacht, weil sie so umtriebig war, offensichtlich angesteckt von der Angst der Mutter. Diesmal ist sie deutlich ruhiger, schaut wieder ganz genau zu uns hin und her und ist sich nicht sicher, ob sie uns wiedererkennt. Wir sprechen darüber, dass in diesem Alter schon ein so kurzer Zeitraum wie zwischen dem letzten Gespräch und heute zu einer Befremdung führen kann. Wir streifen das Thema, dass die Mutter in genau diesem Alter von ihrer Mutter getrennt wurde, und wieder steht im Raum, wie unvorstellbar das eigentlich ist. An Stellen, wo die frühe Trennung der Mutter anklingt, ist sie immer ganz traurig gerührt und es geschieht ein Stück Durcharbeiten und Anerkennung dessen, was ihr passiert ist. Die Mutter berichtet nicht von sich aus, sodass ich wieder fragen muss. Es geht ihr besser. Sie kann inzwischen den ganzen Tag allein mit Gina sein, aber natürlich ist sie das meistens nicht, und das wäre ja auch gar nicht gut. Sie besucht ihre Eltern oder geht mit ihr nach draußen und trifft sich mit anderen. Gina hat großes Interesse an anderen Kindern. Ängste, Gina nicht halten zu können, habe sie nicht mehr, aber sie überlege schon genau, bevor sie weggeht und Gina zurücklässt. Ich deute, dass es jetzt wohl eher die Angst vor der Angst ist, was sie auch bestätigt. Das mit dem Spucken hat sich dahin verändert, dass Gina die Bröckchen, die zunehmend im Essen auftauchen, sorgfältig heraussucht und diese ausspuckt. Sie will das Feste noch nicht. Wir beruhigen die Mutter, das sei eine Frage der Zeit. Das werde sich geben, je mehr sie Interesse an anderem Essen bekomme. Nachts schlafe sie anfangs, aber dann brauche sie nach wenigen Stunden nochmal ein Fläschchen, und dann schlafe sie längere Zeit am Stück. Sie rufe deutlich nach der Mutter, wenn diese das Zimmer verlässt und steigere dieses Rufen, bis die Mutter reagiert. Wir sprechen darüber, dass sie in diesem Alter das Alleinsein noch nicht lange aushalten kann und ihr deshalb zu lange Trennungen nicht zugemutet werden sollten. Die Mutter hat das verstanden und reagiert entsprechend darauf. Ich merke, dass ich viel erkläre und verstehe das so, dass die Mutter vieles nicht selbst erlebt hat mit ihrer eigenen Mutter und deshalb so wirkt, als wüsste sie vieles nicht, was vielleicht ja auch der Fall ist. Gina ist die ganze Zeit über sehr ausgeglichen, liegt allein auf der Decke und interessiert sich für die fremden Spielsachen von uns. Sie dreht sich schon sehr geschickt auf dem Bauch liegend um sich selbst und bewegt sich so weiter fort. Dann meldet sie sich und will wieder hochgenommen werden, sie liegt dann genüsslich im Arm des Vaters oder der Mutter. Alles hat die Unruhe und Hektik vom letzten Mal verloren. Es gibt immer wieder Übergänge für Änderungen, die die Eltern mit ihr zusammen gestalten können. Die Mutter bestätigt noch, dass es ihr das letzte Mal nicht gut ging – warum, weiß sie nicht mehr – und Gina wahrscheinlich deshalb auch so hektisch war. Die Medikation geht weiter und eventuell soll sie in zwei Monaten beim nächsten Termin noch einmal reduziert werden. Insgesamt wirkt Gina völlig altersentsprechend, in ihrem Temperament normalisiert und die Eltern finden sich immer mehr und immer besser mit ihr zusammen. Besonders der Vater wirkt in seiner ruhigen, souveränen Art liebevoll beruhigend auf Gina, aber auch die Mutter geht jetzt ruhig mit ihr um. Am Ende geht es darum, wie wir weiter vorgehen, und ich frage die Mutter, ob sie noch einmal kommen wollen. Diesmal fragt sie zwar kurz zurück, was wir meinen; als ich antworte, dass sie das entscheiden könne, überlegt sie aber nicht lange und sagt, sie möchte in ein bis zwei Monaten noch ein letztes Mal kommen, wenn Gina neun Monate alt ist, denn das war das Alter, in dem sie von der Mutter getrennt wurde und bei der Tante in Sizilien blieb. Ich begrüße ihre Entscheidung. Besonders dass sie diese Entscheidung getroffen hat, finde ich einen Fortschritt.

Kommentar
Die Verlustangst der Mutter bei der Trennung von den Eltern und uns hat sich weiter beruhigt und parallel dazu auch Gina. Sie kann sich altersgemäß entwickeln, weil sie nicht mehr die Trägerin der Verlassenheitsgefühle der Mutter als Baby und der Trennungsangst und Beunruhigung der Mutter ist.

9. Gespräch: Abschied – Mutter und Gina betreten Neuland

Während wir auf Gina und ihre Eltern warten, ruft die Mutter an, sie kämen ein bisschen später, weil sie wieder im Stau stehen. Als sie eine Viertelstunde später kommen, sehen alle drei gut und strahlend aus. Gina, zehn Monate, thront auf dem Schoß der Mutter, die sie gleich aus dem Kindersitz herausgenommen hat, und schaut uns mit großen Augen an. Sie schaut uns heute nicht befremdet an, bleibt auf deutlicher Distanz, als sie sich später im Raum herum bewegt, aber sie ist freundlich und lächelt interessiert. Später strebt sie mehr zur Mutter als zum Vater, wenn der sie lockt. Auf der Decke erkundet sie sofort neugierig unsere Spielsachen: wundert sich über den Ball, der klingelt, blättert in dem Buch, das anders als ihr Buch nicht klingelt. Die Rassel, die sich bewegt und Töne von sich gibt, betätigt sie immer wieder. Neuerdings ist sie sehr damit beschäftigt, sich überall hochzuziehen und zu laufen. Das geht mit zehn Monaten noch nicht, weil die Beine noch zu schwach sind. So will sie immer geführt werden, was beide Eltern ausgiebig machen. Aber zu uns kommt sie nicht, obwohl sie uns ständig anstrahlt. Wir sollen schauen, was sie schon kann. Schließlich erzählt der Vater, dass sie einen Laufstuhl zu Hause haben, in dem Gina auch selbst laufen kann. So können wir uns ihr starkes Laufinteresse damit erklären, dass sie dadurch quasi verführt wird, schon zu denken, sie könne laufen. Die Mutter beeilt sich aber zu sagen, sie mache das höchstens eine halbe Stunde am Tag, weil es nicht gut sei für den Rücken und die Beine. Gina ist deutlich ruhiger, spielt konzentriert mit den Sachen. Der Vater erzählt, sie könne sich lange mit etwas beschäftigen, wenn jemand bei ihr ist. Beim Essen sucht sie die festen Teile wieder heraus und will sie nicht haben, alles muss püriert werden, erst dann isst sie es. Sie bekommt weitere Zähne, nachts weint sie manchmal und braucht dann eine Flasche. Der Vater betont, dass sie die wirklich braucht. Wir verstehen, weil sie noch keine feste Nahrung zu sich nimmt, benötigt sie nachts noch etwas, um genügend Nährstoffe aufzunehmen, es geht dabei nicht um eine Verwöhnung. Die Mutter erzählt stolz, Gina sei sehr neugierig auf alles. Sie entdecke Knöpfe, die die Mutter noch gar nicht wahrgenommen hat, an der Waschmaschine und an der Spülmaschine. Es ist deutlich, dass es zwar mühsam ist, aber dass die Mutter über die Entdeckerfreude Ginas erfreut ist und staunt, wie sie das alles herausfindet. Wir sprechen darüber, dass die Mutter auch etwas von Gina und Gina von der Mutter lernt, also beide einen Lernprozess durchlaufen, der ihnen Freude macht. Kinder probieren unbekümmert alles Mögliche aus und entdecken damit auch manches, was wiederum für die Eltern interessant ist. Beide Eltern sind begeistert von Ginas Entwicklungsfortschritten.

Der Vater thematisiert noch einmal, wie unvorstellbar es ist, ein Kind in diesem Alter wegzugeben. Die Mutter ist wieder sichtlich traurig gerührt und bestätigt ihn. Ich bekräftige, dass das unvorstellbare Gefühle auslöst, die so schwer zu beschreiben sind, aber dass der Vater ihr geholfen hat, Worte dafür zu finden, weil er das auch erlebt hat. Die Mutter hat keine Ängste mehr und fühlt sich etwas befremdet und auch peinlich berührt, dass sie in einem solchen Zustand war. Sie blicke immer wieder befremdet auf das Zurückliegende, aber sie könne jetzt andere besser verstehen, erklärt sie. Der Vater und sie betonen, wie gut es war, zusammen mit uns verstehen zu wollen, was mit der Mutter los gewesen sei. Das habe schließlich geholfen, sich davon zu distanzieren. Ich betone, der Vater habe auch viel mitgeholfen und daran mitgearbeitet, als die Mutter die Dinge noch nicht richtig benennen konnte. Es sei schön, dass die Mutter nun auch von sich und über sich mehr sprechen könne und der Vater nicht mehr als Sprecher für sie gebraucht wird.

Es ist die letzte Sitzung und war von der Mutter auch als solche geplant, wenn alles so gut ist wie jetzt. So frage ich, ob sie noch ein Anliegen haben an uns. Der Vater bedankt sich noch einmal und bekräftigt, wie sehr ihnen die Gespräche hier geholfen haben. Er ist ein fürsorglicher Mensch, der immer beim Gehen das Licht im Gang, das eigentlich immer brennt, wenn ich in der Praxis bin, ausschaltet. Da erkennt man die frühere Not und die daraus gewachsene Sparsamkeit, aber auch die gegenseitige Fürsorge, die in der Familie herrscht.

Die Mutter hat noch ein Anliegen am Ende. Sie fragt, warum wir zu zweit da sind. Das habe sie sich immer gefragt und sie habe das Gefühl, etwas Wichtiges zu versäumen, wenn sie diese Frage nicht stellt. Ich bin gerührt von dieser Frage und spüre eine starke Traurigkeit, sodass es mir zuerst schwerfällt, darauf zu antworten. Schließlich bringe ich heraus, dass wir zusammenarbeiten, weil wir voneinander lernen. Die Mutter sagt, ja, sie habe schon gesehen, dass eine von uns mehr spreche und auch die Ältere sei, während die andere eher beobachte und nicht so viel sage. Ich hatte während der Sitzungen meine Kollegin immer mal wieder gefragt, was sie zu einem Thema meine; sie hatte dann auch ihre Meinung dazu gesagt und besonders von ihrer genauen Beobachtung Ginas gesprochen. So nehme ich Bezug auf das, was wir vorher besprochen haben, dass die Mutter von Gina lerne und Gina von ihr, und so ein ähnliches Mutter-Tochter-Paar seien wir auch: Frau Sprung lernt von mir und ich von ihr, und das könne etwas für alle sehr Befriedigendes sein. Die Mutter flüstert etwas verlegen, wie sich entschuldigend, sie sei eben sehr neugierig, genau wie Gina. Die Eltern verabschieden sich mit Dank und wir haben das Gefühl einer erfolgreichen gemeinsamen Arbeit.

Kommentar

Der Zustand der Mutter hat sich weiter gebessert, das antidepressive Medikament wird langsam reduziert. Die Bindung zwischen Gina und den Eltern hat sich weiter gefestigt. Beide freuen sich über die Entwicklung ihres Kindes. Sie konnten so von der Therapie profitieren, weil sie beide im Grunde geliebte Kinder ihrer Eltern waren und die Eltern ihnen die Trennung nur aus der Not heraus zugemutet haben, um den Kindern ein besseres Leben als ihr eigenes zu ermöglichen. Das ist eine andere Situation, als wenn sie ihre Kinder abgelehnt und deshalb weggegeben hätten. Die Mutter musste ihre Frage unbedingt stellen, weil sie keine Erfahrung hat, wie es mit zehn Monaten mit Gina und der Mutter weitergeht. Gina wird ihr den Weg zeigen, wenn sie auf sie hört. Durch den Laufstuhl verführt, will Gina schon mit zehn Monaten laufen. Wir fragten uns, ob sie schnell groß und selbstständig werden soll, so wie die Mutter, als sie in die Fremde kam und niemand sie mehr getragen hat. Aber die Eltern sind darüber stolz und das fördert die narzisstische Besetzung von Gina.

Zusammenfassende Überlegungen

Die Erfahrung der Totgeburten in ihrer Nähe hat Frau K. vermutlich schon bei ihrer Geburtsarbeit, Gina auf die Welt zu bringen, konflikthaft beeinträchtigt. Die Geburt wurde so zu einer schlechten Erfahrung des Versagens. Sie hatte Angst, ihr Kind könnte ebenfalls tot sein, wenn sie die Geburt zulässt, und die Trennung von ihm könnte gleich bei der Geburt erfolgen. Das brachte ihre eigene verdrängte frühere Babyverlustangst regressiv an die psychische Oberfläche und hat sie vermutlich unmerklich gegen ihren bewussten Willen behindert, sich körperlich fürsorglich als Mutter auf ihr Baby einzulassen. Die »Trinkschwäche« Ginas sollte die Mutter nötigen, sich mehr um sie zu kümmern. Das führte aber unglücklicherweise, obwohl Gina nicht abnahm, zu einer weiteren Trennung in der Klinik. Vielleicht hatte sich die Angst vor einem toten Kind auf die Kinderärztin und die Ärzte in der Klinik übertragen. Der Vater ließ sich nicht von der Angst anstecken und rettete verantwortlich sein Baby nach Hause zu den Großeltern, die sich um ihre Tochter und das Baby kümmerten, wenn er zur Arbeit ging. Die erneute Trennung durch den Klinikaufenthalt verstärkte das regressive, deprimierende Gefühl der Mutter, jetzt oder in Zukunft nicht verantwortlich für ihr Baby sorgen zu können und es dadurch zu verlieren. Das war die Identifizierung mit ihrer eigenen versagenden Mutter, die auch nicht für ihr Baby hatte sorgen können, sondern es seiner Großmutter überlassen hatte, die es an andere Verwandte weit weg weitergab. Auf der anderen Seite gab es die gute frühe Mutter, die immer wieder zu Besuch kam und die ihre Tochter bis heute liebt, über die Trennung trauert und ihr jetzt hilft, ihr Baby zu halten, indem sie eine bessere Großmutter ist als die frühere. Dadurch entstand die paradoxe Mitteilung im Fragebogen, dass die Mutter ihr Elternhaus als »sehr gut« bezeichnete und immer wieder verteidigte. Zu diesem positiven Bild trug wesentlich die konstante Beziehung mit der Schwester bei, die es ihr ermöglichte, ein – wenn auch geschwächtes – Vertrauen in Beziehungen und in sich selbst zu entwickeln. Wir vermuteten einen depressiven Kern, der sich in ihren pessimistischen Ansichten äußerte, aber sie ist beziehungsfähig geworden. Sie bildete ein »interdependentes Ich« in einem familiären Netzwerk aus, das ihr half und in dem sie den anderen half und hilft. Wut und Vorwürfe gegen ihre Mutter hätten aus ihrer Sicht nur destruktiv gewirkt und wurden daher vermieden.

Die antidepressive Medikation allein reichte nicht aus, es musste die Ursache der postpartalen Depression verstanden werden. Beides gemeinsam führte erstaunlich rasch zu einer Veränderung von Mutter und Kind. Die Mutter eignete sich ihre Geschichte mithilfe der Nachforschungen des Vaters und unseres verstehenden Interesses daran an und wir konnten immer wieder gemeinsam darüber trauern. Meine Co-Therapeutin Frau Sprung hat die stumme Depression und Verlustangst der Mutter aufgenommen, während ich mit der Mutter auf der verbalen Ebene immer wieder verstehend eine Verbindung aufnehmen konnte und dadurch ihre progressiven Anteile gefördert habe. Gleichzeitig waren wir in der Übertragung für die Mutter mit Gina ein entwicklungsförderndes Mutter-Tochter-Paar, wie sich am Ende herausstellte. Der Vater war wie ein weiterer aktiver Co-Therapeut, der aus eigener Erfahrung die stumme Not der Mutter begreifen konnte. So hat er Mutter und Tochter geholfen, ihre Beziehung zu reparieren, an der er als Vater teilhaben konnte. Mit Ginas Großeltern haben wir alle zusammen ein Netzwerk gebildet, das der Mutter aus der schweren depressiven Krise geholfen hat und Gina zu ihrer Lebendigkeit.

Dank der analytischen Säuglings-Kleinkind-Eltern-Psychotherapie (SKEPT) haben Mutter und Gina eine gute weitere Entwicklungsperspektive. Wenn die Beziehungsstörung zwischen Mutter und Gina nicht geheilt worden wäre, hätte die Mutter aufgrund ihres depressiven Kerns in eine chronische Depression gleiten können, die sie in ihrem vorherigen Leben erfolgreich abgewehrt hatte. Die transgenerationale Weitergabe des schweren Trennungstraumas der Mutter an Gina wurde vermieden. Ginas Entwicklung wäre wahrscheinlich anders verlaufen, wenn die Kinderärztin sie nicht in die Babyambulanz geschickt hätte und wir ihr alarmierendes Rückzugssymptom nicht verstanden hätten. Dieses hätte sich schlimmstenfalls verfestigt auf Kosten des lebendigen Austauschs mit ihren Bezugspersonen, mit denen sie Neues erleben und lernen und sich dadurch entwickeln kann.

Wei: Wenn es viele verschiedene Probleme gibt, dauert die Behandlung etwas länger

Die Behandlung von Wei, zehn Monate, seinen Eltern, Vater und Mutter mit einer postpartalen Depression und einer schweren Ehekrise in Co-Therapie mit Sandra Bürskens, analytische Kinder- und Jugendlichenpsychotherapeutin.[7]

7 Ich schildere den Behandlungsverlauf mithilfe der doppelten Protokollierung der Sitzungen. Sandra Bürskens danke ich für die Überlassung ihrer Protokolle. Sie hat mit mir gemeinsam ein Verständnis dieses Behandlungsprozesses entwickelt.

Die beiden analytischen Kinder- und Jugendlichenpsychotherapeutinnen Emine Ersan und Elke Thürwächter führten ein Erstgespräch mit Weis Eltern, das jedoch zu keiner weiteren Behandlung führte. Mit dem großzügigen Einverständnis der beiden Kolleginnen schildere ich dieses Erstgespräch. Aus den Protokollen wird deutlich, dass beide die gleiche Situation zum Teil unterschiedlich wahrgenommen haben. Deshalb schildere ich beide Sichtweisen und versuche zu verstehen, warum es zu keiner weiteren Behandlung durch sie gekommen ist. Einige Zeit nach diesem missglückten Erstgespräch meldeten sich die Eltern wieder, nachdem sie zwischendurch bei einer anderen Beratungsstelle gewesen waren. Auf Wunsch der Mutter führten wir eine Behandlung mit zwei anderen Therapeutinnen der Babyambulanz, Sandra Bürskens und mir, über zwei Jahre weiter. Da wir durch die Vorstellung in der Konferenz über das nicht erfolgreiche Erstgespräch informiert waren, verhielten wir uns besonders vorsichtig. Dies führte schließlich für die Mutter und Wei zu einem befriedigenden Ergebnis. Im Anschluss zog die Mutter, als sie aus der Depression herausgekommen war, mit Wei wegen einer wieder aufgenommenen Arbeit in eine andere Stadt. Der Vater nahm nur anfangs an den Sitzungen teil, zog im Laufe der Behandlung auf Druck des Jugendamtes wegen des für Wei schädlichen destruktiven Streits der Eltern in eine andere Wohnung und die Eltern trennten sich. Wei besucht den Vater regelmäßig.

Aufgrund folgenreicher, auch traumatischer Ereignisse in der Kindheit war bei beiden Elternteilen der Vater als Dritter nicht hilfreich verinnerlicht. Die Folge war, dass ihnen nur jeweils eine dyadische Beziehung gelang, während die Triangulierung von Anfang an – schon mit der Konzeption – scheiterte. Beide Eltern gerieten in eine schwere depressive Krise. Das Ziel der SKEPT, die gute Beziehung von Mutter und Kind sowie von Vater und Kind zu retten, wurde durch die Behandlung erreicht und Wei konnte trotz der Trennung der Eltern den Dritten als bedeutsam für seine Entwicklung verinnerlichen.

Erstgespräch: Die beiden Therapeutinnen können die destruktive Wut der Eltern nicht genug containen

Dem Protokoll einer der beiden damaligen Therapeutinnen, der Kandidatin Frau E., entnehme ich Folgendes: Aufgrund der Schwierigkeiten, die sich von vornherein ergeben haben – falsche Telefonnummer, die Uhrzeit hat nie gepasst –, vermuten die Therapeutinnen eine ambivalente Mutter und, dass die Eltern gar nicht kommen werden. Mit einer halben Stunde Verspätung sind sie mit Wei aber doch da. Die Mutter ist Asiatin und wirkt sehr energisch. Der zehn Monate alte Wei sieht glücklich, freundlich und entspannt aus. Mit seinen sehr aufgeweckt wirkenden großen Augen und einem Lächeln im Gesicht sieht er aus wie ein kleiner Buddha. Neugierig schaut er die beiden Therapeutinnen an. Der Vater, der als Letzter den Raum betritt, wirkt fast unscheinbar, so als ob er sich nicht wohl fühlt in seiner Haut.

Die Mutter nimmt ihren Sohn auf den Schoß, sodass sie ihn sehen können. Sie hat einen liebevollen Umgang mit ihm. Er sieht vital und gesund aus. Frau T. bietet an, das Gespräch auf Englisch zu führen, das die Eltern perfekt beherrschen. Die Mutter wirkt sichtlich erleichtert und nimmt das Angebot gerne wahr, da ihr Deutsch nur rudimentär ist. Sie berichtet, dass es seit Längerem eine Ehekrise gebe, und sie befürchtet, dass Wei darunter leide und sich nicht richtig entwickeln könne. Er schlafe schlecht, brauche immer die Mutter zum Einschlafen und wache in der Nacht häufig auf. Das sei sehr anstrengend für sie. Eigentlich könne sie nicht mehr. Sie schaffe alles, aber sie habe Angst vor einem Zusammenbruch. Schon die Schwangerschaft sei durch Streitereien stressig gewesen. Auf Nachfrage erfahren sie, dass die Schwangerschaft geplant war und Wei ein Wunschkind ist. Die Mutter wollte unbedingt ein Kind haben. Sie hatte zuvor Eileiterkrebs gehabt und das Risiko, keine Kinder bekommen zu können, sei ein harter Schlag für sie gewesen. Daher wollte sie unbedingt ein Kind haben und Wei sei ihr Wunder. Sie streichelt ihm über den Kopf und gibt ihm einen Kuss. Sie teilt das alles so mit, als ob sie diese Entscheidung allein getroffen hätte und alles allein trage. Der Vater sitzt einfach daneben und zeigt keine Reaktion. Frau T. spricht das an. Die Mutter kann das nicht richtig annehmen.

> »Die Mutter nimmt so viel Raum ein, das Gespräch ist auf Englisch, mir kommt alles so anstrengend vor und ich möchte einfach nur bei Wei bleiben und ihn beobachten. Es gelingt mir aber nicht. Die Mutter zieht mich mit ihrer Kraft und Energie immer wieder in ihren Bann. Obwohl sie auch etwas Bedrohliches hat, fasziniert mich diese Frau und ich frage mich immer wieder, warum der Vater nichts sagt«,

beschreibt Frau E. ihre Gefühle.

Nach der Geburt hatte die Mutter eine schwere postpartale Depression, wegen der sie ab dem vierten Lebensmonat von Wei für zwei Monate mit ihm in einer Mutter-Baby-Klinik war. Dort habe sich sein Schlafen deutlich gebessert, aber zu Hause sei es wieder schlechter geworden. Sie schimpft über ihren Mann, er verstehe sie nicht, halte sie für eine Spinnerin, schreie sie an und werfe ihr vor, alles kaputtzumachen. Sie habe kein Vertrauen zu ihm und traue sich nicht mehr, ihre Gedanken und Gefühle zu äußern. Frau T. stellt fest, dass sie eine Paarkrise haben, und wirft die Frage auf, ob sie hier überhaupt richtig seien. Bei einem Paartherapeuten seien sie schon gewesen, aber es sei nicht viel besser geworden, erklärt die Mutter. Schließlich macht der Vater sich bemerkbar und fragt die Mutter, warum sie alles so schlechtmache, es seien doch Verbesserungen eingetreten. Das prallt an der Mutter ab. Die Therapeutinnen erfahren, dass der Vater Asthma und Neurodermitis hat, nachts schlecht schläft und so keine Hilfe für die Mutter ist. Diese bemerkt immerhin mitfühlend, dass der Vater arbeiten gehe, da könne er sich nachts nicht um Wei kümmern. Problematisch ist, dass sie dem Vater überhaupt nicht zutraut, das Kind zu beruhigen. Er beharre darauf, es schreien zu lassen, aber sie wisse und fühle am ganzen Körper, dass Wei sie brauche. Sie könne sich erinnern, wie es als Kind bei ihr gewesen sei, wenn sie geschrien habe, wollte sie nur die Mutter bei sich haben. Frau E. schreibt:

> »Es ist so anstrengend, dem Ganzen zu folgen und ich zweifle an dem, was ich verstehe, da das Gespräch sehr schnell auf Englisch verläuft. Die Mutter erzählt so viel und so kraftvoll. Wei sitzt auf der Decke und ist mit den Spielsachen beschäftigt. Ich zwinge mich bei ihm zu bleiben. Ich lächle ihn an und er lächelt zurück. Ich denke, dass es mir vielleicht so wie ihm gehen könnte: Irgendwie ist es laut und es gibt Stress und Spannung, aber ich verstehe nicht richtig«,

Frau T. möchte genauer wissen, warum die Mutter dem Vater in seiner Vaterrolle nicht traut. Diese betont nochmals, dass sie ihm nicht traue, und berichtet über eine Situation, in der der Vater verpasst habe, Wei pünktlich zu essen zu geben. Er müsse doch sein Essen pünktlich bekommen, und dann habe es auch noch Stress gegeben. Frau T. stellt eine Nachfrage, um die Situation besser zu verstehen, und macht dabei die Bemerkung, dass doch eigentlich die Mutter mit dem Stress begonnen habe. Das gefällt der Mutter überhaupt nicht. Sie sieht eiskalt und böse aus, versucht aber weiter zu sprechen. In einem ziemlich aggressiven Ton sagt sie immer wieder: »Ich möchte ausreden!« Plötzlich fängt Wei an zu schreien. Der Vater nimmt ihn hoch, kann ihn kurz trösten. Die Mutter nimmt ihn mit hektischen Bewegungen, heftig öffnet sie die Knöpfe ihres Oberteils, packt ihre Brust aus, legt Wei ziemlich grob an die Brust und drückt etwas nach. »Schweigen und kalter Wind«, ist Frau E.s Gefühl. Die Mutter schaut ihren Sohn an, ist sehr wütend und stößt hervor, sie fühle sich hier nicht wohl und werde attackiert. Sie werde sich beschweren und überhaupt seien alle gegen sie.

Frau E. fürchtet, sie ganz zu verlieren, und sagt verständnisvoll zu ihr, dass sie Hilfe suche, aber zurzeit nicht in der Lage sei, anderen zuzuhören und anzunehmen, was sie sagen. Sie habe so viel zu erzählen und so viel Wut, das wolle sie erst einmal einfach alles loswerden. Sie hat den Eindruck, die Mutter wird etwas milder, sie bestätigt, dass sie unbedingt Hilfe brauche und wolle. Plötzlich gibt es eine Wende. Sie gibt sich viel verständiger. Über den Vater und fehlendes Vertrauen betont sie nun, dass sie natürlich ihrem Mann als Vater vertraue. Sie würde öfters weggehen, da müsse er sich allein um Wei kümmern und das könne er auch. Frau E. kann es kaum glauben, dass sie sie zuvor so missverstanden haben. Wei ist auf der Decke und versucht zu stehen. Er streckt die Arme nach oben. »Du bist auch hier und schon groß«, bemerkt Frau E. Sie hat das Gefühl, das bekommt keiner mit, aber Wei versteht es und lächelt stolz. Beide Therapeutinnen sagen, dass Wei gut entwickelt ist und schon vieles kann. Die Mutter wirkt erleichtert.

Die vereinbarte Zeit ist um und Frau E. muss wegen eines nachfolgenden Termins gehen, während das Gespräch mit Frau T. noch weiter läuft. Nach ihrem Eindruck war es schon im Vorfeld zum Scheitern verurteilt. Sie fühlt sich missbraucht, ärgert sich im Nachhinein, dass sie das Gespräch nicht abgesagt hat, nachdem sich die Mutter lange nicht entscheiden konnte, ob sie Zeit für uns hat. Sie wollte den Termin partout nicht am Vormittag haben, da das Baby um diese Zeit schlafen müsse. So lange hat es noch nie gedauert, einen Termin zu finden. Als es dann endlich so weit ist, wartet sie mit Frau E. volle 30 Minuten, und als sie die Sache gerade abblasen will, klingelt es endlich. Ohne auf die Verspätung einzugehen, als wäre es selbstverständlich, dass man auf sie wartet, kommen sie an, die Mutter vorneweg, der Vater hinterherschleichend, vielleicht doch mit etwas schlechtem Gewissen wegen der Verspätung? Frau T. fragt die Mutter, ob sie es schlecht gefunden oder ob es Verkehrsprobleme gegeben hätte. Nein, sie seien mit dem Fahrrad da. Später liest sie auf dem Anmeldebogen, dass sie ganz in der Nähe wohnen.

Sie kommen wegen Schlafstörungen des Babys. Die Mutter sagt, sie sei völlig erschöpft, weil es immer nur kurz schlafe, und beschreibt die Vorgeschichte. Frau T. fällt auf, dass sie immer in der ersten Person spricht, als sei sie allein und als gebe es keinen Vater, der in der Tat wie ein Schatten in der Sofaecke neben ihr zurückbleibt. Sie spricht das an und versucht, den Vater ins Gespräch zu holen. Der sagt sehr distanziert und beherrscht, als müsse er seine Wut zurückhalten, er sehe das anders und wisse eigentlich nicht, warum sie hier seien – als ob er nicht informiert worden wäre, wie ein Außenstehender, den man in letzter Minute gebeten hat schnell mal mitzukommen, falls man ihn braucht, der aber selbst nicht betroffen ist.

»Ich schwanke die ganze Sitzung über zwischen Mitleid mit dem Vater, der unfreundlich ausgeblendet wird, und Mitleid mit der Mutter, die offensichtlich von diesem Mann nicht adäquat unterstützt und verstanden wird«, ist Frau T.s Eindruck. Die Mutter offenbart unumwunden, dass sie ein Paarproblem haben, und erklärt, sie hätten schon Paarberatung in Anspruch genommen, aber es habe nichts gebracht. Sie habe gar kein Vertrauen zu ihm und fühle sich nicht unterstützt, das sei auch durch die Paartherapie nicht besser geworden. Frau T. sagt, das könne sie sich schwer vorstellen, immerhin sei er jetzt hier dabei. Sie fragt ihn nach seinen Unterstützungsmöglichkeiten. Er sagt, er tue, was er kann, habe aber wenig Zeit, weil er arbeite und ein Problem mit der Haut, eine schwere Neurodermitis. Andererseits lasse die Mutter es auch nicht wirklich zu. Die Mutter sagt, sie habe kein Vertrauen zu ihm, weil er innerlich nicht bei der Sache sei. Zum Beispiel habe er einmal auf Wei aufpassen sollen, als sie weg war, und habe vergessen ihn zu füttern; als sie heimgekommen sei, habe sie das machen müssen. Frau T. fragt nach, ob dadurch ein Problem für Wei entstanden sei, ob er etwa geweint und der Vater nicht darauf reagiert habe. Der verteidigt sich, Wei sei ganz zufrieden gewesen. Es stellt sich heraus, dass Wei erst angefangen hat zu weinen, als die Mutter heimkam und wegen des Essens zu streiten begonnen hat. Die Mutter verteidigt sich nun aggressiv gegen Frau T., als ob die sie mit ihren Nachfragen angegriffen und beschuldigt hätte, was irgendwie auch zutrifft, da sie ja als der unmittelbare Anlass von Weis Weinen bloßgestellt wurde. Sie sagt, sie fühle sich nicht verstanden wie bei den anderen Therapeuten zuvor. Frau T. bekennt, dass sie es versuche, aber dass hier die Paarproblematik stark im Vordergrund stehe, bei der sie sich nicht kompetent genug fühle. Der Vater springt ihr nun wieder bei, er habe auch nicht gewusst, dass es hier um das Baby gehen soll, wo es eigentlich um sie beide geht. Sofort entsteht nun eine Front gegen die

Mutter, die es einem tatsächlich schwer macht, gute Gefühle für sie zu entwickeln. Sie nimmt Wei, der unruhig geworden ist, als der Vater sich verteidigt, an die Brust, was nun wieder ein stimmiges Bild ergibt, eine satte und selbstgenügsame Mutter-Kind-Dyade. Frau T. glaubt ihr sofort, als sie sagt, bei ihr werde er immer ruhig. Das ist zwar eine Verleugnung der Tatsache, dass Wei unter Vaters Aufsicht offensichtlich nicht gelitten hat und erst durch den Paarstreit unruhig wurde. Aber Frau T. versucht ihr hier zu folgen und bestätigt, sie sehe, dass sie eine gute Verbindung zu Wei habe und ihm das gebe, was nur eine Mutter kann. Andererseits empfand sie es auch als mechanisch und rein körperlich, wie sie ihn anlegte. Sie musste dabei an archaische Kulturen denken, erinnerte sich an eine Fernsehdokumentation, in der es um ein vietnamesisches Dorf ging, in dem noch reines Matriarchat herrschte. Frau T. äußert die Vermutung, dass sie statt männlicher Unterstützung im Moment vielleicht eher die Unterstützung durch eine Frau oder Mutter braucht, die sie als Mutter besser verstehe. Dies bestätigt die Mutter, es sei bei ihr als Kind auch so gewesen, dass nur ihre Mutter sie trösten konnte, und wenn sie da war, sei alles gut gewesen.

Frau T. schreibt:

> »Ich habe wieder Mitleid mit dem Mann, sage, jetzt sei aber nur er da und bekunde als Vater seine Bereitschaft, sie zu unterstützen, so gut er könne. Sie schimpft, das könne er eben nicht, er müsse sich ihr zerstörtes Vertrauen erst wieder verdienen – mehrmals: ›He has to earn my trust‹ – das klingt bedrohlich und unerreichbar. Womit hat er sie nur so enttäuscht?, frage ich mich. Er zeigt, dass er resigniert ist, sich kaum noch Hoffnung auf Verständigung macht. Sie bestätigt, dass sie allein kein Gespräch mehr mit ihm führen könne, nur in Anwesenheit von Therapeuten. Das scheint hier allerdings nicht zu gelingen. Ich sage, dass wir hier keine Paartherapie anbieten. Sie reagiert trotzig und aggressiv, als habe sie doch bei der Anmeldung klargestellt, um was es geht.
>
> Das Kind hat derweil auf dem Teppich angefangen zu spielen, als ob es sich irgendwie resigniert aus dem Streit der Eltern heraushält und um sich selbst kümmert. Das kann er gut. Er wirkt proper und zufrieden. Falls ihm etwas abgeht, ist es hier nicht zu sehen. Er schaut mich auffordernd an und ich finde das so rührend, dass ich mich spontan hinknie und mit ihm zu spielen beginne, in dem stillen Einverständnis, dass die Eltern ihren Krieg allein führen müssen und wir uns heraushalten. Nebenbei merke ich zu meinem Erstaunen, dass ich trotz meiner Kniearthrose eine ganze Zeit lang auf den

> Knien bin, obwohl ich das schon seit Jahren vermeide wegen der Schmerzen und aus Angst, nicht wieder hochzukommen. Ich würde am liebsten immer unten bei dem Kind bleiben.«

Als nochmals das Thema Paartherapie aufkommt, sagt die Mutter klar, dass gemeinsame Gespräche nichts gebracht haben, weil der Vater sich nicht darauf eingelassen habe und nicht einsehe, dass er an sich arbeiten müsse, damit sie ihm wieder vertrauen könne. Er brauche eigentlich eine Therapie nur für sich, sehe das aber nicht als notwendig an. Der Vater wiederum sagt, dass das Problem bei ihr liege und sie an sich arbeiten müsse. Frau T. versucht zu schlichten, jeder habe seine Anteile, die er selbst bearbeiten könnte. Sie finde die Idee gar nicht schlecht, dass jeder für sich selbst jemanden sucht, so lange, bis sie wieder miteinander reden könnten. Er sagt, das würde ihnen ja nicht dabei helfen, wieder miteinander zu reden, und lehnt den Vorschlag ärgerlich ab. Frau T. spürt jetzt auch bei ihm Aggression, wo zuvor hauptsächlich Schlaffheit und Resignation war. Die Mutter triumphiert, dass er langsam sein wahres Gesicht zeige, aber nicht wahrhaben wolle, dass er auch schuldig sei und Hilfe brauche. Er mauert, als Frau T. ihren Vorschlag mit seiner Erkrankung begründet, und ist genauso gekränkt wie zuvor die Mutter. Die dagegen fühlt sich plötzlich mit Frau T. solidarisch und verlangt einen weiteren Termin, gerne sogar am Vormittag! Frau T. ist erstaunt, hatte fest damit gerechnet, dass sie sie nicht wiedersehe, und gibt ihr einen Termin in zwei Wochen. Als sie kurz darauf das Haus verlässt, sieht sie noch, wie die Mutter allein mit dem Kind mit einem Lastenfahrrad davonfährt, völlig auf sich allein gestellt, aber zufrieden sie anstrahlend und zum Abschied noch einmal winkend. Am Tag vor dem vereinbarten Termin ruft sie an und sagt, dass sie doch nicht kommen, sie habe den Eindruck, dass ihnen hier nicht geholfen werde.

Warum hat dieses Erstgespräch zu keiner Behandlung geführt?

In der gelungenen Mutterschaftskonstellation kreist die Mutter – so wie die von Wei – ganz um das Baby und dessen Entwicklungsbedürfnisse. Seinem Schlaf, seinen regelmäßigen Mahlzeiten, seinem Wohlbefinden wird alles untergeordnet. Dieser Zustand, den Winnicott (1983 [1956]) »primary maternal preoccupation« genannt hat, kann aber auch wie eine Krankheit wirken. Es ist »Seine Majestät, das Baby«, mit der sie in mütterlicher Hinwendung vor allem anderen präokkupiert ist, damit es gedeiht, solange sie in einer Dyade leben. Erfährt sie in diesem sensiblen Zustand keine Unterstützung von außen, kann sie in einen sie erschöpfenden depressiven Überforderungszustand kommen. Deshalb braucht sie in der Eltern-Baby-Therapie zunächst vor allem Unterstützung und Anteilnahme von den Therapeutinnen. Wegen ihrer vorangegangenen Krebserkrankung wurde Wei zu einem Wunder für die Mutter, das ihre generative Potenz bestätigte und deshalb eine besondere Bedeutung für sie und alle ihre mütterliche Kraft bekam, während der Vater wie ein Schatten überrollt zurückbleibt. Andererseits hat sie vermutlich Schuldgefühle und Angst wegen der Krankheit und muss es deshalb besonders gut machen. Das Kind muss ein Wunder bleiben – ein kleiner guter Buddha. Die andere Seite der Ambivalenz dem Baby gegenüber wird auf den Vater abgespalten. Mit ihrer faszinierenden Energie, die wie eine hypomanische Abwehr der Depression wirkt, beherrscht sie den Raum, in dem der Vater nur marginal Platz findet, was sie wiederum beklagt. Es wird von der Mutter angedeutet, dass es in ihrem Erleben transgenerational weitergegebene Gründe für diese Situation gibt: Nur die Mutter ist die Wichtige und kann Sicherheit geben, der Vater ist nicht vertrauenswürdig. So gerät das Paar durch die Schwangerschaft und Weis Geburt in eine konflikthafte Krise. An der so ausgelösten Paarkrise kann im Rahmen der SKEPT unter Mitwirkung des Babys versucht werden, auf eine aktuell mögliche Lösung hinzuarbeiten, zumal die Mutter wahrscheinlich auf die Paarkrise mit einer offensichtlich schweren postpartalen Depression reagiert. Diese bessert sich in der Klinikumgebung, in der Mutter und Baby vom Vater getrennt sind und die Mutter die notwendige Unterstützung für den Umgang bekommt. Zu Hause mit dem Vater wird es wieder schlechter und Wei meldet das mit Schlafstörungen. Der Vater wirft der Mutter vor, dass sie mit dem Baby die vorherige Zweierbeziehung zerstört habe. Er hält ihre Besorgnis um Wei für übertrieben, weil er mit seiner eigenen Bedürftigkeit, die in starken Asthma- und Neurodermitisschüben zum Ausdruck kommt, bei ihr jetzt zu kurz kommt. Die Mutter fühlt sich in ihrer Fürsorge für Wei von ihm unverstanden und kritisiert. Das zerstört ihr Vertrauen in den Vater, der dadurch für sie unbrauchbar wird. So misslingt eine Beziehung zu dritt.

Es fällt Weis Eltern schwer, ein therapeutisches Setting einzuhalten und pünktlich einen Termin wahrzunehmen oder zu beenden, weil alles der Rücksicht auf die Bedürfnisse des Babys untergeordnet ist. Die Therapeutin Frau T. ärgert sich darüber, weil sie die komplizierte Terminfindung gegen sich und ihre Bedürfnisse gerichtet erlebt. So verwickelt sie sich emotional schon mit der Mutter, kann dabei leicht ihre wohlwollende, verständnisvolle Neutralität verlieren und wird in der Gegenübertragung in den zerstörerischen Konflikt der Eltern hineingezogen. So entsteht in ihr die Tendenz, die Eltern wegzuschicken in eine Paartherapie oder jeweils in eine Einzeltherapie, die in dieser aktuellen gemeinsamen postpartalen Krise auch nicht helfen können. Schließlich stellt sie die Mutter mit ihrer Sorge um die regelmäßige Fütterung des Babys als Urheberin des Streits zwischen den Eltern konfrontierend bloß. Die Mutter fühlt sich von Frau T. wie vom Vater missverstanden, wird wütend und entzieht ihr wie dem Vater das Vertrauen. Dieses versucht Frau T. wiederzugewinnen. Das scheint überraschenderweise zu gelingen, weil kurz eine Verbündung mit der Mutter gegen den Vater entsteht, der daraufhin seinerseits Frau T. das Vertrauen entzieht. Frau E. versucht durch Verständnis das Vertrauen der Mutter zu retten, indem sie einfühlend mit ihr spricht, worauf diese verständig reagiert und in ihrer Wut kurz einlenkt. Aber das trägt nicht weiter, weil Frau E. das Gespräch termingemäß verlassen muss. Da beide Eltern das Vertrauen darauf verloren haben, dass die Therapeutinnen ihnen helfen können, kommt kein weiterer Termin zustande, obwohl die Mutter dringend Hilfe sucht.

Der Drang zur Wiederherstellung einer früheren Situation in der negativen Übertragung wird nur da immer wieder gedeutet, wo Vater und Mutter sie gegenseitig aufeinander projizieren oder wenn sie von den Eltern auf das Baby gerichtet wird. Für Eltern in der postpartalen Phase ist es wichtig, eine gute Objektbeziehung mit den Therapeutinnen zu festigen, bevor Konfrontation möglich ist – ähnlich wie beim Umgang mit traumatisierten Patienten, die unter Traumafolgestörungen leiden. Dazu gehört die Betonung einer haltgebenden Realbeziehung zur Wiedergewinnung von Sicherheit und Selbstwirksamkeit, Prozess- und Ressourcenorientierung, Aktivierung von Selbstanteilen und Aufmerksamkeit für das Körpererleben. Die Therapeutinnen müssen sich das Vertrauen der Eltern erarbeiten, um sie zu gewinnen.

Dass Wei mit der großen Fürsorge der Mutter und der Mithilfe des Vaters gedeiht und sich gut entwickelt, aber durch den ihn verunsichernden Streit der Eltern nachts nicht ruhig schlafen kann, geht fast unter. Beide Therapeutinnen sind zwar von dem gelungenen Kind der beiden Eltern hingerissen und wollen sich – wiederum in einer Dyade – mit ihm verbünden, um dem Streit der Eltern zu entkommen. Aber sie können den Eltern nicht nachdrücklich vermitteln, was für ein wunderbares Kind sie gemeinsam haben, um zu versuchen, dadurch den Streit, der das Kind nachts beunruhigt, mit der Würdigung des gemeinsamen Guten zu besänftigen, eventuell sogar zu heilen. Vermutlich war für die Therapeutinnen irritierend, dass die Mutter aus einer fernen Kultur stammt mit einer anderen Mentalität, die für Frau E. etwas Faszinierendes, gleichzeitig Bedrohliches hat. Zudem wurde bei diesem Erstkontakt Englisch gesprochen, also nicht in der Muttersprache der Therapeutinnen, was leicht dazu führen kann, dass man unbeholfener im Denken wird.

Wie sich bei der zweiten Behandlung herausstellte, dürfte entscheidend für den Abbruch nach diesem Gespräch gewesen sein, dass sich hinter der Wahrnehmung des Bedrohlichen von Frau E. und des Vertrauensverlustes der Mutter eine tiefe Verletzung beider Eltern mit der Folge einer paranoiden Störung verbarg. Da kann – wenn noch keine Beziehung gewachsen ist wie im Erstgespräch – schon eine einzige Intervention, die als Angriff erlebt wird, das Vertrauen so zerstören, dass es nicht wiederhergestellt werden kann.

Der zweite Behandlungsversuch

1. Gespräch mit zwei neuen Therapeutinnen, die versuchen, die Wut der Eltern zu containen

Wei ist 15 Monate alt, als die Mutter sich wieder in der Babyambulanz meldet. Er schläft schlecht, wacht jede Stunde auf, bekommt dann die Brust, schreit viel. Der Ehekonflikt besteht weiter. In einer anderen Beratungsstelle hatten die Eltern auch keine Hilfe gefunden. Zu den beiden ersten Therapeutinnen will die Mutter auf keinen Fall mehr, obwohl diese bereit wären. So versuchen wir es mit einem neuen Team.

Die Eltern sind ein ungleiches Paar. Der Vater ist groß, blass, schmächtig mit einem atopischen Ekzem. Die Mutter, eine schlanke, kleine Koreanerin wirkt temperamentvoll und angespannt. Der Vater ist Norweger. Sie verständigen sich auf Englisch. Der Vater versteht Deutsch, aber weil die Mutter erst seit ihrer Mutterschaft Deutsch lernt, finden die Gespräche mit uns auf Englisch statt – was beide fließend beherrschen, weil sie in einer englischsprachigen Firma arbeiten bzw. die Mutter bis zur Mutterschaft gearbeitet hat. Mit Wei sprechen sie in ihrer jeweiligen Muttersprache, eine Babysitterin, die öfters kommt, Deutsch. Die Eltern haben das Gefühl, Wei versteht alle Sprachen. So steht das Problem der Verständigung zwischen den Eltern und mit Wei von Anfang an im Raum. Beide Eltern machen einen intelligenten, nachdenklichen Eindruck. Die Mutter ist sehr lebendig, steht ganz im Vordergrund, während der Vater mit Zurückhaltung das vertritt, was er denkt.

Wei sitzt auf dem Schoß der Mutter, wechselt kurz auf den des Vaters, von dem er Richtung Boden strebt. Er ist gut entwickelt, süß anzuschauen. Dennoch wirkt er blass und seltsam unlebendig. Er steht da, schaut sich um und fängt plötzlich an zu weinen. Etwas scheint ihm nicht zu gefallen. Die Mutter hebt ihn sofort wieder hoch und legt ihn an die Brust, während der Vater ihn aus der Ferne mit Worten zu beruhigen versucht. Wei nuckelt kurz zufrieden. Er rappelt sich wieder hoch, schaut sich um und scheint darauf zu horchen, was wir sprechen. Er wirkt angespannt. Meine Co-Therapeutin Frau B. empfindet ihn als nörgelig, ansprüchlich und nicht besonders sympathisch. Während des Gesprächs schaut er immer wieder prüfend, aufmerksam und mit ernstem Gesichtsausdruck zu uns beiden. Wenn man ihn anlächelt, lächelt er nicht zurück. Er grimassiert vielmehr oft und zeigt die Zähne.

Lange berichtet die Mutter, was sie bewegt. Ausführlich und differenziert stellt sie ihre Sorgen dar. Sie stellt die Frage, ob man Wei nachts schreien lassen solle, wenn er weint und nicht einschlafen könne. Sie schaut ihren Mann an, als wollte sie ihn auffordern, etwas zu sagen. Er äußert sich dazu und wir verstehen, sofern es seine Frau entlasten würde, wäre es für ihn eine legitime Maßnahme. Die Mutter ist sofort sehr aufgeregt und sie geraten in Streit. Er wiederholt seine Einschätzung und hängt noch »Sweetheart« an, so als wolle er sie damit beruhigen. Der Konflikt wird spürbar. Die Mutter wendet sich wieder uns zu und stellt klar: Sie denke, dass es Weis psychischer Entwicklung schaden würde, sie wolle ihn nicht schreien lassen. Sie wünsche sich vielmehr Unterstützung durch ihren Ehemann, er solle beispielsweise die Küche aufräumen, im Haushalt helfen. Wir bekräftigen die Einschätzung der Mutter, das Kind schreien zu lassen, ist keine gute Lösung. Wir vertiefen und erklären viel, so zum Beispiel, dass der Vater in der frühen Zeit die Umwelt für Mutter und Baby zur Verfügung stellen solle. Es sei seine Aufgabe, seine Frau zu unterstützen und beide psychisch-emotional zu halten. Frau B. beschäftigt dabei der Gedanke, ob die Mutter den Vater von seinem Kind fernhält.

Sie streiten häufig darüber, ob Wei schon in die Kita gehen solle. Sie denke, dass er noch zu klein dafür ist. Ich sage ihr, dass wir das auch so sehen würden. Der Vater ist in diesem Punkt anderer Meinung und begründet das damit, dass die Mutter sehr belastet und überanstrengt sei, nicht zur Ruhe komme und er denke, die Kita könnte eine Erleichterung für sie bringen. Es folgt ein längerer Streit zwischen den Eltern, in dem die Mutter sagt, sie mache das gerne und sie wolle das Beste für ihr Kind und, dass der Vater gar nicht wissen, wie es ihr eigentlich gehe, sondern nur Spekulationen darüber anstelle. Er wirkt besorgt und darüber gibt es ein Hin und Her, sodass ich schließlich sage, dass offensichtlich der Vater mit seinen Vorschlägen darauf bedacht sei, die Mutter zu entlasten, was er dankbar bestätigt. Ich sage dann zu Wei: »Du fühlst dich sehr verunsichert, wenn die Eltern streiten und denkst, irgendetwas an dir ist nicht in Ordnung, weil es um den Umgang mit dir geht, und deshalb kannst du nicht tief und entspannt schlafen.« Er schaut mich aufmerksam an, fängt dann an zu jammern und macht eine abwehrende Bewegung, so als hätte ich etwas ganz Schlimmes gesagt, das ihm Kummer bereitet und von dem er gar nichts hören will. So sage ich zu den erstaunten Eltern, er bestätige es und es bereite ihm großen Kummer, dass sie offensichtlich ohne sich einigen zu können sehr verschiedene Vorstellungen haben und darüber streiten, wie man ein Baby aufzieht. Betroffen bestätigen sie meine Deutung.

Dann fragt die Mutter, ob es Sinn machen würde, einem Kind in diesem Alter schon das Alphabet beizubringen. Die Schwiegermutter habe Wei schon ein paar Bücher geschenkt und der Vater schaue diese regelmäßig mit ihm an. Der Vater sagt, Wei gefalle das. Die Großeltern des Vaters haben wohl sehr früh damit begonnen, ihm das Alphabet beizubringen. Der Vater gerät bei diesem Thema sichtlich unter Druck und die Eltern streiten wieder. Sie tauschen ihre Argumente aus und versuchen sich mit zurückgehaltenen Affekten kognitiv gegenseitig zu überzeugen, wobei die Mutter sichtlich mit ihren Affekten kämpft. Es ist anstrengend, auch weil beide nun durchgängig auf Englisch diskutieren und wir zu Zuschauern werden. Wei wird zwischenzeitlich immer wieder an die Brust gelegt und die Diskussion dadurch kurz unterbrochen. Ich verbalisiere: »Wenn die Eltern so viel belasteten Streit haben, braucht Wei viel körperlichen Trost von der Mutter und kann dann nicht schlafen, weil er beunruhigt ist. Das wird hier deutlich.« Die Mutter hört aufmerksam zu und fühlt sich bestätigt. Wei, mittlerweile wieder auf dem Boden, schaut mich an, verzieht sein Gesicht und fängt an zu jammern und zu weinen, so als wollte er meine Worte bestätigen. Die Mutter tröstet und umarmt ihn sofort, der Vater versucht es aus der Ferne mit Worten. Ich sage: »Man kann sehen, wie sehr er die körperliche Beruhigung durch die Mutter noch braucht, weil er noch so klein ist, aber es ist gut, dass er das bekommt.«

Frau B. sagt: »Wei kennt Situationen wie diese und hat etwas dazu zu sagen.« Die Mutter bestätigt nachdenklich, dass er das wirklich gut kenne, oft erlebe, wie sie diskutieren und streiten. Es wird deutlich, dass sie sehr unterschiedliche Vorstellungen von der Entwicklung und Förderung ihres Kindes haben. Die Mutter ist aufgebracht und der Vater erklärt, wieso er mit seinem Sohn die Bücher anschaue, doch sie lässt ihn kaum zu Wort kommen, immer wieder schaut sie zu mir und zu Frau B., so als suche sie dringend nach Bestätigung für ihre Worte. Ich bin verwundert, warum der Vater mit seinem Sohn schon die Buchstaben lernt. Frau B. tut er leid und sie denkt, dass er wenig Chancen hat, an seinen Sohn heranzukommen, auch wenn sie innerlich der Mutter Recht geben muss, die ein gutes Gefühl für die Bedürfnisse ihres Kindes zu haben scheint.

Der Vater äußert sein Unbehagen und formuliert schließlich, dass er sich hier nicht gesehen fühle, zwar solle er sich äußern, aber dann werde er nicht gehört. Ich greife das auf und wir widmen uns seiner Sorge. Der Vater berichtet nun von dem Druck, unter dem er steht. Er versorge die Familie zurzeit allein, da seine Frau für drei Jahre in Mutterschutz gegangen sei. Ihm mache diese Verantwortung ziemlich zu schaffen. Die Mutter rechtfertigt sich sofort, sagt, das habe sie entschieden, weil es das Beste für Wei sei und für sie sei es ein Opfer, das sie gerne bringe. Daraus entwickelt sich sofort ein Streit, die Sorgen des Vaters werden spürbar, sein Bedürfnis nach Sicherheit scheint groß. Es fällt ihm schwer, seiner Frau Sicherheit zu geben, wo er so viel Verantwortung spürt und selbst so unsicher ist. Er hat Angst, womöglich den Job zu verlieren oder versetzt zu werden. Die Mutter relativiert das sofort, erklärt, sie hätten genug Geld angespart, um diese Zeit überstehen zu können, auch wenn der Vater eine Weile keine Arbeit habe. Den Vater scheint das nicht zu beruhigen. Überhaupt scheint er nicht viel richtig machen zu können, ist das Gefühl von Frau B. Die Mutter beschreibt noch eine Szene, in der sie sich gestritten haben, als sie ein Bad für Wei zurechtmachten. Er habe genau ausrechnen wollen, wie viel Wasser es brauche, um ihn zu baden. Sie sei da ganz anders, sie mache vieles nach Gefühl und würde so ungefähr messen. Frau B. sagt: »Dem Vater gibt es vermutlich Sicherheit, es so genau zu berechnen.« Es geht weiter um das Thema, sich sicher zu fühlen. Die Stunde ist so intensiv, dass Frau B. zwischenzeitlich das Gefühl hat, die Zeit sei längst um, obwohl wir noch eine halbe Stunde Zeit haben. Ich denke, wahrscheinlich ist ihr alles etwas zu viel.

Die Eltern unterhalten sich eine ganze Weile sehr schnell auf Englisch und ich kann nicht genau folgen, was sie da austauschen. Mein Gefühl ist, hier in unserer Gegenwart ist alles gebremst, was bei ihnen zu Hause sicher heftiger vonstatten geht. Wei spielt ruhig mit Frau B. und ich überlege, schließlich äußere ich:

> »Ich habe eine Idee in Bezug auf das Erleben des Vaters, nämlich dass er schon früh von den Großeltern eine Bürde mitbekommen hat, indem er zu früh gegen seinen Willen lesen sollte. Und nun erlebt er die Verantwortung für das Leben und die Finanzierung der Familie ebenso als eine Bürde, die ihn verunsichert, ob er sie tragen kann.«

Der Vater ist überrascht, schaut mich intensiv an und meint, da könnte etwas dran sein, die Mutter bestätigt das. Es geht dann wieder darum, dass die Mutter will, dass er für sie da ist und sie für Wei. Der Vater fragt: »Und wer ist für mich da?« Worauf ich sage: »Die erste Zeit mit einem Baby kann für den Vater frustrierend sein, weil er für Mutter und Baby da sein sollte, aber die Mutter nicht so viel für ihn übrig hat wie vorher, weil sie so viel für das Baby tun muss.« Frau B. tröstet: »Wenn die Kinder größer werden, wird das anders, weil sie dann mehr Interesse am Vater haben und die Mutter wieder freier wird für den Vater.« Es stellt sich heraus, dass er einen schweren Neurodermitisschub hatte, als die Mutter im sechsten Monat schwanger war, und sogar in eine Klinik musste. Er leidet seit seiner Kindheit an Neurodermitis, in der Jugendzeit wurde sie besser, tritt aber immer wieder auf. In letzter Zeit habe sie sich verstärkt. Ich sage: »Natürlich sehnen Sie sich sehr danach, von der Mutter beruhigt und versorgt zu werden wie das Baby, und es macht sie ärgerlich, wenn sie nur noch für das Baby da ist.« Am Anfang der Schwangerschaft konnten sie noch sexuell miteinander verkehren, aber durch seine Angst mit der Mutter zu schlafen, sei die sexuelle Beziehung jetzt eingeschlafen. Man sieht während des Gesprächs roten Flecken an seinem Hals. Er ist bedürftig und fühlt sich zu kurz gekommen, andererseits soll er Leistung bringen, die er als verunsichernde Last erlebt. Er fragt: »Warum ist das so? Früher hatten wir solche Auseinandersetzungen nicht.« Wir erklären, mit dem ersten Kind tritt eine große Veränderung in der Beziehung ein, aus der Beziehung zu zweit entsteht eine viel kompliziertere Dreierbeziehung, früheres Erleben mit den Eltern kommt wieder zum Vorschein. Bei ihm entsteht offensichtlich das Gefühl, vor eine Aufgabe gestellt zu werden, die eine schwere

Bürde für ihn darstellt, während er sich gleichzeitig zu kurz gekommen und dadurch verunsichert fühlt. Die Eltern finden beide, das mache Sinn, und die Mutter fügt noch an, dass die Verunsicherung des Vaters auf Wei übergehe. Insgesamt entsteht in mir das Gefühl, dass sich die Eltern verstanden fühlen, sie anscheinend entspannter sind, und ich schlage deshalb vor, weil die Zeit schon überzogen ist, nächste Woche weiterzusprechen. Da hat der Vater beruflich einen Termin und will erst noch sehen, ob er dann abkömmlich ist. Schließlich läuft es darauf hinaus, dass wir uns erst in 14 Tagen wiedersehen. Die Mutter wäre gern bereit, schon nächste Woche wiederzukommen. Der Abschied ist herzlich, wir geben uns mehrfach die Hände.

2. Gespräch mit Mutter und Wei: Der Trennungsprozess von Vater und Mutter hat begonnen

In Erwartung von Wei und seinen Eltern sind wir ein bisschen unsicher, ob sie kommen werden, obwohl wir die letzte Stunde gut und produktiv fanden, ebenso wie die Eltern. Verspätet kommt die Mutter schließlich allein mit Wei auf dem Arm. Etwas atemlos fragt sie auf dem Gang, ob wir heute den Termin haben. Es habe Streit gegeben, ihr Mann habe behauptet, sie hätten heute keinen Termin. Nun sei sie unsicher. Frau B. bestätigt ihr den Termin und bittet sie ins Behandlungszimmer. Dort will sie den zweiten Elternstuhl wegräumen, doch ich bestimme, der müsse, auch wenn der Vater heute nicht dabei sei, für ihn stehenbleiben. Er werde noch gebraucht.

Die Mutter packt ihren Rucksack auf den zweiten Stuhl. Wei steht dicht bei ihr auf dem Boden. Sie streichelt ihm anhaltend sanft über den Kopf, während sie den Streit und den Konflikt am Wochenende vor uns ausbreitet. Sie berichtet überwiegend in gut verständlichem Englisch, nur auf Nachfrage beschreibt sie Gefühle und Gedankengänge mit deutschen Worten. Ich finde sie heute sehr schön, mit ihrem leichten Sommerkleid hat sie etwas Anrührendes, Ehrliches. Manchmal erscheint sie mir fast etwas unwirklich und ich werde skeptisch. Sie ist aufgeregt und wirkt zugleich erschöpft. Sie hätten das ganze Wochenende gestritten. Ihr Mann habe ihr heute Morgen gedroht, dass sie heute keinen Termin hätten. Sie führt uns eine drohende Geste mit erhobenem Zeigefinger vor, er sei sehr aggressiv gewesen und habe gesagt, dass er nicht mitkommen werde. Sie habe sich dann wieder zusammen mit Wei ins Bett gelegt, um Kräfte zu sammeln, sonst hätte sie heute nicht kommen können. Frau B. ist betroffen, fast schon erschüttert verspürt sie plötzlich wenig Hoffnung für das Paar. Ihr Mann könne sehr aggressiv werden, wenn sie streiten, er beschimpfe und beleidige sie. Er wolle überhaupt nicht mehr kommen. Sie kenne das schon von den letzten Gesprächen. Danach sei er immer so gewesen, total sauer. Im Gespräch selbst bleibe er ruhig. Aber dann sagt er, er habe sich nicht anerkannt, nicht respektiert, nur kritisiert gefühlt. Später sagt sie, dass er zum nächsten Termin wiederkommen wolle. Er habe sich zum zweiten Mal auf einen renommierten Job beworben. Den hätten er und seine Eltern für ihn ins Auge gefasst. Aber er sei nicht genommen worden. Das habe ihn sehr wütend gemacht und so hätten sie das ganze Wochenende Streit gehabt. Sie sei so fertig, sie wolle ihren Mann so nicht mehr, wenn er sich ihr gegenüber so verhalte, beklagt sie traurig. Sie denke sogar an Scheidung, traut sie sich schließlich zu sagen. Dabei schaut sie unglücklich und fragend abwechselnd zu mir und zu Frau B. Die Beziehung ist immer schon schwierig gewesen, aber seit Wei auf die Welt gekommen ist, ist es noch schwieriger geworden. Sie fühlt sich von ihm schlecht behandelt und hat das Gefühl, er gehe mit ihr ebenso um wie ihr Vater in ihrer Kindheit, der sie damals oft geschlagen habe, wenn sie nicht machte, was er wollte. Ihr Mann schlage sie nicht, aber es gebe viele harte Wortwechsel und Vorwürfe und sie würden sehr viel streiten, wenn sie nicht mache, was er wolle. Ich frage, was er ihr vorwirft. Er behauptet, dass sie ihn wegschicke, nicht genügend beachte, ablehnend ihm gegenüber sei. Schon früher habe sie an Scheidung gedacht, aber jetzt passe es nicht, weil er jetzt ihre einzige Bezugsperson hier sei und sie ihn brauche mit dem Baby. Sie habe Angst, dass er Wei auch so behandelt und der so voller Aggressionen werde wie der Vater. Er habe aufgehört, ihn zu alphabetisieren, aber sie wisse nicht, was er hinter ihrem Rücken macht.

Sie erzählt, jeden Tag komme für zwei Stunden eine Babysitterin, eine Frau Mitte 40, die selbst keine Kinder habe, aber sich schon viel um Kinder gekümmert habe. Bei ihr habe sie das Gefühl, dass sie Wei liebe und umgekehrt. Wenn sie nur ihren Namen sage, reagiere Wei schon freudig. Dadurch kann sie mal weggehen und Dinge erledigen, die sie tun muss. Er habe bei ihr noch nie geweint. Einzig auffällig findet sie, dass er sie beim Abschied nicht anschaue. Ich vermute: »Offensichtlich fühlt sich Wei bei Ihnen so gut und sicher geliebt, dass er sich trennen kann und sich bei der Babysitterin gut aufgehoben fühlt. Aber die Trennung schmerzt ihn eben doch und das vermeidet er, indem er sie nicht anschaut.« Das versteht sie gut und fragt, ob wir die Lösung mit dem Babysitter gut finden, was wir bestätigen.

Ihr Wunsch ist, dass Wei sich sicher fühlt, und es entsteht der Eindruck, sie denkt, dies gehe nicht zusammen mit ihrem Mann. Irgendwann hört sie auf, Wei über den Kopf zu streicheln, und zieht ihre Hand weg. Wei fällt sofort um, er bleibt mit erstauntem Gesichtsausdruck, ein Stück Banane noch in der Hand, unbeweglich auf der Seite liegen. Er verzieht keine Miene und schaut ungläubig zu uns. Wir sind erstaunt, hätten nicht gedacht, dass er einfach so umfällt. Die Mutter beugt sich zu ihm herunter und nimmt ihn auf den Arm, er weint kurz, beruhigt sich aber sofort wieder, und mit großen Augen schaut er neugierig in die Runde. Er erscheint heute viel freundlicher und entspannter. Während ich in intensivem Austausch mit der Mutter bin, hat Frau B. das Gefühl, sie wird heute nicht gebraucht. Sie ist öfters abwesend, fühlt sich stellenweise überflutet und zieht sich immer wieder aus dem intensiven Gespräch von uns beiden zurück.

Frau B. beobachtet Wei, der nun ihre Aufmerksamkeit sucht und offenbar denkt, jemand müsse sich doch um ihn kümmern. Wieder auf dem Boden, beginnt er sofort mit der Untersuchung der Spielsachen. Dabei brabbelt er ab und an leise vor sich hin. Er nimmt ein Spielzeug nach dem anderen in die Hand und zeigt es ihr. Sie verständigen sich leise, um das Gespräch zwischen Mutter und mir nicht zu stören. Schließlich steht er auf und läuft zu ihr. Er hält ihr die Matroschka hin, sie öffnet die Puppe und zeigt ihm beide Hälften. Er scheint zufrieden, legt etwas hinein und sie lächeln sich für einen kurzen Moment an. Irgendwann bezieht er mich in sein Spiel mit ein. Er geht zu mir mit den Hälften und ich stecke diese für ihn zusammen. Er gibt mir noch eine kleine Puppe, die dazugehört, die wird dann auch noch hineingesteckt. Ich sage: »Du willst deine beiden Eltern zusammen haben, weil du dich dann als Kleiner gut und sicher geborgen fühlst.« Er ist zufrieden, die Mutter versteht und lächelt sogar ein wenig. Dann fällt ihr eine Szene ein. Während des Streits am Wochenende habe Wei im Wohnzimmer gestanden, ihr Mann habe auf dem Sofa gesessen, während sie in der Küche gearbeitet habe. Wei habe sie an der Hand gefasst und zum Vater geführt, sie sollte ihn am Knie streicheln, habe er ihr deutlich gezeigt. Er freue sich, wenn die Eltern sich umarmen, nicht so wie das Kind einer Bekannten, das eifersüchtig darauf reagiere. Wir sind alle betroffen und traurig, aber auch fasziniert darüber, wie gut Wei sich mitteilen kann. Ich sage: »Vielleicht reagiert in Ihrer Familie der Vater eifersüchtig, wenn Sie mit Wei so liebevoll umgehen, während er so viel Streit mit Ihnen hat.« Das bestätigt sie nachdenklich.

Auf die Nachfrage, wie sie aufgewachsen ist, erfahren wir, dass sie das einzige Kind ihrer Eltern war und ein sehr enges Verhältnis zu ihrer Mutter hatte. Drei Jahre lang hätten sie Tag und Nacht zusammengelebt. Die Eltern hätten viel gestritten, seien arm gewesen und sie hätten alle in einem Raum zusammengelebt. Die Mutter habe sie in einem Tuch auf dem Rücken getragen. Mit drei Jahren sei sie dann in den Kindergarten gekommen. Mit sieben Jahren habe sich alles verändert, ihre Mutter sei von einem Tag auf den anderen verschwunden, für einen ganzen Monat war sie bei ihren Eltern. Dann sei sie plötzlich wieder da gewesen. Sie habe daraufhin mit der Mutter gesprochen und ihr das Versprechen abgenommen, es ihr vorher zu sagen, wenn sie wieder weg müsse. Beim nächsten Mal habe sie ihre Mutter zum Bahnhof begleitet und mit ihr zusammen auf den Zug gewartet. Die Eltern ließen sich scheiden und später habe die Mutter einen 20 Jahre älteren wohlhabenden Mann geheiratet. Dieser habe ihr viel ermöglicht, ohne ihn hätte sie nicht studieren können. Das Verhältnis zur Mutter habe sich sehr verändert. Es klingt so, als habe die Mutter sich verändert, als der Stiefvater ins Haus kam. Diese sei ihr gegenüber unaufmerksamer geworden, habe oft nicht mehr auf ihre Fragen geantwortet oder plötzlich von etwas anderem gesprochen. Zu ihrem leiblichen Vater hatte sie lange keinen Kontakt. Erst vor fünf Jahren habe sie ihn wiedergesehen, er habe sich entschuldigt, dass er sie so schlecht behandelt habe, er sei so jung und unerfahren gewesen und habe noch nichts verstanden. Sie habe sich erleichtert gefühlt, aber sie konnte ihm nicht verzeihen, er mache es sich zu leicht. Unter der zunehmenden Distanzierung der Mutter habe sie sehr gelitten, aber sie habe sich dann nach außen gewendet. Sie bekam Interesse an einer Musikgruppe und war eine gute und fleißige Schülerin. Später machte sie mehrere Masterabschlüsse und ging schließlich ins Ausland. Ich bemerke:

> »In Ihrer jetzigen Situation wiederholen Sie in gewisser Weise das, was Sie mit Ihren Eltern erlebt haben. Eine enge zärtliche Beziehung mit Wei, der Vater distanziert und außenstehend, von dem Sie sich schlecht behandelt, geschlagen fühlen und an Scheidung denken wie Ihre Mutter.«

Sie versteht zunächst, dass ich eine komplette Wiederholung meine. Wir klären, dass es um ein Muster von Beziehungen geht, das sie in ihrer jetzigen Familie wiederbelebt. Ich füge an: »Offensichtlich haben Sie nicht erlebt, dass es auch zu dritt gut gehen kann, mit ihrem leiblichen Vater nicht, und als der Stiefvater kam, hat Ihre Mutter sich von Ihnen distanziert.« Das bestätigt sie traurig und sagt, das stimme, es sei nie zu dritt gut gewesen, immer nur zu zweit.

Ich greife auf, dass der Vater in der letzten Sitzung geklagt hat: »Und was bekomme ich?« Ob es vielleicht so sei, dass er, weil sie so eng mit Wei verbunden ist, zu kurz kommt? Das bestätigt sie voll. »Ich denke, dass er mit der Neurodermitis, unter der er leidet, signalisiert, dass er viel mehr körperliche Zuwendung von Ihnen braucht und sehr bedürftig ist«, füge ich an. Darüber ist sie verblüfft und bestätigt, wenn er so starken Juckreiz habe und sie ihn berühre, lasse der nach und er sage: »Deine Hände sind magisch.« Sie könnte ihm mit ihren magischen Händen helfen und vielleicht lasse dann seine Aggression ihr gegenüber nach, versuche ich ihre libidinöse Beziehung zu beleben. Das bestätigt sie und denkt, eigentlich berühre sie ihn gerne und sie berühre überhaupt gerne. Ich schlage vor: »Dann berühren Sie ihn doch so oft wie möglich und zeigen ihm damit, dass Sie auch ihn lieben und nicht nur Wei.«

Während der Stunde berührt sie Wei bei jeder Gelegenheit oder gibt ihm die Brust, was ihn sofort beruhigt. Ich scherze: »Sie könnten auch dem Vater gegenüber mit Ihren Berührungen großzügig sein.« Dazu erklärt sie, er sei finanziell großzügig, wenn sie für Wei oder für sich etwas kaufen wolle. Wei wird immer unternehmungslustiger und fröhlicher. Ich bekomme das Gefühl, dass er verstanden hat, dass wir auf der Suche sind nach etwas, was Vater und Mutter wieder liebevoll verbindet. Die Mutter ist sehr verführerisch, ein bisschen mädchenhaft und bestätigt immer wieder, dass sie das tun werde, was ich sage. Der Abschied ist wieder sehr herzlich und wir geben ihr zwei Terminvorschläge für nächste Woche, damit der Vater wieder mitkommen kann. Sie will Bescheid geben, welchen von beiden sie mit dem Vater zusammen wahrnehmen will.

Bei der Nachbetrachtung verstehen wir: Die Mutter stellt mit mir eine intensive libidinöse frühe Mutter-Kind-Dyade her, auf die ich eingehe und sie damit als Mutter stärke. Auch die in der Beziehung zu dritt wiederbelebte paranoide Störung des Vertrauens wird damit in Schach gehalten, die im Erleben der Mutter mit dem schlagenden Vater und der verlassenden Mutter in ihrer Kindheit verbunden ist. Dadurch fühlt sich der Vater als Dritter ausgeschlossen und nicht gebraucht. Frau B. ist mit den Gefühlen des abwesenden Vaters identifiziert, dessen Stuhl sie schon wegstellen wollte: Ohne ihn geht es Mutter und Wei besser, konnten wir beobachten, weil das Gefährliche abgespalten auf ihn projiziert wird. Aber sobald die Mutter die Hand von Wei abzieht, fehlt der Dritte, der ihn hält. Deshalb bleibt es trotz des Mismatchings der Eltern wichtig für Wei, den Vater als Dritten zu erhalten. Die Mutter ist sehr aufmerksam, und wenn Frau B. reagiert oder etwas sagt, ist sie sofort bei ihr. Sie will sich mit uns beiden verstehen und erscheint sehr reflektiert.

3. Gespräch mit Eltern und Wei, der versucht, durch einen gefährlichen Sturz die Eltern zu vereinen

Verspätet kommen die Eltern mit Wei. Der Vater wirkt verschlossen und sitzt in der ersten Zeit mit geschlossenen Augen in der Ecke des Zimmers. Die Mutter nimmt nicht neben ihm Platz, sondern setzt sich auf die Couch, wo sie die ganze Stunde bleibt. Wei wirkt freundlicher, aufgeschlossener und nimmt Kontakt mit uns auf. Während die Mutter viel erzählt, bekomme ich von ihm Unmengen Bausteine in die Hand und sage: »Ich soll wohl all das viele, was die Mutter hier ausbreitet, ordnen und verdauen.« Als es dann heftig wird im Gespräch, geht Wei grimassierend und lachend durchs Zimmer, so als würde er die klagende Mutter imitieren. Wir erfahren, dass es starke Auseinandersetzungen um den heutigen Termin gab. Der Vater habe sich von der Mutter zum Mitkommen erpresst gefühlt, obwohl er eine wichtige berufliche Sitzung hatte. Aber sie habe gedroht, wenn er nicht komme, lasse sie sich scheiden und das hier sei ihre letzte Chance auf Hilfe. So sei er eben mitgekommen, aber sie hätten bis kurz vorher darüber gestritten. So verstehe ich, dass sie beide noch in einem intensiven Erregungszustand sind, den der Vater mit seinen geschlossenen Augen beruhigen will.

Als erstes berichtet die Mutter, ihr sei ab Oktober ein Krippenplatz für Wei angeboten worden – was wir dazu meinen. Die Babysitterin sei zwar gut, aber öfters krank. Offensichtlich hat die Mutter jetzt die Tendenz, Wei stundenweise in eine Krippe zu geben. Ich sage, dass sie vielleicht eine Annäherung ihrer Ansichten finden könnten, wenn sie sich dafür entscheiden. Aber der Streit zwischen den Eltern geht letztlich darum, ob sie noch weiter zusammenleben können. Die Mutter klagt, dass der Vater sie immer angreife oder sie sich von ihm angegriffen fühle, und sie denke, dass so eine Beziehung für sie schädlich sei. Sie habe Angst, dadurch ein Krebsrezidiv zu bekommen. Während ihrer Periode habe sie immer starke körperliche

Beschwerden, die diese Angst nähren, und durch die schwierige Beziehung werde alles schlimmer. Ich vermute schließlich: »Sie fühlen offensichtlich Vernichtungsangst in der Beziehung mit dem Vater.« Ihr Vorschlag ist, nicht mehr zusammenzuleben, sondern in zwei getrennten Wohnungen. Zum Schlafen haben sie sich schon getrennt, weil sie seinen Juckreiz nicht erträgt. Sie betont immer wieder, so könne sie nicht weiterleben. Ihre Gefühle schaukeln sich zu einer dramatischen, eindrucksvollen Szene auf, in der sie wie ein Buddha auf der Couch sitzt und in einer für uns fremdartigen Weise lauthals klagt und weint, die fast theatralisch wirkt, aber doch wiederum sehr authentisch und anrührend. Auch der Vater starrt sie an und ist beeindruckt von ihrem Leiden. Gleichzeitig fühlt er sich aber von ihr erpresst und beteuert, zwei Wohnungen seien zu teuer. Er habe immer Angst um seine Stelle. Die Mutter verweist wieder auf das finanzielle Vermögen, was er aber nicht anerkennen will. Das geht eine ganze Weile hin und her, wobei Wei meist aus dem Blick der Eltern gerät. Wenn er sich meldet, wird er schnell von der Mutter gestillt oder gestreichelt oder der Vater spielt kurz mit ihm. Die Eltern sind immer stärker von ihrer Auseinandersetzung okkupiert. Schließlich turnt Wei so wild auf der Couch, dass er kopfüber abstürzt und ihn die Mutter zusammen mit Frau B., die nebeneinandersitzen, erst in letzter Sekunde auffangen können. Wir sind alle schockiert von diesem Vorfall und ich sage dazu:

> »Wei hat uns gezeigt, dass er so, wie die Eltern miteinander streiten, in einen lebensgefährlichen Zustand kommt und so nicht leben kann. Wir müssen sorgfältig damit umgehen und verstehen, was die Eltern miteinander veranstalten und wie wir eine Lösung finden.«

Ich habe das Gefühl, aufgerüttelt durch den Schock wieder zu mir zu kommen, nachdem ich mich dem Streit der Eltern hilflos ausgeliefert gefühlt hatte und froh war, dass Frau B. immer wieder intervenierte und die Situation vor der Katastrophe bewahrte.

Ich frage den Vater, was er vorschlägt. Er windet sich etwas und sagt, er möchte diesen Vorschlag hier nicht aussprechen. Ich biete an, dass wir hier die Chance hätten, etwas Konstruktives daraus zu machen. Er sagt, er denke, es wäre wichtig, dass sowohl er als auch die Mutter eine eigene Therapie machen und verstehen, was ihnen mit Wei passiert. Ich würdige seinen Vorschlag und bekräftige, dass sie dies auf jeden Fall angehen sollten. Aber darüber hinaus sollten wir gemeinsam versuchen zu verstehen, welche früheren eigenen Geschichten sie mit Wei zusammen erleben. Ich versuche ein Verständnis für die Mutter zu formulieren:

> »Sie haben in Ihrer Kindheit erlebt, dass ihr Vater sie attackiert und geschlagen hat, so wie Sie sich jetzt von Weis Vater attackiert fühlen. Dabei scheint die Vernichtungsangst des damals geschlagenen, hilflos ausgelieferten Kindes wieder in ihnen wachgerufen zu sein. So wie Ihnen in Ihrer Kindheit die Trennung der Eltern geholfen hat, aus dieser schrecklichen Situation herauszukommen, denken Sie jetzt, dass eine Trennung hilft, bei der Mutter und Kind eng zusammen verbunden bleiben und der Vater auszieht.«

Die Mutter korrigiert mich und sagt, sie fühle sich nicht nur attackiert, sondern sie werde attackiert, aber gleichzeitig könne sie schon sehen, dass sich da etwas wiederholt. Als Kind sei die Trennung der Eltern die Rettung gewesen, durch die habe sie sich entwickeln können. Mit dem Vater zusammen habe sie immer Angst gehabt. Sie bekräftigt, dass es für sie nur diese Lösung gebe.

Zum Vater sage ich, dass ich den Eindruck hätte, dass er sich bedroht fühle durch die Trennungsdrohungen der Mutter und wütend darum kämpfe, nicht weggeschickt zu werden wie sein Vater in der Kindheit, und sie deshalb attackiere. Er möchte als Vater bleiben und suche nach Hilfe von außen, sowohl für die Mutter als auch für sich, um nicht von der Mutter und ihrem gemeinsamen Kind getrennt zu werden so wie sein Vater. Er sagt, da sei etwas dran und ich habe den Eindruck, beide Eltern fühlen sich ansatzweise verstanden. Ich frage die Eltern, ob sie weiter an diesem Verstehen arbeiten und versuchen wollen, eine Lösung dieses schweren Konfliktes zu finden, damit sie für Wei als Elternpaar erhalten bleiben. Unter dem Schock von Weis Absturz stimmen beide eifrig zu. So vereinbaren wir einen Termin für den kommenden Montag.

4. Gespräch mit Mutter und Wei: Der Trennungsprozess schreitet voran

Der Vater sagt diesen Termin einen Tag vorher bei mir ab, mit der Begründung, er habe eine wichtige Arbeit. Er fragt nach einem neuen Termin und ob Frau B. dabei sein werde. Ich denke, er fühlt, dass es sich mit uns so ergeben hat, dass Frau B. diejenige ist, die ihn emotional mehr vertritt. Kurz darauf ruft mich die Mutter an und sagt, sie sei sehr besorgt, weil ich gesagt hätte, Wei sei gefährdet. Deshalb wolle sie den Termin, der gerade abgesagt wurde, doch wahrnehmen und allein mit Wei kommen.

Sie kommt pünktlich und beklagt, bei Wei habe sich etwas verändert. Wenn er nachts aufwache, wolle er ihre Brust nicht mehr, sondern nur etwas gehalten werden, um wieder weiterzuschlafen. Sie wisse nicht recht, was das bedeutet. Im Laufe der Sitzung wird deutlich, dass Wei einen Schritt in Richtung Selbstbestimmung gemacht hat. Er besteht auf seinem Willen, er will sich nicht mehr füttern lassen mit Keksen, sondern selbst essen und die Mutter füttern. Er ist sehr beschäftigt mit den Dingen, die er untersucht und mit denen er spielt. Ich sage: »Wei ist größer geworden, er ist dabei, sich selbst abzustillen und möchte ein großer Junge werden. Aber die Mama bekommt gleich Angst, er könnte sie nicht mehr mögen.« Das erleichtert die Mutter und sie erzählt, er fühle sich mehr zu großen Kindern auf dem Spielplatz hingezogen und wolle auch sonst sehr selbstständig sein. Er hängt an der Mutter, aber er erkundet den Raum und zeigt ein altersgemäßes Verhalten. Gegen Ende wird er müde und jammert und schimpft. Er bekommt wieder die Brust, die sofort hilft. Die Mutter berichtet, zu Hause gab es noch einmal so eine gefährliche Situation wie in der letzten Stunde. Ich habe den Eindruck, allein mit der Mutter ist Wei altersgemäß strukturierter als in den Stunden, in denen die Eltern miteinander streiten.

Wir erfahren, dass es dem Vater nach der letzten Stunde sehr schlecht gegangen sei, er habe depressiv auf der Couch gelegen und sei zu gar nichts fähig gewesen. Schlechten Mutes habe er alles abgelehnt, nur gejammert und wollte ins Krankenhaus wegen der stark juckenden Neurodermitis. Sie habe schließlich bei den Nachbarn um Hilfe geläutet, die seien besorgt herübergekommen. Dadurch habe er sich wieder normal benommen. Ich vermute, dass in der letzten Stunde für ihn das Schlimme war, dass seine Angst, als Vater weggeschickt zu werden, ausgesprochen wurde und dadurch drohend im Raum stand. Danach fühlte er sich deprimiert und konnte vielleicht deshalb heute nicht kommen. Wir erfahren, dass er seinen leiblichen Vater nie kennengelernt hat. Seine Mutter habe sich schon während der Schwangerschaft von ihm getrennt, weil er sie belogen habe. Mit vier oder fünf Jahren sei dann der Stiefvater gekommen, und es gab auch seine Großeltern. Ich vermute, dass er dadurch nicht erlebt hat, wie das Vatersein mit einem Kleinkind sein kann und deshalb Schwierigkeiten damit hat. Weis Mutter hat dies umgekehrt mit ihrer eigenen Mutter gut erfahren. Sie beklagt, er sehe Wei nur etwa eine Stunde am Tag, wenn er abends komme. Er sei ungehalten mit ihm, wenn er ihn wickeln oder versorgen müsse. Nach dem, was sie schildert, verhält er sich so wie viele berufstätige Väter, die eigentlich nur wenig mit dem Baby zu tun haben, denkt Frau B. Er sei immer schon depressiv gewesen und habe solche Zustände, seit sie ihn kenne. Sie hatte vor ihm einen Freund, der sich sehr darum gekümmert habe, dass sie mit ihrem Krebs eine gute Behandlung bekommt, während Weis Vater sich darum gar nicht gekümmert habe. Ich frage erstaunt, warum sie ihn dann dem anderen Mann vorgezogen hat. Sie erwidert, er sei für sie präsent gewesen und habe ihr außerordentlich imponiert. Er sei sehr intelligent, habe berühmte Universitäten besucht und war für sie ein großartiger, bewunderter Mann, obwohl er vier Jahre jünger ist als sie. Für ihn habe sie ihre erfolgreiche Berufstätigkeit, die sogar besser bezahlt war als seine, aufgegeben, um ein Kind mit ihm zu haben. Ich sage:

> »Für mich wird deutlich, dass sie in ihm einen bewunderten Vater gesucht haben, von dem sie dachten, er sei ganz anders als ihr leiblicher Vater. Aber nun ähnelt er in Ihrem Erleben immer mehr Ihrem Vater. Sie werden von ihm zwar nicht körperlich geschlagen, aber mit vernichtenden Worten angegriffen. Deshalb wollen Sie sich trennen und wiederholen mit ihm und Wei das Schicksal, das Sie mit ihrer Mutter erlebt haben.«

Sie ist betroffen und trauert eine Weile darüber, dass sie für ihn alles aufgegeben hat und jetzt mit so einem depressiven Mann, mit dem es wegen seines Ekzems auch körperlich schwierig sei, nicht mehr leben will. Sie erkennt für sich nur zwei Möglichkeiten: Entweder sie bleibt mit ihm zusammen und akzeptiert ihn so, wie er ist, oder sie trennt sich. Ich sage, dass sie auf gar keinen Fall weiter so streiten und sich bekämpfen dürfen, weil das für Wei gefährlich ist – wie er uns gezeigt hat – und er dadurch in seiner Entwicklung geschädigt wird. Das kann sie so sehen und ich habe das Gefühl, sie fühlt sich von mir gut verstanden und gehalten. Sie hatte schon zu Anfang mitgeteilt, dass ihre Mutter bald kommt. Sie freut sich darauf, mit ihr könne sie über alles reden, das sei ein guter Ausgleich für sie. Und sie sagt, sie habe irgendwo gelesen, dass für die Kinder der Krippenaufenthalt ein großer Stress sei. Daher habe sie entschieden, Wei doch nicht in die Krippe zu geben, sondern die drei Jahre bei ihm zu bleiben, die finanziellen Mittel seien da und sie wolle das Beste für ihn. Ich bestätige, sie will, dass Wei es besser, stressfreier hat als sie als Kind.

Frau B. notiert, dass sie eine libidinös aufgeladene Stimmung in dem intensiven Kontakt zwischen der Mutter und mir wahrnimmt. Als Wei mit ihr spielen möchte, bleibt sie mit ihrer Aufmerksamkeit ganz bei mir und dem intensiven Kontakt. Frau B. zieht sich innerlich zurück und fühlt sich wenig präsent. Sie fragt sich, ob sie, wie schon einmal, identifiziert mit dem Vater ist, der keinen Zugang zur frühen Mutter-Kind-Dyade findet. Ihre Gedanken sind eher kritisch. Sie denkt, Weis Mutter braucht den Vater perfekt, funktionierend und mütterlich versorgend, keine Schwäche zeigend. Sie will ihren Mann anders haben, als er ist. Sie findet es nicht so schlimm, dass er bei der Versorgung von Wei so ungehalten ist. Er verhält sich wie viele berufstätige Väter. Der Vater möchte die Mutter entlasten und dass wir ihn entlasten, und wenn es ihm schlecht geht, würde er sich wünschen, dass die Mutter sich um ihn kümmert. Das kann sie nicht, weil ihre Sorge ausschließlich um Weis Wohlergehen kreist. Wei habe sogar schon versucht, seinen Vater zu trösten, wenn er so im Bett liegt, aber die Mutter will nicht, dass er seinen Vater so sieht.

Als der Vater gefragt habe, ob er wegen seiner im Moment so schlimmen Neurodermitis ins Krankenhaus gehen könne, habe sie gesagt, dass sie ihre Mutter hierherbitten werde und er ruhig gehen könne.

In dieser Sitzung wird deutlich, dass die Mutter bei mir in einer libidinösen Großmutterübertragung eine homoerotische Unterstützung sucht, auf die ich eingehe, weil diese sie als Mutter stärkt. Dagegen nimmt Frau B., mehr mit dem Vater identifiziert, eine eher kritische Position der Mutter gegenüber ein. Sie stärkt die Bedeutung des Vaters, damit er für Wei erhalten bleibt, trotz seiner Destruktivität. So kann im weiteren Verlauf die Wiederholung des vollkommenen Verlusts des Vaters für Wei abgewendet werden, im Gegensatz zu dem Verlust, den die Mutter und der Vater als Kinder erlitten haben. Die Mutter kann trotz ihrer Destruktivität dem Vater gegenüber so gestärkt werden, dass sie ihre Erkrankung bewältigen und mit Wei zusammen wieder berufstätig werden kann.

5. Gespräch: Die tiefe narzisstische Verletzung beider Eltern macht ein friedliches Zusammenleben derzeit unmöglich

Zehn Minuten verspätet kommt die ganze Familie freundlich und aufgeräumt in viel besserem Zustand als vorher. Wir beobachten eine Weile Wei, der sich gleich nach der freundlichen Begrüßung interessiert mit der Steckbox beschäftigt. Der Vater ist sofort bei ihm und versucht ihm beizubringen, wo er die einzelnen Klötzchen hineinzustecken hat und spricht ihm vor: »Viereck, Dreieck, Kreis«. Die Mutter gesellt sich dazu und zeichnet ihm die Konturen vor. Aber es klappt nicht. Nur zufällig trifft Wei mal das Richtige, dann wird geklatscht und Bravo gerufen. Es wird sichtbar, wie beide Eltern ihn intellektuell so groß und fähig wie sie selbst haben wollen. Ich sage: »Wei ist mit seinen 16 Monaten größer geworden, er beschäftigt sich intensiv und neugierig mit seiner Umgebung und probiert alles Mögliche aus. Aber er will noch nicht belehrt werden, sondern probieren, bis er selbst herausfindet, wie es geht.« Der Vater sagt, dass er mit Wei nicht mehr versuche zu lesen. Sie schauen die Bilder an und sprechen zusammen darüber. Die Mutter sagt etwas spöttisch, wenn er mit Wei lesen wolle, schaue der nur in die Luft und interessiere sich gar nicht dafür. Wei holt einige Bücher, er gibt sie dem Vater, sie betrachten die Bilder und sprechen darüber. Ich merke erfreut an, dass sie alle so aufgeräumt wirken, auch Wei, der geordnet und ruhig wirkt und das Zimmer mit seinen Gegenständen untersucht. Ich frage, worauf sie das zurückführen. Die Mutter sagt, sie streiten nicht mehr so viel. Sie hält dann einen kleinen Vortrag, wie dankbar sie dem Vater sei, dass er sie jetzt mehr unterstütze beim Haushalt und in der Küche. Offensichtlich hat sich zwischen beiden etwas verändert, und das tut Wei gut, weil es ruhig und kooperativ zugeht.

Einen Streit habe es in der Zwischenzeit über den Krippenbesuch gegeben. Vorige Woche war die Babysitterin krank und die Mutter musste Wei die ganze Woche allein betreuen. Sie habe den Vater gebeten, etwas früher nach Hause zu kommen um sie zu entlasten, aber stattdessen sei er eine halbe Stunde später gekommen. Da sei sie wieder explodiert und habe ihn fürchterlich als unfähigen Vater beschimpft. Es sind diese Explosionen, die für ihn sehr schwer auszuhalten sind. Wir versuchen zu klären, warum sie so schlimm für ihn sind. Die Explosionen bedeuten für ihn, dass die Mutter die Situation dominiert und er gar nichts mehr zu sagen hat. Er möchte aber, dass Wei in die Krippe geht, damit die Mutter entlastet ist. Die entgegnet, er wolle Wei nur deshalb in die Krippe schicken, damit sie wieder arbeiten und Geld verdienen kann. Das wolle sie aber noch nicht. Dazu erfahren wir, dass der Vater inzwischen keine Angst mehr um seine Stelle hat, aber an diesem Abend einfach nicht früher gehen konnte, weil noch Arbeit anstand. Auf meine Frage, wieso er die Mutter als so dominierend erlebt, erzählte er eine Geschichte von seiner Mutter. Als er 26 Jahre alt war und schon arbeitete, kam sie zu Besuch nach Oxford und wohnte bei ihm. Sie war Lehrerin und hatte dort tun. Als er abends nach Hause kam, hatte sie seine gesamte Wohnung komplett umgeräumt. So versuchen wir zu verstehen, dass er seine Frau als so dominant erlebt, als wollte sie ihn als Vater komplett umstrukturieren und umfunktionieren, so wie seine Mutter sich das ihm gegenüber erlaubt hatte. Das kann er verstehen, aber auch anerkennen, dass sie viel über Kleinkinder gelesen und daher einen Wissensvorsprung ihm gegenüber hat. Sie sagt, sie habe von anderen Müttern gehört, deren Kinder in die Krippe gehen, was für Probleme sie anschließend mit ihnen haben. Es könnte zu solchen Explosionen wie bei ihr kürzlich kommen, weil die Mütter nach der Arbeit überlastet sein können, wenn die Kinder die Zeit mit ihnen nachholen wollen. Meine Frage, ob er vielleicht eifersüchtig sei auf Wei, weil der jetzt über die Brust der Mutter verfügt, und ob er ihn deshalb in der Krippe haben will, verneint er, er habe nur Angst vor den Explosionen.

Ich vermute, dass er Angst hat, von den Explosionen der Mutter als Vater weggefegt zu werden, so wie sein Vater damals von seiner Mutter weggeblasen wurde. Ich berichte, was die Mutter uns erzählt hat. Offensichtlich geht ihm diese Deutung sehr nahe und überrascht ihn. Aber es kommt wenig später Folgendes zur Sprache: Als der Schwangerschaftstest der Mutter positiv war, habe sie gesagt, er könne nie der Vater des Kindes sein. In seinem Erleben wollte sie ihn weg haben, das habe ihn sehr schockiert. Die Mutter beteuert, das sei nicht wahr, das habe sie nicht gesagt. Darüber ist er entrüstet und ich versuche zu vermitteln, vielleicht hat er da etwas, was die Mutter gesagt hat, so erlebt. Er findet unerträglich, dass die Mutter jetzt sage, das sei nicht wahr, steht auf und geht aus dem Zimmer. Wei jammert, weint und will hinterher. Die Mutter tröstet ihn und ich sage, dass er traurig ist, wenn sein Vater rausgeht. Die Mutter sagt unberührt, das mache er öfter so, sie verstehe nicht, warum. Sie behauptet, es sei vielmehr so gewesen: Der Vater habe ihr gedroht, er würde gerichtlich für das Sorgerecht kämpfen und dafür, dass ihr das Kind entzogen würde – also genau die umgekehrte Geschichte. Ich entschließe mich, ihn wieder hereinzuholen. Er ist draußen ganz freundlich. Ich entschuldige mich, es sei wohl etwas zu viel für ihn gewesen, ich hätte vielleicht mit meiner Vermutung zu sehr dominiert und er hätte sich überrumpelt gefühlt. Er sagt, nein, das sei nicht der Fall, ihn hätte fassungslos gemacht, dass sie sagt, seine Darstellung sei nicht wahr.

Wieder im Behandlungsraum fasse ich zusammen: Die Eltern haben trotz allem offensichtlichen Bemühen, es zusammen gut mit Wei zu machen, eine sie gegenseitig zutiefst verletzende und das gegenseitige Vertrauen zerstörende Kollusion, die in ihrer Kindheit Erlittenes wiederbelebt. Die Mutter fühlt sich von Weis Vater wie von ihrem eigenen Vater existenziell entwertend behandelt und mit Worten geschlagen, sie explodiert wütend mit überwältigenden Beseitigungswünschen ihm gegenüber und schlägt zurück. Der Vater fühlt sich durch die mütterliche Dominanz in seiner Existenz als Vater bedroht, so wie seine Mutter den Vater beseitigt hat, und wehrt sich, indem er die Mutter entwertet. Das leuchtet beiden in gewisser Weise ein. Ich schlage vor, dass wir schauen, wie sie sich mit dieser gegenseitigen Verletzung zu Beginn der Schwangerschaft mit Wei aussöhnen können. Der Abschied ist freundlich. Wei möchte noch weiter spielen und kann sich nur schwer trennen.

Anschließend besprechen wir, wie zentral wichtig die Szene war, in der die Eltern erzählten, wie sie den Anfang der Schwangerschaft miteinander erlebt haben. Da wurden die traumatischen Anteile ihrer jeweiligen Kindheitssituation aktualisiert, indem sie sich gegenseitig vernichtend die Existenzberechtigung als Vater bzw. Mutter absprachen. Das führte zu der schweren postpartalen Depression der Mutter, aber auch des Vaters. Dies bildet auf beiden Seiten den Ausgangspunkt für den Kampf um Respekt und Anerkennung des jeweils früheren gegengeschlechtlichen Elternteils, der in Form von Übertragungsanteilen aktualisiert ist. Beide lieben Wei und wollen bessere Eltern sein, aber die Mutter hat Angst, keine gute Mutter zu sein, weil sie Krebs hatte und das Kind der Beweis dafür sein soll, dass sie fruchtbar ist. Vermutlich deshalb ist sie so kompromisslos perfektionistisch. Der Vater hat Angst, er soll beseitigt werden wie sein Vater und kämpft gegen die Dominanz der Mutter. Andererseits scheinen Einsicht und Kooperation durch die Behandlung gewachsen und die Eltern bemühen sich um Anerkennung des anderen. Aber wegen der Aktualisierung der Traumatisierung, mit der beide in die Elternschaft eingetreten sind, ist eine Wiedergutmachung durch die SKEPT zum jetzigen Zeitpunkt nicht zu erhoffen. Beide bräuchten die Motivation zu einem eigenen längeren psychoanalytischen Prozess.

6. Gespräch: Die Stärkung beider Eltern führt einerseits zur Beruhigung der Situation, andererseits spitzt sich der existenzielle Konflikt zu

Die Eltern kommen mit Wei etwas zu spät. Ich hatte schon Zweifel, ob sie nach dem turbulenten Ende in der letzten Sitzung zusammen kommen würden, aber sie wirken aufgeräumt und entspannt. Die Mutter setzt sich wieder aufs Sofa und der Vater auf einen der beiden Stühle. Wei ist freundlich und macht einen ausgeglichenen Eindruck. Er nimmt sofort Kontakt mit Frau B. auf, zeigt auf die Spielsachen und beginnt mit der kleinen gelben Plastiktonne zu spielen. Die Klötzchen werden herausgeholt und wieder hineingeworfen. Er freut sich sichtlich an seinem Spiel und schaut abwechselnd zu einem der Erwachsenen. Ich frage die Eltern, wie es ihnen heute geht und sie sagen beide übereinstimmend, es gehe gut. Der Vater wirkt noch etwas verschlafen oder abwesend.

Wie angekündigt und von der Mutter schon sehnlich erwartet, ist ihre Mutter zu Besuch gekommen. Seit drei Tagen ist sie nun da. Enttäuscht klagt sie, dass die sich wenig um ihren Enkel Wei kümmere. Wenn sie zusammen mit ihm ein Buch anschaue, reagiere sie kaum auf ihn, sondern lese selbst in dem Buch. Sie führt diese Szene gestisch vor und hält sich die Hände wie in einem Buch lesend vors Gesicht. Sie denkt sogar, der Kontakt zu ihrer Mutter tut Wei nicht gut. Ich bin irritiert von ihrer Schlussfolgerung und fühle mich sofort an die Vorwürfe erinnert, die sie sonst ihrem Mann gegenüber erhebt. Es habe sie daran erinnert, dass ihre Mutter das früher schon gemacht habe, und sie habe verstanden, dass ihre Mutter schon mit ihr so umgegangen sei. Sie fragt mich nach meiner Einschätzung dieser Szene. Währenddessen schleudert Wei die Klötzchen lautierend weit im Raum umher. Ich interpretiere das so, dass er die Oma weg haben möchte, weil mit ihr der Streit der Eltern wieder aufflammt. Die Mutter stimmt zu und sagt, sie will, dass ihre Mutter wieder wegfährt. Wir sind bestürzt, denken daran, was für ein Ringen um den Besuch der Mutter in den letzten Wochen stattgefunden hatte. Es stand sogar im Raum, dass die Familie samt Wei nach Korea fliegt, um die Mutter zu besuchen. Nun ist sie da und soll gleich wieder gehen.

Der Vater wendet sich deutlich mehr Wei zu und geht auf ihn ein. Dieser sucht seine Nähe und sitzt eine Weile sogar auf seinem Schoß.

Die Mutter berichtet, ihre Mutter habe heute Frühstück gemacht. Als sie dazukam, habe sie Wei etwas essen sehen, was er wegen seiner Allergieneigung eigentlich nicht essen sollte und was sie verboten hatte. Es sei nichts passiert, aber es habe einen riesigen Streit mit ihrer Mutter gegeben, weil sie ihre Warnung nicht ernst genommen und sie sich dadurch nicht respektiert gefühlt habe. Sie habe kein Vertrauen zu ihrer Mutter, betont sie. Später sei sie zu ihr ins Zimmer gegangen, aber diese habe geschwiegen. Wieder macht sie die stumme Haltung der Mutter nach. Sie wirkt nun sehr aufgebracht. Ihr sei eingefallen, dass ihr Mann sie schon früher in seiner

Art an ihre Mutter erinnert habe und sie sich vermutlich auch deshalb in ihn verliebt habe. Sie erkenne nun die Mutter in ihrem Mann. Vor der Hochzeit oder kurz nachdem sie zusammen waren habe sie geträumt, dass sie mit ihrer Mutter schlafe.

Frau B. ist beeindruckt von der Einsicht, die Weis Mutter heute präsentiert und fühlt sich einem Gefühlschaos ausgesetzt. Für uns wird deutlich, dass die Mutter von ihrem Mann mütterliche Fürsorge erwartet. Der Vater versucht seine Sicht der Ereignisse zu schildern, was die Mutter in Bedrängnis zu bringen scheint. Er ist der Meinung, dass die Großmutter noch unter einem Jetlag leidet und er vermutet, dass sie deshalb so zurückgezogen war. Er habe gesehen, wie Wei von der Oma getragen wurde und sie zusammen das Frühstück zubereitet hätten. Er habe einen guten Eindruck vom Kontakt der beiden gewonnen. Die Mutter setzt an zu widersprechen, jedoch bittet der Vater ganz ruhig darum, ausreden zu dürfen. Als er dann noch Verständnis für die Mutter seiner Frau äußert, platzt dieser der Kragen. Sie stürzt sich regelrecht auf ihn und wirft ihm vor, er behandle sie ebenso respektlos und gebe ihr mal wieder die Schuld an allem. Er verteidigt seine Position und äußert Verständnis für die Großmutter. Er vermutet, diese habe, als sie Wei zu essen gegeben habe, gedacht, dass der Vater anwesend sei und dies als Einverständnis genommen. Die Mutter wird nur noch ungehaltener, eine empörte, wütende, heftige Auseinandersetzung folgt. Sie wirft ihm vor, er solle sich raushalten aus dem Streit zwischen ihr und ihrer Mutter, vielmehr sollte er ihr helfen, Wei aus der Situation zu nehmen. Der Vater entgegnet, er könne sich nicht raushalten, er sei ebenso betroffen wie Wei, auch das mache ihm Sorgen. Die Mutter betont, sie wolle, dass ihre Mutter wieder geht, und kündigt an, ihr ein Ticket für den Rückflug zu kaufen. Ich werfe ein, dass es offensichtlich zu dritt immer so schwierig wird, dass einer weg muss. Frau B. bestätigt den Vater, in gewisser Weise sei es nicht zu verhindern, dass so ein Streit auf alle in der Familie einen Einfluss hat und alle affektiv berührt. Das kann die Mutter zwar verstehen und stimmt dem zu, jedoch emotional kann sie das nicht, so der Eindruck von Frau B. Die Eltern diskutieren nun heftig auf Englisch und wir werden wieder zu Zuschauern, aber auch zu haltenden Dritten. Wiederum schaffen wir es an manchen Stellen, etwas für die Eltern in Worte zu fassen, was diese dann nutzen können. Ich sage, die Mutter habe eben ein anderes, dramatisches, sie manchmal überwältigendes Temperament, fühle sich schnell verletzt, gekränkt und respektlos behandelt, wenn sie sich kritisiert fühle und wenn es Streit gebe. Eine andere Sichtweise könne sie dadurch wohl erst nachträglich einnehmen. Aber der Vater fühle sich durch diese Temperamentsausbrüche dominiert. Der sagt dazu, er fühle sich nicht mehr dominiert, sondern halte dagegen und vertrete seine Meinung. Allerdings muss er sich häufig kratzen, weil die aggressive Auseinandersetzung ihn schon juckt und er sich zurückhalten will. Die Mutter wirkt verzweifelt und betont mehrfach, dass ihr Mann sich da raushalten solle, so wie sie sich aus den Auseinandersetzungen mit seinen Eltern heraushalte. Frau B. versteht die Mutter an dieser Stelle, wird aber trotzdem ärgerlich auf sie, weil sie sich ständig in gefährlichem Gewässer fühlt, darauf aufzupassen, der Mutter nicht zu viel zuzumuten. Ihr geht durch den Kopf, dass sie womöglich ihre Mutter für sich allein haben will. Als Frau B. für sie formuliert, dass es für sie traurig sei, wenn sie ihre Mutter, die sie so herbeigewünscht hat, so erlebe, versteht sie dies kognitiv. Ich formuliere ihr Ringen um Respekt und Selbstbestimmung. Daraufhin erzählt sie von einer Radtour mit der Großmutter. Als sie diese für einen Moment nicht sehen konnte, weil ein LKW zwischen ihnen war, sei sie außer sich geraten.

Nach der Sitzung überlegen wir, dass sie ihrer Mutter übelnimmt, dass sie, nachdem sie vorher so eine enge Dyade hatten, plötzlich verschwunden ist und sie mit dem schlagenden Vater ohne Schutz allein ließ. Sie ist über beide Eltern wütend und schlägt um sich, womit sie die Situation dominiert als die Stärkere, die mit dem schlagenden Vater identifiziert ist. Wir haben den Eindruck, dass die Auseinandersetzung zwischen den Eltern noch einen so großen Raum einnimmt, dass Wei in Gefahr ist dazwischen abzustürzen. Andererseits ist er so gut entwickelt, weil er wohl meistens Beachtung findet. Vielleicht tragen die Eltern ihre Streitigkeiten eher in die Stunde mit uns, wo wir zur Verfügung stehen und versuchen verstehend zu containen. Das spreche ich am Ende aus: »Wir wollen weiterhin versuchen, Sie beide besser zu verstehen, damit Sie sich besser verstehen können.« Damit sind die Eltern einverstanden und wollen wiederkommen.

7. Gespräch: Die Mutter wirft die Scheidungsbombe

Die Eltern verspäten sich deutlich und wir überlegen schon, ob sie überhaupt noch kommen. Aber dann sind sie doch da. Sie sehen alle gut aus, besonders die Mutter frisch und erholt. Der Vater ist heute zunächst sehr verschlossen, in sich gekehrt, und als ich ihn darauf anspreche, erfahren wir, er habe eine Erkältung, es gehe ihm schlecht. Darauf sagt die Mutter, sie habe heute Nacht kaum geschlafen, aber sie rede trotzdem, alles sei nur ein Vorwand von ihm. Wei turnt heute sehr agil herum, aber beide Eltern passen auf, dass nichts passiert. Als er unruhig wird, bekommt er die Brust und der Vater rückt näher zur Mutter hin, um die Füße von Wei zu unterstützen. Ich bemerke, er sei ein guter Vater, was die Mutter zunächst bestätigt. Ihre Mutter sei immer noch da und sie achte darauf, diese nicht zu überfordern. Manches könne sie mit ihr besprechen. Es entlastet sie, dass diese stundenweise auf Wei aufpasst und sie etwas anderes erledigen kann. Sie erzählt wieder sehr streitbar über einen Vorfall. Die Familie ging zusammen aus, der Vater und Wei wollten auf den Spielplatz, sie aber wollte Käsekuchen essen. Das sei ein großes Fest für sie und das wurde dann auch gemacht. Aber irgendwann habe der Vater zu schimpfen angefangen und es gab einen Streit. Der Vater warf ihr vor, dass immer ihre Bedürfnisse dominieren, dass er und Wei eigentlich auf den Spielplatz wollten. Das nimmt sie ihm sehr übel und ein längerer Streit wogt zwischen beiden hin und her, bei dem wir wieder Zuschauer sind. Ich versuche zu verstehen, wie sehr die Mutter um Respekt und ihr Eigenes kämpft und sich dabei den Wünschen des Vaters gegenüber distanziert verhält. Aber der Vater fühlt sich dadurch bedroht und kämpft um sein Vatersein und seine Bedürfnisse. In diesem Streit wird Wei immer lauter und zeigt seinen Unmut. Die Mutter nimmt ihn wieder häufig zur Brust, um ihn zu beruhigen. Sie sagt, von Wei distanziere sie sich nicht. Darauf äußere ich die Vermutung, dass er zwar jetzt noch weitgehend mit ihr übereinstimme, aber bald seine eigenen Wünsche werde durchsetzen wollen; dann werde es zum Streit kommen, wenn er sich selbst behaupten will. Für mich wird deutlich, dass sie mit ihrer Brust die Selbstbehauptungsregungen von Wei immer wieder ersticken will. Der Vater sagt, er habe inzwischen nicht mehr die Angst, dass die Mutter ihn beseitigen will, worauf diese am Ende sagt: »Und wenn ich mich scheiden lasse, was machst du dann?« Das bleibt am Ende so stehen. Die Mutter wischt damit mit einem Schlag weg, dass sie teils auf einem guten Weg sind, ist mein Gefühl. Andererseits habe ich das Gefühl, dass sie vieles bei uns lassen und sich dadurch erholen und die Streits inzwischen nicht mehr so zerstörerisch sind wie am Anfang.

8. Gespräch: Die Trennung wird von beiden eingeleitet

Wieder verspätet kommen die Eltern zusammen mit Wei. Alle drei wirken heute entspannter auf mich. Die Mutter setzt sich aufs Sofa und der Vater auf einen der Stühle. Die Eltern wirken in der Interaktion harmonischer, mehr auf einander bezogen. Dennoch korrigiert die Mutter den Vater gleich zu Beginn der Stunde wegen der Lagerung der Rucksäcke, Wei solle freien Zugang zu den Spielsachen haben. Die ersten zehn Minuten ist es still, schweigend beobachten wir Wei und folgen seinem Spiel. Schließlich fragt der Vater, ob er beginnen dürfe, was mich überrascht. Ich denke an die Ruhe vor dem Sturm. Die Mutter nickt ihm zu. Er berichtet auf Englisch, wendet sich an uns und fragt, ob das in Ordnung sei, er könne auch deutsch sprechen, falls es nötig wäre. Wir sind einverstanden. Er führt aus, es habe viel Streit gegeben und sie hätten beschlossen, sich zu trennen. Er sei damit unter bestimmten Bedingungen einverstanden. Die Mutter gerät sofort in Erregung, widerspricht und es entsteht eine hitzige Diskussion. Dabei geht es darum, die Trennungsmodalitäten auszuhandeln, den anderen niederzumachen, für schuldig zu erklären. Plötzlich ist die Atmosphäre aggressiv und vergiftet. Die Mutter möchte, dass der Vater sofort auszieht, und ist bereit, ihrem Mann eine Wohnung zu bezahlen, sie habe viel Geld und nennt eine stattliche Summe. Der Vater argumentiert aufgebracht dagegen, er finde es sinnvoller, zunächst zu Hause wohnen zu bleiben. Sie sollten sich erst trennen, wenn die Mutter mit Wei selbstständig leben kann, also wenn sie wieder arbeiten geht und Wei in den Kindergarten kommt. Das geht hin und her. Jeder erwartet vom anderen, dass er sich eine neue Wohnung sucht. Jeder hat seine Gründe dafür. Die Mutter hatte den Vater, als er sagte, er fühle sich nicht mehr bedroht, so verstanden, dass sie ihn verlassen könne. Ein deutliches Missverständnis auch für uns, das die Mutter nicht wahrzunehmen scheint. Für sie war die Bemerkung des Vaters offensichtlich kein Zeichen, dass durch Verständigung Vertrauen zwischen beiden gewachsen sein könnte. Wir folgen dem Streitgespräch schweigend, sind zunächst sprachlos.

Ich stelle schließlich fest: »Sie wollen sich offensichtlich beide trennen, aber gleichzeitig erscheint es unmöglich, sich zu trennen, vielleicht weil es noch etwas anderes in Ihnen beiden gibt.« Das bringt nicht viel, der Streit wogt weiter. Wei ist offensichtlich tief beunruhigt darüber und wird ständig mit der Brust der Mutter beruhigt. Auch als ich sage: »Der Streit der Eltern beunruhigt Wei zutiefst, sodass es nur noch die Brust der Mutter gibt, die ihm Sicherheit gibt«, bestätigen beide das, streiten aber weiter. Wei schimpft laut, so wie die Eltern miteinander laut reden. Zwischendurch greift die Mutter mich einmal paranoid an, als Therapeutin müsste ich doch wissen, dass die Art, wie die Eltern hier miteinander umgehen, nicht gut sei für Wei. Wir hören, dass sie sich zu Hause sehr heftig beschimpfen und am Wochenende getrennte Dinge unternehmen. Die Mutter mit Wei und ihrer Mutter, während der Vater weinend zu Hause bleibt. Sie verträgt sich jetzt gut mit ihrer Mutter, und wenn der Vater nicht da ist, sei Wei ganz anders, spiele ruhig und beschäftige sich mit allem. Die Mutter lässt den Vater nicht richtig zu Wort kommen und er ringt immer wieder darum, sich artikulieren zu können. Als ich bei meiner Deutung des Ambivalenzkonfliktes bleibe, fragt die Mutter mich scharf, was das Ziel der Behandlung sei. Offensichtlich hat sie das paranoide Gefühl, ich könnte wollen, dass sie weiter mit dem Vater zusammenlebt, den sie hier mit dem sie schlagenden Vater identifiziert. Deshalb antworte ich, ich hätte kein bestimmtes Ziel außer dem, ihnen zu helfen, sich gegenseitig besser zu verstehen, damit sie als Weis Eltern eine Entscheidung in eigener Verantwortung finden können. Aber es sei für mich deutlich, dass Wei den Vater liebt und diesen vermisst und dass der Vater Wei liebt. Als ich schließlich zustimme, dass es deutlich darauf hinauslaufe, dass sie sich trennen und Wei bei der Mutter leben werde, sagt Frau B. engagiert: »Das ist nur die eine Seite, es gibt doch eine andere, wo Sie beide darum kämpfen, vom anderen so anerkannt zu werden, wie Sie sind.« Nachdem wir beide die unterschiedlichen Seiten des Kampfes benannt haben, tritt endlich ein Nachdenken ein und die Eltern schweigen betroffen, weil wir Worte und eine Form, die die Eltern annehmen können, gefunden haben.

Der Vater fragt nach einer Pause hilflos, was sie jetzt machen sollen, worauf die Mutter sagt, es gebe für sie noch eine letzte Option: wenn er sich einer Therapie unterziehen würde und sie selbst auch. Es wird deutlich, kognitiv haben sie verstanden, dass die Mutter im Vater ihren eigenen Vater sieht, von ihm weg will und ihn deshalb immer wieder wegschlägt. Denn sie hat die Hoffnung, einen besseren Vater für Wei zu finden, so wie sie als Kind im Stiefvater einen besseren Vater gefunden hat, der auf sie eingegangen ist und sie gefördert hat. Das ist der idealisierte Vater, den sie zunächst in Weis Vater gesehen hat. Und der Vater hat verstanden, dass er Weis Mutter wie seine Mutter erlebt und deshalb darum kämpft, als Weis Vater nicht beseitigt zu werden wie sein Vater von seiner Mutter. Deshalb greifen sie sich beide existenziell als Vater und Mutter an. Nachdem das gemeinsam formuliert werden konnte, stimmt der Vater zu, eine eigene Therapie zu machen, und die Mutter will ebenfalls einen Therapieplatz suchen. Mit diesem Ergebnis verlassen sie die Sitzung. Wir sind ziemlich erschöpft, weil es schwer war, das alles zu verstehen, ohne destruktiv zu werden. Die

Mutter gibt uns noch den ärztlichen Konsiliarbericht für den geplanten Bericht an den Gutachter.

Die nächste Stunde wird abgesagt. Die Mutter hinterlässt eine Nachricht auf dem Anrufbeantworter des Instituts. Sie teilt uns mit, ihr Mann habe einen Termin, deshalb könnten sie heute nicht kommen. Es würde keinen Sinn machen, allein nur mit Wei zu kommen. Sie entschuldigt sich für die kurzfristige Absage und wünscht uns einen schönen Tag. Wir entscheiden abzuwarten, was in der bevorstehenden Sommerferienzeit geschieht, und sind neugierig, was die Eltern machen mit dem, was sie mit uns erfahren haben. Sie müssen ihre eigene Entscheidung finden.

Eine Woche später treffe ich die Mutter und die Großmutter zufällig in der Stadt mit Fahrrädern, Wei im Lastenwagen. Sie freuen sich mich zu sehen. Der Vater hatte am Tag zuvor einen Termin bei einem Analytiker und wollte deshalb zum letzten Termin nicht kommen, erklärt die Mutter. Ich sage, wir hätten auf sie gewartet. Das tut ihr leid, dass sie zu spät angerufen hat, weil sie dachte, der Vater übernimmt es. Sie stellt mir ihre Mutter vor. Später treffen wir uns wieder in der Markthalle bei einem Stand mit biologischen Produkten und freuen uns darüber, uns wieder zu sehen. Die Mutter betont, wie gut die Waren sind, was ich bestätige. Ich erkundige mich, wie es Wei geht. Sie sagt, es gehe ihm gut, er schlafe auch gut. Sie hat ihn vorne in der Trage und er wirkt zufrieden. Sie erkundigt sich, wann genau wir nach den Sommerferien wieder da sind.

Weiterer Verlauf

Drei Monate später meldet sich die Mutter wieder. Sie kommt verspätet mit Wei. Beide sind hübsch anzusehen und wirken fröhlich, der Vater ist nicht dabei. Ich spreche die Verspätung und den fehlenden Vater an. Sie reagiert irritiert und nimmt zunächst sehr stark Blickkontakt mit Frau B. auf und spricht diese an, was ungewöhnlich ist, da sie sich meistens mir zugewandt hatte. Ich denke, sie hat sich nach der langen Trennung, in der das Vertrauen in die Beziehung sich abschwächt, durch meine Bemerkung schon gekränkt gefühlt, weil sie Zuwendung und Bestätigung von mir erhofft und braucht. Die in der fast regelmäßigen Verspätung vermutlich untergebrachte negative Übertragung der Mutter auf die Therapeutinnen wird in der SKEPT, anders als in der analytischen Langzeitpsychotherapie, nicht untersucht und gedeutet. Für Eltern in der postpartalen Phase ist es wichtig, eine gute Realbeziehung zu festigen, bevor Konfrontation möglich ist, vergleichbar mit dem Umgang mit traumatisierten Patienten.

Wei, 21 Monate alt, ist gewachsen und hat sich gut entwickelt. Er lächelt und zeigt deutlich, dass er uns wiedererkennt. Die Mutter setzt sich zu ihm auf den Boden. Sie sieht dünn und zerbrechlich aus, leuchtet nicht so wie sonst. Sie wirkt überraschend ruhig und abgeklärt, nicht mehr so energiegeladen wie vor der Pause.

Über den Vater äußert sie, er habe keine Lust gehabt heute zu kommen, seit gestern sei er krank zu Hause. Frau B. fühlt sich enttäuscht, wie weggeworfen und denkt, er kommt nicht mehr. Ob ihr Mann in Therapie sei, wisse sie nicht genau, sie sprechen nicht darüber. Aber sie denke, er hat alle zwei Wochen einen Termin. Wir wundern uns, dass sie es nicht weiß. Sie selbst war bei einer Analytikerin in der Institutsambulanz für Erwachsene. Mit der habe der Kontakt aber nicht funktioniert, so sei sie nach einigen Sitzungen nicht mehr hingegangen. Entsetzt und wütend berichtet sie, dass der Vater bei einem Anwalt die Scheidung beantragt habe. Obwohl sie selbst vor einiger Zeit mit Scheidung gedroht hatte, wirkt sie so, als habe sie nicht damit gerechnet. Wir sind verwirrt und Frau B. hat das Gefühl, die Beziehung der Eltern ist nicht zu halten.

Wir erfahren von einer Kontrolluntersuchung, bei der in ihrer Leber und Bauchspeicheldrüse verdächtige Veränderungen festgestellt wurden. Der Arzt wollte sich nicht festlegen, ob sie ein Rezidiv hat. Er habe zu einer Kontrolluntersuchung in drei bis sechs Monaten geraten. Der Befund sei nicht zwingend ein schlechtes Zeichen, aber sie bekam zunächst panische Angst und habe beschlossen, eine Heildiät zu versuchen: eine Spezialernährung, rein pflanzlich, mit einer stündlichen Einnahme von Frucht- und Gemüsedrinks. Sie wolle gegen den Krebs kämpfen. Wir alle lassen das Schlimme, das eintreten könnte, nicht wirklich an uns heran, verschieben unsere Gedanken auf die nächste Untersuchung, und bis dahin hegen wir Hoffnung. Durch die Ernährungsumstellung hat sie sehr abgenommen. Ihr Mann werfe ihr vor, sie gebe zu viel Geld aus für die Ernährung, deshalb streiten sie häufig. Wir vermitteln unser Befremden über diese Vorwürfe.

Sie hat sich ein 23-jähriges koreanisches Au-pair-Mädchen ins Haus geholt, das sie sehr unterstütze und mit dem sie vieles bespreche. Ich bemerke, sie habe sich ein Stück Heimat gegönnt. Frau B. überlegt, ob das Au-pair der Grund für Streitereien ist und der Vater sich scheiden lassen will, weil er sich ausgeschlossen fühlt. Jetzt erzählt sie, er habe den Antrag auf Scheidung zurückgezogen. Von ihm gefragt, ob sie ihn verlassen würde, wenn er mit seiner Neurodermitis schwer krank wäre, habe sie gesagt, so eine Person sei sie nicht, die so etwas tun würde. Erklärtermaßen fühle er sich immer noch bedroht von ihren Ausbrüchen, dass sie ihn verlasse, wenn sie so wütend wird. Das könne sie sogar verstehen, gibt sie zu. Ich formuliere, vermutlich ziehe er es vor, sich zu trennen, als von ihrer Trennung bedroht zu sein. Ihr Problem sei, dass sie ihren Mann nicht mehr liebe und achte. Wir arbeiten daran, dass sie Weis Vater nicht akzeptieren kann, weil er nicht so perfekt ist, wie sie ihn sich vorgestellt hat. Sie klagt, er sei faul, helfe nicht im Haushalt, er verwöhne Wei mit Schokolade. Andererseits gehe er mit ihm in den Zoo und auf den Spielplatz, die beiden verstünden sich gut und Wei bewundere den Vater, da sei sie abgemeldet. Das brauche er als Junge und es wäre schlimm für ihn, wenn sie sich trennen und er den Vater verlieren würde, betont Frau B. Das sieht die Mutter auch so und will versuchen, ihn etwas mehr zu schätzen. Wei fragt immer wieder nach dem Vater, während er spielt.

Sie will abstillen. Wir bestärken sie darin, denn ihre körperliche Gesundheit sei jetzt besonders wichtig, weil sie nun alle Kräfte für sich brauche gegen ein mögliches Krebsrezidiv. Sofort verlangt Wei nach der Brust. Wir diskutieren darüber, ob es ein Wunsch oder ein Bedürfnis von ihm ist. Die Mutter meint, damit er sich sicher fühlen könne, müsse sie ihm noch die Brust geben, deshalb könne sie nicht abstillen. Ich gebe zu bedenken, ob es nicht ihr eigenes Bedürfnis nach Sicherheit ist, welches sie stillen will. Wir äußern die Vermutung, dass sie sich nur dann sicher ist, eine gute Mutter für Wei zu sein, wenn sie ihm die Brust gibt. Es stellt sich heraus, dass sie Angst hat, nur das Stillen könnte der Grund sein, warum sie für ihn liebenswert ist, ohne das könnte er ganz zum Vater wollen und sie sei abgemeldet. Bei diesem erschütternden Bekenntnis stürzt Wei zu ihr, umarmt sie und ruft laut und vernehmlich »No«. Wir alle sind erstaunt und ich betone, wie wichtig sie jetzt als verlässliche Person für Wei ist. Bisher war die Brust gut für ihn, aber nun sei die Bindung zwischen ihnen stabil und er habe andere Bedürfnisse entwickelt. Er brauche sie als Person, die präsent ist, damit er sich sicher fühlen kann, die ihn mit Worten begleite und dabei helfe, Trennung und Frustration zu ertragen. Dazu gehörten die Affekte, die es auslöst, wenn sie ihn abstillt. Aber er liebe auch den Vater, weil er mit ihm eine andere Welt entdecke. Das sei eine Situation, die sie nicht kenne und die sie deshalb als bedrohlich erlebe. Es kommt ihr schließlich der Gedanke, dass ihre Mutter den Vater von ihr ferngehalten hat, sie ganz für sich haben wollte und der deshalb so wütend war, dass er sie geschlagen hat, und sie ist jetzt dabei, das mit Wei zu wiederholen. Wir bestätigen diese Gefahr, wenn sie den Vater vertreibt und überfordert allein mit Wei zurückbleibt. Mit dem Stillen beeinträchtige sie gegenwärtig sein Bedürfnis nach Sicherheit durch sie, weil sie sich selbst schlecht behandele und schädige. Es leuchtet ihr ein, dass es besser ist ihn abzustillen, obwohl Wei sie immer wieder zornig mit seinen Wünschen bedrängt. In unserer Gegenwart bleibt sie beim Nein. Sie fragt mich verführerisch gewinnend, ob sie in Einzeltherapie zu mir kommen könne, was ich verneine und erkläre, dass sie in der jetzigen Situation von der Arbeit mit uns beiden, Wei und hoffentlich wieder dem Vater, mehr profitiere. Sie könne ihm erzählen, worüber wir gesprochen haben. Sie hofft, dass der Vater zur nächsten Sitzung wieder mitkommt.

Beim nächsten Gespräch erfahren wir, dass der Vater geäußert habe, die gemeinsamen Sitzungen bei uns seien Zeitverschwendung für ihn. Er mache eine eigene Psychotherapie und spezielle Behandlungen für seine Neurodermitis, es gehe ihm dadurch deutlich besser. Wir bedauern das ebenso wie die Mutter, müssen es aber akzeptieren. Sie möchte weiterhin mit Wei zu uns kommen, sie lerne viel bei den Gesprächen und das helfe ihr sehr. Wir fragen uns, ob er kein Vertrauen mehr in uns hat, wenn wir mit der Mutter ein Behandlungsbündnis schließen. Wir arbeiten daran, dass sie den Vater mit seinen Eigenheiten und Bedürfnissen besser annehmen kann, worin sie das Au-pair-Mädchen unterstützt, wie sie erzählt. Überrascht sei sie immer wieder, dass der Vater netter zu ihr sei, wenn sie ihm gönnt, was er will. Wir können formulieren, dass sie sich beide danach sehnen, vom Anderen mit ihren Bedürfnissen akzeptiert zu werden, ihr Mann und sie ebenfalls. Beide haben sie ein Päckchen zu tragen, er das Ekzem und sie das drohende Krebsrezidiv. Aber sie seien beide empfindlich für Kritik und dadurch komme es immer wieder zu den heftigen Streitigkeiten. Die Mutter beobachtet, wie Wei darunter leidet und sich deshalb weitgehend zurückzieht. Unser Eindruck ist, durch das drohende Krebsrezidiv ist sie sanfter geworden und bedroht den Vater nicht mehr mit Trennung, weil sie selbst in ihrem Leben bedroht ist und sich mit Wei von ihm abhängig fühlt. Über diese Erkenntnis können wir einen Moment zusammen trauern. Die Kämpfe um das Abstillen ziehen sich hin, weil sie zu Hause keine Hilfe durch einen Dritten hat. Wie sie den Vater zu ihrer Entlastung nachts einbinden könnte, beschäftigt uns lange. Dabei wird ihre hohe Ambivalenz deutlich. Er soll so funktionieren, wie sie es braucht; macht er es anders, ist sie damit unzufrieden und will es nicht. Auch das Au-pair-Mädchen braucht sie in erster Linie für sich, sie soll die zeitaufwendige Nahrung für ihre Heilung vorbereiten und mit ihr sprechen. Zu Wei kann sie ihr nur schwer eine eigene Beziehung erlauben, weil sie anders, gewährender mit ihm umgeht als sie als Mutter. Ich gebe zu bedenken, dass diese jünger ist und mit ihren Gefühlen noch näher bei Wei, weniger in der Verantwortung als sie in der Rolle der Mutter. Sie erlaube Wei lustvolle Erlebnisse und sei weniger darauf bedacht ihn zu erziehen. Die Mutter kann das verstehen und sich schließlich mit dem Gedanken versöhnen, dass die junge Frau durch ihr Anderssein eine Bereicherung für Weis Leben ist. Das sind neue Töne, denke ich.

Die Mutter bemerkt, dass sie die heftigen Aggressionen von Wei wegen des Abstillens kaum aushält und sie ihr Angst machen, wenn er sogar nach ihr schlägt, aber sie danach wieder küsst. Mit dem Vater sei es so, dass er fünfmal nett sei, aber dann wieder einen aggressiven Ausbruch habe. Sie ertrage ihn einfach nicht. Sie fühle sich wie eine Abladestelle für seine aggressiven Impulse und habe Angst, dass sie das krank macht. So bleibe keine Kapazität mehr, Weis Aggression auszuhalten, die normal und verständlich sei beim Abstillen. Das Au-pair-Mädchen habe gefragt, warum sie überhaupt noch mit diesem Mann zusammenlebe. Sie habe gar keine Lust mehr, mit ihm zu sprechen. Das verunsichere ihn und er drohe wieder mit Scheidung. Davon fühle sie sich wiederum bedroht, weil sie die Scheidung jetzt nicht wolle. Aber sie fange an zu überlegen, was eigentlich so schlimm daran wäre. Sie fragt mich, was ich darüber denke. Ich sage, wir sollten zusammen überlegen, was sie denkt und was sie will. Sie habe eigentlich genug Geld, um sich und Wei allein zu versorgen, ihn später in die Kita zu geben und wieder eine Stelle zu suchen. Bei diesen Überlegungen setzt ihr Wei, die große Babypuppe, auf den Schoß, die sie erschrocken anzustarren scheint. Plötzlich schreit er laut »No, no, no!«, und wirft sich auf die Mutter. Wir verstehen erschrocken und überrascht sofort, dass er zum Thema Scheidung Nein sagt. Ich bekräftige, dass er den Vater liebt und keine Trennung der Mutter will. Am Ende der Stunde gibt er mir mit ernstem Blick von sich aus die Hand. Ich nehme seine Hand zum Zeichen des gegenseitigen Einverständnisses.

Die Mutter klagt immer wieder über die unruhigen Nächte. Wei bekommt wieder Zähne, sie ist dann müde und erschöpft und sieht blass aus. Ich verstehe mitfühlend, dass sie mit Wei in der Nacht sehr allein ist. Das bestätigt sie traurig. Weder das Au-pair-Mädchen noch der Vater wollen nachts mit ihm zu tun haben. Obwohl er sich wenig kümmere, idealisiere

Wei den Vater als großartig, während sie und das Au-pair-Mädchen klein seien. Wir deuten, dass er sich einen idealen Vater wünscht und ihn deshalb so fantasiert, so wie sie das früher mit Weis Vater gemacht hat. So sei die Situation nicht ideal, aber weitgehend ruhig. Sie wolle nicht, dass Wei so werde wie der Vater. Sie fragt, ob nicht ein Stiefvater besser sei als ein biologischer Vater, der innerlich nicht wirklich engagiert ist, vielmehr Wei zwischen sie beide stelle und sich verweigere, um ihr zu schaden. Wir erkennen an, dass das ihre Kindheitserfahrung ist, aber Wei habe einen interessierten Vater, den er liebe und idealisiere, und er brauche deshalb keinen Stiefvater. Das sei anders als damals bei ihr.

Sie überlegt, in ihr Heimatland zu ziehen, wenn das Au-pair-Mädchen wieder zurückgeht. Sie denkt, dort ist sie besser aufgehoben, unter ihren Landsleuten. Da gebe es bezahlbare Hilfen. Mit ihrer Familie gehe es nicht gut, aber das sei nicht so schlimm, weil es mehr Zusammenhalt unter den Leuten gebe. Eine andere Idee ist, Wei mit zweieinhalb Jahren in die Kita zu geben und wieder eine Stelle zu suchen. Da wäre er groß genug. Ich habe das Gefühl, sie ist dabei, es innerlich aufzugeben, mit ihrem Mann noch zusammenzukommen. So sprechen wir darüber, dass sie mit dem Au-pair und Weis Vater tendenziell eine Beziehungskonstellation ihrer Kindheit wiederholt. Dabei war sie mit der Mutter ganz eng und der Vater außen vor, er hat sie und ihre Mutter immer wieder angegriffen, bis es schließlich zur Trennung kam. Ihr fällt dazu ein, ihr Mann habe ihr gesagt, je mehr sie sich zurückziehe, desto weniger würde er sich um sie kümmern und ihr helfen, und das würde Wei umso mehr verletzen. Das Wiederholungsdrama ist für uns schwer auszuhalten und wir schweigen betroffen.

Wir haben die Frequenz der Sitzungen jetzt auf 14-tägig reduziert und die Zeit von vorher 90 auf 50 Minuten, damit das Kassenkontingent länger reicht. Nach einer Woche meldet sich die Mutter, sie wolle den Termin auf gar keinen Fall vergessen, deshalb rufe sie vorsichtshalber an. Ich denke, sie hätte gern schon nach einer Woche wieder ein Gespräch gehabt, aber wir haben es anders vereinbart und sie wird langsam »abgestillt«.

Wei hat in den letzten Nächten besser geschlafen, das sei auch für sie gut gewesen. Als er an die Brust wollte, habe sie lange mit ihm geredet, er sei jetzt ein großer Junge und für die Mama sei es nicht mehr gut, ihn zu stillen. Er habe zwar gemurrt, aber verständig reagiert und bekomme jetzt nur noch ganz selten die Brust. Sie schildert, wie er sich in der Musikschule von ihr trennen kann, im Raum herumläuft, alles untersucht und nur hin und wieder zu ihr kommt, während die anderen noch an ihren Müttern hängen. Sie fragt sich, ob das gut ist oder ob er sie ablehnt. Frau B. bestätigt ihr, genau dies Verhalten Weis zeige eine sichere Bindung an. Wei erkundet die Welt und sie fungiere als sicherer Hafen, zu dem er jederzeit zurückkehren kann, wenn er es brauche. Wichtig sei, dass er sie da vorfinde, wo er sie verlassen habe. Das kann die Mutter gut nachvollziehen und erleichtert zur Kenntnis nehmen. Ich vermute, dass sie Angst hat, dass er sie ablehnen könnte, weil sie vielleicht krank ist.

Zu Hause hat sich etwas verändert. Ihr Mann ist wieder zugänglicher und hat ihr wieder gesagt, er fühle sich bedroht von ihr und ihren emotionalen Ausbrüchen und habe Angst, sie verlasse ihn im Streit. Schließlich habe er gefragt, warum sie nicht mit ihm rede, worauf sie antwortete, sie rede schon, aber sie wolle nicht auf seine Provokationen reagieren. Seitdem sie das so macht, sei er netter zu ihr geworden und sie habe ihm verraten, dass Wei ihn bewundere, sich nach ihm sehne und gern mit ihm Zeit verbringe. Das habe dazu geführt, dass er bereit sei, früher von der Arbeit zu kommen und sich mehr mit Wei zu beschäftigen. Sie haben nun einen Modus des Zusammenlebens gefunden, bei dem beide eine Eskalation eines Streits vermeiden. Sie scheint ihm zu glauben und es zulassen zu können, dass er sich mehr um Wei kümmert. Dazu gibt Frau B. zu bedenken, wenn sie sich innerlich von ihm zurückzieht, die Situation zwar nicht mehr eskaliert, es jedoch von ihm vermutlich erlebt wird, als würde er weggeschickt. So bleibt die Spannung auf seiner Seite erhalten und die Angst bestehen. Aber wir haben den Eindruck, als sei eine echte Annäherung der beiden nicht mehr möglich. Sie erzählt, sie habe die Möglichkeit, bis spätestens Juni wieder in ihre alte Stelle einzutreten und überlegt, ob sie das machen soll. Der Vater, dem sie das berichtet hat, war sehr angetan davon und habe gesagt, er würde sie dabei unterstützen. Wir sprechen darüber, dass das Wichtigste ihre Gesundheit ist und sie es davon abhängig machen sollte, wie die Kontrolluntersuchung ausfällt. Ich versuche zu deuten: »Soweit wir den Vater kennen, hängen seine Provokationen damit zusammen zu testen, ob sie ihn als Vater rauswirft, so wie das seinem Vater passiert ist.« Das erscheint ihr sehr sinnvoll, es ist auch ihr Eindruck, dass er sie immer wieder testet. Auch sei es verständlich, wie froh er ist, dass sie wieder arbeitet, damit nicht die ganze finanzielle Verantwortung für die Familie auf ihm lastet. Er habe ja deutlich gemacht, wie sehr ihn das belastet aufgrund seiner Geschichte.

In der letzten Sitzung vor der Weihnachtspause hören wir, das Abstillen gelinge immer besser. Manchmal mache Wei eine schimpfende Bewegung in ihre Richtung und knurre, aber sie wisse, es hat nichts mit ihrer Person zu tun, sondern mit ihrer Verweigerung seines Wunsches. Sie hat nicht den Eindruck, dass ihre Beziehung dadurch gestört ist. Der Vater sei jetzt mehr zu Hause und kümmere sich viel um Wei. Dieser wolle jedoch nicht mehr so oft zu seinem Papa. Er sage: »Papa Aua.« Sie habe ihn gefragt, ob das Au-pair-Mädchen auch Aua mache oder sie selbst, was er verneinte. Sie denke nun, das sei so zu verstehen, dass der Vater manchmal sehr grob mit ihm umgehe. Er zwinge ihm die Jacke an, halte seine Arme dabei fest. Beim Windelwechseln sei er ebenfalls sehr grob. Sie wirkt nun ratlos und unglücklich, will Wei vor diesem schlechten Einfluss und Vorbild schützen. Sie fragt, ob sie den Umgang mit dem Vater unterbinden solle. Sie habe ihn natürlich schon damit konfrontiert. Er habe nur gelacht und gefragt, ob sie denke, er schlage Wei. Das habe sie nicht gesagt, aber natürlich denke sie daran. Er wolle sich nichts von ihr sagen lassen und finde, sie rede immer in seinen Umgang mit Wei hinein. Wir deuten ihr, sie denke vermutlich, der Vater sei nicht gut genug für Wei, so wie ihr Vater für sie nicht gut war, und wünsche sich einen besseren sozialen Vater für ihn, so wie sie ihn später hatte. Sie fragt, warum wir denken, ihr Mann, der biologische Vater, sei so wichtig für Wei. Frau B. antwortet, er habe diesen einen biologischen Vater und dies bleibe so sein ganzes Leben lang, aktuell sei er auch sein sozialer Vater. Das gefällt der Mutter nicht, sie widerspricht, so ein Vater, der wehtue, sei nicht gut für Weis Entwicklung. Ich besänftige, er mache es vermutlich so, wie er es selbst als Kind erlebt hat, er wiederhole. Das leuchtet der Mutter sofort ein, dennoch hat sie die Fantasie, der Vater liebt seinen Sohn nicht. Das macht Frau B. nun sehr betroffen und wütend. Wie sie darauf komme, kann sie nicht benennen, es ist ihre Überzeugung, die sie heute wieder vehement vertritt. Frau B. versucht schließlich zu vermitteln, indem sie vermutet, er versuche ihn zu lieben, er sei bemüht darum. Dies scheint die Mutter akzeptieren zu können, wiederholt es später noch einmal. Frau B. ist wieder in der Position des Vaters und will die Mutter mit dem Vater aussöhnen, es macht sie ärgerlich, wenn sie ihren Mann so abwertet. Schließlich werfe ich ein, das Wichtige sei, dass Wei mit seinem Kummer zu ihr kommen und ihr sagen könne, dass der Papa Aua mache, sie seine Wahrnehmung ernst nehme und bestätige, das ist nicht gut und er darf sich wehren. So sei sie schützend präsent, selbst wenn sie nicht anwesend ist. Wei lerne früh, dass der Vater, den er liebt und bewundert, ihm auch Schmerzliches zufügt, aber deshalb nicht gleich weggeschickt wird.

Nach über einem Monat sehen wir uns wieder. Mutter und Wei, jetzt zwei Jahre alt, kommen wieder abgehetzt zu spät. Wei isst ein Croissant. Als er die Krümel sieht, die auf den Boden gefallen sind, sagt er »Iii«. Ich reiche ihm einen Papierkorb, in den er einige Krümel wirft. Ich erkenne an, wie ordentlich er erzogen ist, was die Mutter freut. Bei der Bewerbung auf ihre alte Stelle wurde sie abgelehnt. Sie war überrascht und schockiert, aber froh, weil sie sich dieser Arbeit noch nicht wieder gewachsen fühlte, was der Prüfer offensichtlich schnell bemerkt hatte. Eigentlich möchte sie noch mit Wei zu Hause bleiben und weiter ihre Diät machen. Die gute Nachricht: Bei der Kontrolluntersuchung wurde festgestellt, dass einer der Tumoren ganz verschwunden, der andere deutlich kleiner geworden ist. Da müsse man nichts weiter machen, befand der Arzt. Sie selbst schreibt die Verbesserung ihrer Diät zu. Ihr Mann halte nichts davon und klage immer nur über die hohen Kosten. Er möchte, dass sie den verbleibenden Tumor herausschneiden lässt. Wir verstehen das als Wunsch nach einer schnellen, vollkommenen Heilung, die aber mit einer OP auch nicht garantiert wäre. Wir sind alle sehr erleichtert und freuen uns mit ihr. Ihr Problem ist, wie sie ihrem Mann die Absage beibringen soll, weil er hofft, dass sie bald wieder arbeiten geht. Er habe wie so oft Angst seine Stelle zu verlieren, was aber bisher nie eingetreten ist. Sie hat Angst, dass er wieder wütend wird und mit Scheidung droht. Sie leben einigermaßen gut nebeneinander. Er kümmere sich um Wei, sie gehen öfters in den Zoo und schauen Bücher an. Wei liebt seinen Vater und möchte ihn nicht missen, das hat sie verstanden. Wei, jetzt zwei Jahre alt, ist in der Sitzung vergnügt und wild. Er hüpft auf der Couch, aber die Mutter ist sicher, er stürzt nicht mehr. Er hat wieder einen Entwicklungsschub gemacht. Einmal stößt er mit dem Kopf gegen die Wand, aber das hindert ihn nicht, gleich darauf weiterzumachen. Das Bärenpaar hat es ihm angetan, Mutter und Baby kommen immer wieder eng und liebevoll zusammen. Am Ende möchte er sie mitnehmen. Er gibt mir die Matroschka, die ich viele Male öffnen und zusammenstecken muss. »So sollen Mama und Papa zusammen sein«, kommentiere ich. Die Mutter berichtet, wie gut sie sich mit dem Au-pair-Mädchen verstehe, auch ohne viele Worte sei es eine richtig gute Partnerschaft. Ich vergleiche das mit ihr und ihrer Mutter, mit der sie sich ja gut verstanden hat als Tochter. Eigentlich brauche sie gar keinen Mann, gesteht sie. Wenn ihr Mann sich trennen würde, würde sie wahrscheinlich nicht wieder heiraten, sondern irgendwie anders leben. Aufgrund ihrer Erfahrungen sei das verständlich und vielleicht für sie ganz nett, betont Frau B., aber Wei sei ein Junge und brauche seinen Vater, um sich mit ihm zu identifizieren und selbst ein

Mann zu werden. Sie fragt, ob das nicht ein anderer Mann sein könnte, ein Lehrer oder sonst wer. Darauf sagen wir, dass er einen Vater habe, den er liebe und der ihn liebe und deshalb keinen anderen brauche. Das sei anders als bei ihr, die das Gefühl gehabt hat, ihr Vater liebe sie nicht, weil er sie immer wieder geschlagen hat.

Sie macht sich immer wieder Gedanken, wie sie die Zukunft gestaltet. Zwei Wohnungen nebeneinander fände sie gut, lieber würde sie zum Beispiel als Lehrerin arbeiten, das würde ihr besser gefallen als in den stressigen Job, den sie vorher hatte, zurückzugehen. Frau B. ermuntert sie, da sie mehr akzeptiert habe, dass ihr Mann nicht perfekt ist, sie ihm vielleicht nahebringen könnte, dass er umgekehrt akzeptieren müsse, dass auch sie nicht perfekt ist und schon wieder arbeiten kann, sondern noch einige Zeit brauche, bis sie so weit ist.

Die Mutter ist traurig, das Au-pair-Mädchen ist wieder zurück nach Korea gezogen, weil ihre Eltern sie brauchen, erfahren wir. Das sei so Tradition, die Kinder müssen den alten Eltern helfen. Wei frage immer wieder nach ihr und sei ebenfalls traurig. Sie hat schon ein neues Mädchen, aber das sei nicht so nett. Sie sagt, den Au-pair-Mädchen sei sie sehr viel näher als ihrem Mann. Mit dem habe sie jetzt eine Balance gefunden, bei der sie nebeneinander her leben, es sei ruhig und ohne Streit und sie hat den Eindruck, Wei tue das gut. Ihre Stellenabsage habe der Vater erstaunlich ruhig aufgenommen. Sie stellt es ihm inzwischen frei, wann er von der Arbeite komme, er könne kommen und gehen, wann er will, manchmal ist es später, manchmal früher. Davon, dass der Vater Wei wehtue, habe er nicht mehr berichtet. Ich formuliere, sie hätten ein Arrangement gefunden wie in patriarchalisch geprägten Familien: Der Vater sorgt mit seiner Arbeit für den Unterhalt der Familie, führt ein selbstständiges Leben für sich und nimmt von Fall zu Fall nach seinen Bedürfnissen mit der Familie Kontakt auf. Die Mutter und das Au-pair-Mädchen zusammen mit dem Kind bilden eine Lebensgemeinschaft. Sie hat kein Bedürfnis nach einem Mann, braucht aber Hilfe, um zeitweise Entlastung von Wei zu haben. Denn sie kämpft noch immer um ihre Gesundheit und muss dafür das Nötige tun. Das will sie so beibehalten, solange Wei noch klein und unselbstständig ist. Als Perspektive schwebt ihr eine Trennung vor, nach der sie vielleicht einen Mann findet, mit dem zusammen sie eine wirkliche eheliche Beziehung leben kann. Während wir über das neue Lebensarrangement der Eltern sprechen, baut Wei geschickt eine hohe Wand mit Bauklötzen, was ich benenne und verstehe: Er nehme offensichtlich wahr, dass die Eltern eine Wand zwischen sich aufgebaut haben, die Frieden und Ruhe sichern solle, was ihn beruhige. Wir stellen wieder fest, dass sie offensichtlich ähnlich wie ihre Mutter lebt und es wichtig sei, dass Wei eine gesicherte, ruhige Umgebung hat, in der er sich entwickeln kann.

Die Mutter kommt wieder eine Viertelstunde zu spät, trägt den schreienden Wei. Er wollte sich nicht anziehen lassen und nicht kommen, sondern lieber zu Hause weiterspielen. Das hat länger gedauert und deshalb sind sie wieder zu spät. Die Mutter klagt, diese Trotzanfälle habe er jetzt öfters, es sei schwierig für sie, die auszuhalten. Sie spricht mit ihm, beruhigt ihn, zieht ihn aus, er weint und tobt noch eine Weile, bis die Neugier auf die Spielsachen überwiegt und plötzlich alles wie vergessen ist. So sei das immer, sagt sie. Wir empfehlen, dass sie sich in solchen Situationen Hilfe von anderen holen solle. Die hat sie zum Beispiel im Au-pair-Mädchen und dem Vater, wenn er da ist. Aber manchmal sind eben beide nicht da und Wei wolle unbedingt etwas, was gerade nicht geht. Sie wird dann sogar richtig böse auf ihn. Wir beruhigen sie, das seien normale, altersgemäße Auseinandersetzungen der Kinder, denen man standhalten muss; man muss den Kindern erklären, dass bestimmte Dinge notwendig sind und dass das, was sie wollen, im Moment nicht geht. Das mache sie alles, aber dennoch falle es ihr schwer. Wir finden im Laufe der Stunde heraus, dass sie ihn so erlebt, als werde er wie sein Vater, der auch solche Wutanfälle hat, vor denen sie sich ängstigt. Bei ihm ist es ihr gelungen sich abzugrenzen. Solche Konflikte träten dadurch nicht mehr auf und er habe keine Wutanfälle mehr. Aber die Wutanfälle von Wei erlebe sie, als sei er genau wie sein Vater. Sie vergleicht ihn mit dem Vater und kann dann unter Umständen vergessen, dass er ein zweijähriger Junge ist, für den diese Art von Trotzanfällen altersgemäß normal ist. Frau B. stellt noch die Parallele zum Vater der Mutter her, der auch solche Wutanfälle hatte, in denen er sie schlug, was für sie als Kind bedrohlich und ängstigend war, während Wei ein Kleinkind ist, mit dem sie eigentlich meistens gut umgehen kann. Ihren Vater und Weis Vater könne sie deshalb nicht mehr lieben und habe sich abgegrenzt. Wenn sie aber Wei in ihrem Erleben den beiden gleichsetzt, wird ihre Liebe zu ihm beschädigt. Es ist wichtig – auch wenn er solche Wutanfälle hat, die seiner Selbstbehauptung und Selbstbestimmung dienen –, ihm gleichzeitig zu vermitteln, dass sie ihn lieb hat, während sie dabei fest bleibt, wenn manches nicht geht. Sie kann das alles gut verstehen. Wir erfahren, dass er sehr großes Interesse an anderen Kindern hat, und wir bestätigen, er ist jetzt in dem Alter, in dem er mit ihnen etwas anfangen kann. Diese Erzählung kommentiert er, indem er die beiden Bären vor sich hin setzt und ihnen Spielsachen in die Hand gibt, was wir gerührt wahrnehmen. Er spricht jetzt schon viel und schläft gut, erfahren wir.

Da Wei das neue Au-pair-Mädchen, das nicht so einfühlsam ist wie das vorige, ablehnt, lastet alles auf den Schultern der Mutter. Wir finden heraus, schon am Telefon hatte sie kein gutes Gefühl mit ihr, was sich bestätigt hat. Sie versteht, dass Wei auch kein gutes Gefühl hat, wenn ihr das fehlt. Da es aber eine Koreanerin sein soll, hat sie keine große Auswahl, aber sie will aus dieser Erfahrung lernen. Der Vater entlastet sie nicht, weil er sich nur dann mit Wei beschäftigt, wenn er gerade Lust dazu hat. Sie weint, weil alles so schwer ist und sie sich einen Mann gesucht hat, der so anders ist als sie und gar nicht mit ihr zusammen passt. Frau B. tröstet, Wei sei jetzt schon zweimal von einem Au-pair-Mädchen, das wieder gegangen ist, enttäuscht worden, so habe er es schwer, das dritte anzunehmen, und brauche vielleicht ein wenig Zeit, um das abzubauen. Es bestätigt sich nach einiger Zeit, dass er sich mit der anderen Frau anfreunden kann.

Aber es lastet immer noch zu viel auf ihr, weil sie sich vom Vater alleingelassen fühlt. In einer Stunde gibt sie ihrem Ärger über ihn ausführlich Ausdruck. Sie steigert sich immer mehr in den Ärger hinein, worauf Wei sie aufmerksam und ängstlich anschaut. Er will schließlich auf ihren Schoß und an ihre Brust, nach der er durch den Ausschnitt greift. Da wird die Mutter aufmerksam und bemerkt, er mache das nur, wenn er sich sehr verunsichert fühle. Wir können gemeinsam verstehen, Wei bezieht ihren Ärger über den Vater auf sich und bekommt Angst, sie sei böse auf ihn. Das kann die Mutter in der Situation gut verstehen und versichert ihm immer wieder, sie sei nicht auf ihn böse, sondern ärgere sich über jemand anderen. Das beruhigt ihn. Für den Rest der Stunde baut er mit den Klötzen Türme und macht immer wieder die Matroschka auf und zu. Da die Mutter weiter über das Schlechte beim Vater hadert und ihrer Hoffnung Ausdruck gibt, vielleicht irgendwann einen anderen Mann zu finden, wenn sie sich getrennt hat, arbeitet Frau B. mit der Mutter daran, dass es auch Gutes am Vater gibt, was sie noch nicht sehen kann. Es sei doch so, dass er mit dem Geld, das er für seine Arbeit verdient, die Familie unterhält und ihre teure Diät bezahlt. Das ermögliche ihr mit Wei zu Hause zu bleiben, solange sie das brauche. Es entsteht ein längerer Kampf mit Frau B., bis die Mutter das als etwas Gutes für sich und Wei anerkennen kann. Sie fragt immer wieder, wieso es so wichtig sei, den leiblichen Vater zu haben. Frau B. betont immer wieder, dass Wei diesen Vater, den er liebt und bewundert, in seinem ganzen Leben haben wird, und wenn sie sich trennt, bekommt er vielleicht noch einen zweiten Vater hinzu. Aber der erste bleibe für ihn immer wichtig. Wir stellen schließlich fest, die Situation zusammen kann sich nicht dauerhaft beruhigen. Sie hat tatsächlich vor, sich zu trennen, der Vater ahnt das, er hat Angst davor und reagiert darauf. Sie nimmt sich vor, sobald Wei in die Kita gehen kann, sich eine Arbeit zu suchen und sich dann zu trennen.

In den nächsten Gesprächen bekommen wir den Eindruck, die Mutter hat sich sehr verändert und kann die Zusammenhänge differenzierter sehen. Da sie trotz mehrfacher Empfehlung keine eigene Therapie mehr für sich suchen will und sich auch nicht trennen kann, begleiten wir sie weiter. Ich gehe empathisch auf ihre Bedürfnisse ein und Frau B. vertritt den Vater und dessen Bedeutung für Wei. Das ist begleitet von der Befürchtung, die Mutter könnte ihr ihre wiederholten Interventionen, dass der Vater wichtig ist, übel nehmen und wegbleiben. Unser Eindruck ist jedoch immer wieder, sie kann es langsam konstruktiv verarbeiten, dass ihr Schicksal ein anderes ist als das ihres Sohnes. Wei spielt jetzt viel mit Frau B., die durch ihre Haltung Vaterbedeutung bekommt, und ich spreche mit der Mutter und stärke sie. Das braucht sie beides in der nächsten schwierigen Zeit, die ich nur noch kursorisch andeuten will.

Das Jugendamt trennt die streitenden Eltern, um Wei zu schützen

Wei erleidet einen Unfall, bei dem die Mutter aus Versehen seinen kleinen Finger in der Tür einklemmt. Sie ist voller Schuldgefühle, aber verhält sich umsichtig. Als die erste Klinik die Amputation des Fingers empfiehlt, gibt sie sich nicht zufrieden, da eine innere Stimme ihr rät, eine zweite Meinung einzuholen. Da heißt es, der Finger habe Wachstumschancen, eine Amputation sei nicht notwendig. Daran hält sie sich, gegen den ausdrücklichen Willen des Vaters, der für eine Operation ist. Wir finden heraus, dass dieser Vorfall im Erleben der Mutter schlimmer ist als für Wei, der von der Mutter gut gehalten wird und den Unfall in den Stunden mit uns verarbeiten kann. Als sie im Gespräch darüber sehr weinen muss, umarmt er sie und sagt, sie solle nicht traurig sein.

Diesen Vorfall nimmt der Vater zum Anlass, mit einem Scheidungsanwalt das Jugendamt einzuschalten mit dem Ziel, ihr die elterliche Sorge zu entziehen, weil sie eine verantwortungslose Mutter sei. Sie sei nicht fähig Wei zu schützen und mit der Erziehung überfordert. Der Vater will sie als Kranke psychiatrisieren, die für eine zweifelhafte Diät viel Geld ausgibt. Hinzu kommt, dass sie durch einen Finanzbetrug viel Geld verloren hat, was ihre angebliche Unfähigkeit zeige. Sie wehrt sich mithilfe eines Anwalts. Das Jugendamt kommt nach eigenen Untersuchungen zu dem Befund, beide Eltern sind erziehungsfähig und Wei, altersgemäß entwickelt, hat eine gute Bindung an beide Eltern. Aber die ständigen Auseinandersetzungen unter anderem wegen der Diät der Mutter und der unterschiedlichen Erziehungsauffassungen seien schädlich für ihn. Das Jugendamt drängt auf die räumliche Trennung der Eltern mit ausgedehntem Besuchsrecht des Vaters und darauf, Wei bei einer Tagesmutter einzugewöhnen. Dies gelingt nach einigem Hin und Her insofern, als der Vater auszieht und die Mutter einen Privatkindergarten findet. Der Mutter wird ein Psychologe beigeordnet, der sie beraten soll. Der äußert sich zufriedenstellend über die Mutter und Wei sowie die Besuche beim Vater. Gemeinsame Gespräche mit beiden Eltern gelingen auch ihm nicht.

Die Mutter ist erleichtert über die vom Jugendamt erzwungene Trennung vom Vater, auch Wei wirkt entlastet, fragt nicht nach dem Vater, den er aber regelmäßig besucht. Wir beraten sie, wie sie mit Wei über den Auszug des Vaters sprechen kann, damit er sich nicht schuldig fühlt. Wenn Wei sich nach den Besuchen beim Vater aggressiv von ihr abgrenzt, sei er nicht wie der Vater, wie die Mutter befürchtet, sondern zeige ihr seinen Ärger über die Situation. Ihrer Angst, der Vater werde beim Jugendamt mehr gehört, weil er besser Deutsch spricht, entgegnen wir, dass sie daran etwas ändern könne, indem sie vermehrt Deutsch lernt, wenn sie hier leben will. Das nimmt sie dann in Angriff. Die wiederholten Änderungswünsche des Vaters bei den Besuchszeiten verbunden mit Drohungen mit dem Jugendamt sind immer wieder Thema. Wir bestärken sie, dass sie nichts zu befürchten hat. Die Ämter hätten zwar eine gewisse Macht, aber sie seien dem Kindeswohl verpflichtet, das sie ja auch immer im Auge habe. Als sie einen Termin vergisst, verstehen wir, dass sie uns nicht mehr so braucht, aber sie will uns nicht verlieren. Sie besinnt sich auf ihre Kräfte und betreibt intensiv die Suche nach einer neuen Arbeitsstelle.

Die Trennung von uns wird eingeläutet

Als ich über längere Zeit erkranke, nimmt die Mutter selbstverständlich Termine mit Frau B. wahr, obwohl sie vorher weitgehend auf mich fixiert war und besorgt um mein Wohlbefinden. Frau B. ist überrascht, weil sie in der Gegenübertragung befürchtete, ob es überhaupt möglich sei, dass die Mutter auch ihr allein vertrauen würde. Wir verstehen, dass in der langen Zeit der Behandlung eine gute Beziehung zu ihr als Dritter gewachsen ist und die Mutter mit uns eine Triangulierungsfähigkeit entwickelt hat. Diese ermöglichte es ihr, Weis Besuche beim Vater zur Selbstverständlichkeit werden zu lassen und ihre paranoiden Ängste in den Hintergrund treten zu lassen. Sie konnte ihr eigenes Schicksal von dem ihres Kindes trennen.

Nach einer längeren Pause, bedingt durch die Pandemie, in der immer wieder bei Bedarf telefonische Kontakte mit ihr stattfanden, erscheint es uns notwendig, trotz der Ansteckungsgefahr ein persönliches Abschiedsgespräch zu vereinbaren.

Die Mutter kommt mit Wei, der fröhlich an ihrer Seite hüpft. Er lächelt, scheint orientiert, sucht gleich nach den Spielsachen im Schrank und beginnt zu spielen. Er ist in den neun Monaten, in denen wir ihn nicht gesehen haben, groß geworden und ist jetzt 3,7 Jahre alt. Seine süßen Locken sind verschwunden, er trägt die Haare ganz kurz und hat etwas von seinem Liebreiz verloren. Er holt alles Spielzeug hervor, das er in den vergangenen Stunden genutzt hat. Es scheint so, als wolle er prüfen, ob alles noch da ist. Die Mutter berichtet stolz und glücklich voller Energie von ihrem neuen Job in einer anderen Stadt bei einer bekannten Firma. Nach sechs Gesprächen habe sie die Stelle bekommen. Wir freuen uns sehr mit ihr und sind beruhigt, als wir hören, dass es dort einen Kindergarten im Haus gibt und sogar für den Übergang eine Wohnung. Sie möchte später aufs Land ziehen in ein Haus mit Garten, weil Wei die Natur so liebe. Beide sind gesund und waren lange nicht krank.

Sie fragt sich und uns, wie es mit dem Vater weitergehen könnte. Ihr Vorhaben ist, Wei einmal bei ihm übernachten zu lassen, aber der wolle noch nicht. Wie zu ihrer Unterstützung ergänzt Wei kopfschüttelnd, er wolle bei der Mama schlafen. Das beschäftigt uns eine Weile und wir geben ihren ambivalenten Gefühlen Raum. Es fällt ihr spürbar nach wie vor schwer, den Vater als gut genug für ihren Sohn anzuerkennen. Immer noch ist Thema, wie sie ihn vor seinem schlechten Einfluss schützen kann. Das Paranoide ihm gegenüber ist jedoch in den Hintergrund getreten.

Das Jugendamt fordert eine Beurteilung durch den Kindergarten, berichtet sie ängstlich. Sie ist besorgt und denkt, der Vater könnte dahinterstecken und ihr das Sorgerecht entziehen lassen. Ich beruhige sie erst einmal, sie habe nichts zu befürchten. Sie denke an Weis Wohlergehen und das sei auch das Hauptinteresse des Jugendamts. Sie überlegt, am neuen Ort für sie beide therapeutische Hilfe zu holen. Ich verspreche, ihr eine zu empfehlen.

Als Frau B. schließlich anspricht, dass dies unsere letzte Stunde hier zusammen ist, wird deutlich, dass Wei bisher nicht darüber informiert ist. Die Mutter wollte es uns überlassen, ihm das mitzuteilen. Er hört aufmerksam zu, wird ruhig, in sich gekehrt, so als überdenke er das gerade Gehörte, und spielt weiter mit einer Kasse. Er scheint traurig und wir sind es ebenfalls. Frau B. denkt bestürzt, er brauche noch eine weitere Stunde, es sei zu wenig Zeit für den Abschied. Er bringt Frau B. und mir plötzlich Geld aus der Kasse. »Du möchtest uns etwas geben, damit du bleiben oder wiederkommen kannst«, deutet Frau B. Er ist eine Weile damit beschäftigt, uns Geld zu geben und lächelt dabei fröhlich. Ich vermute, er spürt, dass unsere Beziehung eine professionelle ist, ähnlich der mit den Au-pair-Mädchen, die kommen, eine Weile bleiben und dann wieder gehen.

Die Mutter berichtet, wie gut Wei im Kindergarten zurechtkommt. Wenn es Streit mit den anderen Kindern gibt, hole er sich Hilfe bei einem Erwachsenen. Er spreche nicht mit den Kindern, sondern lächle sie an und imitiere sie. So schafft er es, in Kontakt mit ihnen zu kommen, ohne die deutsche Sprache zu benutzen. Wir lachen herzlich über diese wunderbare Beobachtung der Mutter.

Wir verabschieden uns, was uns allen schwerfällt. Die Mutter bedankt sich herzlich und betont, wie sehr sie von der Arbeit mit uns profitiert habe. Wei marschiert neben seiner Mutter nun recht aufgeräumt zur Tür hinaus. Er wird zurechtkommen, ist unser Gefühl. Die Mutter winkt, bis sie hinter der Glastür verschwindet. Ich winke länger als Frau B.

Wir freuen uns über das geglückte Ende einer langen Entwicklung. Die unvermeidlich notwendige Trennung der Eltern war letztlich nur durch eine äußere Instanz, das Jugendamt, möglich. Sie hat spürbare Erleichterung gebracht, ohne dass die Beziehung zum Vater für Wei verloren geht. Im Gespräch fiel noch die Bemerkung, sie finde ihre Mutter jetzt wieder liebenswert. Die habe ihr geholfen, indem sie ihr erzählte: Als ich einmal in so einer schlimmen Situation war, habe ich mir gesagt, ich habe zwei Hände und kann arbeiten. Das habe sie jetzt gemacht. Und wir hätten ihr geholfen wie eine Mutter. Ich denke, durch unsere gute »Beelterung« kann sie jetzt das Gute an ihrer Mutter sehen und selbst eine gute Mutter sein.

Zusammenfassende Überlegungen

Rückblickend kann festgehalten werden, dass der Konflikt des Elternpaares unheilbar war und zur Trennung führen musste, weil beide Eltern früh traumatisierende, gewalttätige Grunderfahrungen gemacht hatten, die ihr Vertrauen in ihre Eltern teilweise zerstört hatten und die sie in der Beziehung mit Wei aktualisierten. So konnte die Triade ebenso wenig wie bei ihren eigenen Eltern gelingen. Die Mutter des Vaters hat seinen leiblichen Vater schon in der Schwangerschaft weggeschickt. Der leibliche Vater der Mutter hat sie jahrelang geschlagen, wenn sie nicht fügsam war, bis er verschwand. Beide hatten zweite Väter, die offenbar förderlich für ihre weitere kognitive Entwicklung waren, was sie zu anspruchsvollen Berufen befähigte. Beide waren verletzt und bedürftig und konnten sich in der Zweierbeziehung offensichtlich gegenseitig etwas geben. Wegen der vorangegangenen Krebserkrankung der Mutter war Wei für die Mutter ihr Wunder, dem gegenüber sie Schuldgefühle hatte, die sie mit besonderer Liebe und Fürsorge um sein Wohlergehen abwehrte. Es entstand so eine intensive Dyade, von der der Vater ausgeschlossen war. Die Mutter erkrankte an einer schweren postpartalen Depression, die sich während einer monatelangen klinischen Behandlung besserte, während der Vater mit seiner peripartalen Depression ohne Behandlung blieb. Beide wurden depressiv, weil sie von Anfang an ahnten, dass es nicht zu dritt gehen und damit für alle Beteiligten schwer wird. Von Beginn der Schwangerschaft an drohte die Mutter, durch eine Trennung den Vater zu beseitigen, weil sie sich von ihm, der um sein Bleiben auch gewaltsam kämpfte, geschlagen fühlte. Diese Ängste hatten anfangs eine paranoide Qualität, die jedoch im weiteren Verlauf in den Hintergrund trat. Durch das drohende Krebsrezidiv hatte sie das Gefühl, sie brauche noch Zeit, und so zögerte sie die Trennung hinaus. In der Wiederholung hielt sie an der Fantasie eines zweiten, besseren Vaters für Wei fest. So kam es zu einem gegenseitigen Schlagabtausch, den die Mutter dominierte. Deshalb holte sich der Vater, noch immer depressiv, Verstärkung in einer eigenen Therapie und vom Jugendamt. Das Jugendamt setzte seine rechtlichen Anordnungsmöglichkeiten ein, die als Gewalt erlebt werden können. Und es trennte die beiden, um den Streit etwas zu befrieden, durch den das Wohl von Wei ernsthaft gefährdet war. Gleichzeitig sorgte es durch ein regelmäßiges Besuchsrecht dafür, dass für Wei die gute Beziehung zu beiden Eltern erhalten blieb, und milderte damit die schlechte Position des Vaters ab.

In der SKEPT in Co-Therapie wurden beide Elternteile einerseits als

Eltern gestärkt, andererseits wurden die Kämpfe intensiver und für Wei unerträglich, sogar gefährlich. Da die Mutter auch die SKEPT dominierte, verließ der Vater diese mit dem Erleben als Unverstandener und Ausgeschlossener und holte sich weitere Stärkung.

Für die Mutter blieb es nicht bei dem Kurzzeitsetting der SKEPT. Sie kam nach einer Pause von drei Monaten weiterhin mit Wei, weil sie altersgemäße Konflikte mit ihm und weiter Probleme mit dem Vater nun allein bewältigen musste und dabei Hilfe in der Not brauchte. Auch in der SKEPT hat sie insofern dominiert, als sie mit mir eine intensive Dyade herstellte und allein mit mir weiterarbeiten wollte, wobei Frau B. als Dritte beseitigt worden wäre. Unser selbstverständliches, stabiles Festhalten als wohlwollendes Co-Therapeutinnenpaar, das nicht zu trennen ist, war für sie als Kind getrennter Eltern eine wichtige neue Erfahrung. Sie akzeptierte dies und sprach allein mit Frau B. weiter, als ich krankheitsbedingt ausfiel. Damit hat sie sich dem Dritten angenähert, nach dem sie Sehnsucht hat. Wir denken, dadurch hat sie mit uns als Therapeutinnen eine emotional korrigierende Erfahrung gemacht. Diese hat ihr schließlich ermöglicht, den Vater als Dritten für Wei zu akzeptieren. Wieder gesund, konnte sie trotz der Pandemie eine ideal erscheinende Arbeit aufnehmen und ihr Leben als alleinerziehende Mutter mit Wei verantwortungsvoll gestalten. Obwohl sie dazu in eine entfernte Stadt ziehen musste, konnte sie Wei seine Beziehung zum Vater ermöglichen. Es ist aber möglich, dass sie diese mit ihrem Wegzug in eine andere Stadt einschränken wollte.

2 Die postpartale Depression – zum Störungsbild und seinen Ursachen

Wie kann man die postpartale Depression verstehen?

> »Eine Depression ist eine weit verbreitete psychische Störung, die durch Traurigkeit, Interesselosigkeit und Verlust an Genussfähigkeit, Schuldgefühlen und geringem Selbstwertgefühl, Schlafstörungen, Appetitlosigkeit, Müdigkeit und Konzentrationsschwächen gekennzeichnet sein kann. Sie kann über längere Zeit oder wiederkehrend auftreten und die Fähigkeit einer Person zu arbeiten, zu lernen oder einfach zu leben beeinträchtigen. Im schlimmsten Fall kann eine Depression zum Suizid führen« (zit. n. Moser, 2018, S. 14).

So lautet die Definition der Depression von der Weltgesundheitsorganisation WHO. Die Symptome der postpartalen Depression unterscheiden sich im Prinzip nicht davon. Im Umfeld der Geburt eines Babys zeigen sich Traurigkeit, Weinen, Ablehnung des Babys, das Gefühl, keine gute Mutter sein zu können, Gewalt am Baby oder Suizidalität. Es sind immer beide, Mutter und Baby, und besonders junge Mütter betroffen. Bis zu 80 Prozent der Gebärenden leiden im Wochenbett unter »Baby-Blues«, einer leichten Form der postpartalen Depression, die sich aber in den meisten Fällen schnell auflöst. Der WHO-Gesundheitsbericht von 2012 stellt fest: »Jede fünfte Frau erkrankt durch Schwangerschaft und Geburt an einer postpartalen Depression« (zit. n. Moser, 2018, S. 14). Offensichtlich schwanken die Zahlen und können in manchen Ländern bis zu 30 Prozent reichen, je nachdem, welche Kriterien angelegt werden. Frauen im gebärfähigen Alter haben insgesamt eine hohe Prävalenz depressiver Störungen von zehn bis15 Prozent, nach einigen Studien bis zu 20 Prozent. In den ersten Wochen nach der Geburt besteht für Mütter eine Anfälligkeit für kürzer dauernde depressive Episoden (Pedrina, 2006, S. 33). Laut der Beobachtung von Mitarbeitern von »Schatten und Licht« (ein Verein, der sich um peripartale psychische Erkrankungen kümmert, https://schatten-und-licht.de/) ist die Tendenz steigend, besonders unter den Bedingungen der Covid-19-Pandemie.

Als Screening für alle Berufsgruppen, die mit Müttern nach der Geburt zu tun haben, eignet sich die »Edinburgh Postnatal Depression Scale« (Cox et al., 1987), der Edinburgh-Depressions-Fragebogen nach der Geburt. EPDS stellt keine klinische Diagnose Depression und soll nicht als Ersatz für eine psychiatrische Evaluation dienen. Er kann auch nicht voraussagen, ob jemand in Zukunft einmal eine Depression haben wird. Er kann aber eine gegenwärtige Verstimmung erfassen und dazu beitragen eine postpartale Depression früh zu erkennen. Das Auftreten von postpartaler Depression kann kulturell unterschiedlich sein. In Japan leiden nur ca. drei bis vier Prozent der Frauen daran. Die jungen Mütter verbringen die ersten Monate nach der Geburt bei der eigenen Mutter (Hartmann, 2005, S. 697). Andere Kulturen, zum Beispiel die Papua in Neuguinea kennen keine postpartale Depression. Der Umgang mit Mutterschaft in einer außereuropäischen Kultur, den Himba, Halbnomaden in Namibia, wird später geschildert.

Die Ursachen für eine postpartale Depression sind multifaktoriell. Risikofaktoren sind unter anderem: eine ungeplante Schwangerschaft, Ambivalenz gegenüber der Schwangerschaft, Nährstoffmangel, zum Beispiel an Vitamin D, eine gestörte Paarbeziehung, gestörte soziale Beziehungen, Armut und/oder ungünstige Wohnverhältnisse, unglückliche Lebensumstände, ein »schwieriger Säugling«, fehlendes »Zusammenpassen« von Mutter und Baby, Geburtsstress, Kaiserschnitt, Erstgeburt, Alleinstehen der Mutter, frühere (Postpartum-)Depression oder familiäre Belastung mit Depressionen. Unverarbeitete Kindheitstraumen der Mutter wie Vernachlässigung, Misshandlungen, sexueller Missbrauch, die Veränderungen im neurobiologischen System hinterlassen, stellen ebenso zentrale Risiken dar. Generell kann man die postpartale Depression als einen Bewältigungsversuch einer emotionalen Katastrophe ansehen, in dem die Mutter sich und das Baby opfert.

Ihren Babys gegenüber verhalten sich die Mütter entweder passiv, zurückgezogen, wenig zugewandt oder überaktiv, intrusiv, kontrollierend, überstimulierend wechselnd mit Rückzugsphasen (Pedrina, 2006; Field, 2010). Die Babys fallen bei den ersteren durch Rückzugsverhalten, Blickvermeidung, wenig positive Affekte und Interesse an Spielen, Schlaflosigkeit, Störbarkeit, unsichere Bindung oder Verzögerung der kognitiven Entwicklung auf. Schließlich können sie eine chronisch gedrückte Stimmung entwickeln, die sich auf andere Beziehungen überträgt. Die Babys der intrusiven Mütter hingegen reagieren vorwiegend mit Ärger und Blickabwendung (Tronick, 2003; 2004).

Aus der Vielfalt der psychodynamischen Hypothesen zur Entstehung einer späteren Depression von Frauen möchte ich einige anführen, die nach meiner Erfahrung unter beziehungstheoretischen Gesichtspunkten häufig in der Kindheit von Mädchen mit späterer Depression, besonders postpartal eine Rolle spielen. Aus einer bestimmten Sicht der psychoanalytischen Entwicklungspsychologie ist die weibliche Depression die Folge einer nicht selten zu beobachtenden Fehlentwicklung in der Mutter-Tochter-Beziehung.

Die Entwicklung zur Mütterlichkeit ist ein Mehrgenerationen-Geschehen, bei dem die Väter eine wichtige, sowohl verstärkende als auch korrigierende Rolle spielen. Die Wurzeln liegen in vorsprachlichen, prozeduralen Erfahrungen aus der Zeit, in der sich das Kernselbst der Tochter bildet.

> »Für die spätere Fähigkeit zur Mütterlichkeit wird eine frühe Spur gelegt, der Grundrhythmus sozusagen, die Musikalität oder Steifheit, in der Spannung und Entladung, Angst und Offenheit, Überraschung und Vertrautheit, Weichheit und Härte, Helligkeit und Dunkelheit, Hoffnung und Verzweiflung, Zeit und Zeitlosigkeit, Stille und Klang vorkommen. Ein Binnenraumerleben entsteht im Austausch mit der Mutter, der Milch, dem eigenen Leib. Die Phantasien der Mutter über ihr Kind, ihre Tochter, werfen wie im Märchen ihre Schatten auf die sich allmählich entfaltenden inneren Bilder des Selbst als werdendes weibliches Wesen, das die Tochter ist und sein wird«,

schreibt Franziska Lorenz-Franzen (2008, S. 477) anschaulich. Später wird die Erfahrung der Erlaubnis zur Separation und Individuation bedeutsam. All das kann für die Tochter nachträglich konflikthaft werden, sobald sie selbst Mutter wird, wenn ihre Mutter depressiv war oder aus anderen Gründen den Entwicklungsbedürfnissen der Tochter nicht entsprechen konnte.

Die Erkenntnis, mit ihrem Körper nicht mit dem von der Mutter begehrten Geschlecht ausgestattet zu sein und ihr in der Fantasie kein Baby geben zu können wie der Vater, verletzt die Tochter meist empfindlich in ihrem Narzissmus – die frühe Wurzel eines möglichen »Penisneides«

und einer späteren postpartalen Depression. Ist die Mutter heterosexuell, begehrt sie den Körper des Vaters. Traditionell fühlt sie sich durch einen Sohn als Stammhalter und Erben aufgewertet, und diese traditionelle Haltung wirkt bei uns heute unter Umständen noch nach. Sie befördert zusammen mit dem Homosexualitätstabu (Poluda-Korte, 1993) auch in der normalen Entwicklung des Mädchens den Wechsel zum Vater als Liebesobjekt und mündet in der Fantasie in den Wunsch nach einem Baby von ihm. Die Mutter kann früh im Umgang mit dem Körper des Mädchens eine Zurückweisung vermitteln, die sich unter anderem darin ausdrückt, dass Mädchen meist kürzer gestillt werden und die sexuelle Erregung beim Stillen ausgeblendet wird (siehe auch Imhorst, 2019). Der zumindest partielle Verlust des primären Liebesobjekts und die Identifizierung mit der Mutter vollziehen sich so zumindest teilweise als »melancholisch«. Verschärft werden kann diese Konstellation durch Geschwister, besonders solche des anderen Geschlechts, bei denen das Mädchen das Gefühl hat, sie sind der Mutter oder dem Vater erwünschter als es selbst. Auch in der normalen weiblichen Entwicklung bleibt die geschlechtsspezifische frühe narzisstische Kränkung vielfach sichtbar und kann sich in ungünstigen Entwicklungen zu fixierten Haltungen verfestigen. Depression als Wendung des dissoziierten Hasses auf die Mutter gegen sich selbst in Form von Selbstwertkonflikten mit Selbstbeschuldigungen, Schuldgefühlen und Identitätskrisen, zum Beispiel übersteigertes Autonomiestreben, Selbstkritik, kritische Unzufriedenheit mit dem eigenen Körper, sexuelle Schwierigkeiten, gestörtes Essverhalten – all dies sind verbreitete nachträgliche Folgen. Auf der Beziehungsebene kommt es zu Einsamkeitsgefühlen und Verlassenheitsängsten mit Abhängigkeit und der Neigung, sich an andere anzulehnen. Kann das Mädchen neben dieser Enttäuschung nicht auch auf Repräsentanzen einer Mutter zurückgreifen, von der es sich gewünscht, begehrt und geliebt fühlt (wenn also das Homosexualitätstabu nicht so massiv ausfällt), so erfolgt die Identifizierung mit ihr primär aus Abwehrgründen und weniger mit den positiven Aspekten der weiblichen Sexualität und Körperlichkeit. Sie kann dann in ihrem Körperselbst keine liebende und begehrende Mutter wiederfinden, wenn sie selbst ein Kind bekommt und Mutter wird (Cassel-Bähr, 2013). Dadurch fühlt sie sich als Mutter tendenziell inkompetent und kann depressiv werden. Andererseits ist sie auf der Suche nach einer liebevollen Mutterfigur, mit der sie sich identifizieren kann. Kann sie die nicht in der eigenen Mutter finden, sucht sie die später bei anderen Frauen oder in der Psychotherapeutin (wie im Fallbeispiel Anna).

Viele spätere depressiven Zustände beginnen mit einer narzisstischen Kränkung, einem realen oder erlebten Objektverlust – sie stellen meist schon ein Wiederholungserleben dar. Bei der postpartalen Depression kann die Geburt als Verlust, als Ent-Bindung, erlebt werden. Indem sie selbst Mutter wird, verliert sie mit diesem Schritt ins Erwachsenenleben plötzlich das eigene Kindsein ihrer Mutter gegenüber, oder sie wird in ihrem Erleben von ihren Eltern verlassen, obwohl sie gerade jetzt besonders liebes- und hilfsbedürftig ist. Sie kann nicht um die Kindheit, die sie hatte oder die sie gerne gehabt hätte, trauern. Die Existenz des Babys befördert die Identifizierung mit deren Art des Elternseins und gleichzeitig wird früheres Verlusterleben mit der Mutter und die narzisstische Kränkung durch sie als kleine Tochter wiederbelebt. Dabei wird einerseits die Identifizierung mit der Elternimago, von der man sich geliebt fühlte, aktualisiert und die Imago des geliebten Kindes, als das die Mutter sich erlebt hat, auf das Baby projiziert. Das ist bei der Mutter idealerweise die liebende Mutterimago, kann aber auch die liebende Vaterimago sein und beim Vater die liebende Vaterimago, kann aber auch die Mutterimago sein. Andererseits identifiziert sich das Ich der Mutter mit den als ablehnend, streng, verlassend erlebten Anteilen der Eltern und projiziert hässliche, fordernde, gierige Selbstanteile des Kindes, das sie in ihrem Erleben früher für ihre Eltern war, auf ihr Baby. Die ganze Ambivalenz der Mutter ihren Eltern gegenüber wird aktualisiert. Der Konflikt zwischen diesen beiden Identifikationen muss in der Elternschaft gelöst werden, indem sie versöhnend integriert und betrauert werden, statt dass eine Seite abgewehrt wird. Gelingt dies nicht, so können sich, je nachdem, welche Seite abgewehrt wird, verschiedene Formen der postpartalen Depression entwickeln: zum einen die Identifikation mit den idealen, fordernden Elternobjekten, die die Mutter überfordern und unter Umständen auf das Baby projiziert werden. Die Elternschaft wird als nicht zu bewältigende Aufgabe erlebt; zum anderen die Identifikation mit den negativen Elternintrojekten, in der die Eltern aggressiv oder feindselig ihrem Baby gegenüber sind (wie im Fallbeispiel Gina).

Die Behandlung in der Säuglings-Kleinkind-Eltern-Psychotherapie (SKEPT) besteht darin, diese abgewehrten, latent vorhandenen Identifikationen und Selbstanteile zu aktivieren, nachträglich neu zu verknüpfen und zu betrauern. Da es sich um eine reaktive depressive Symptomatik in einer Entwicklungskrise handelt, ist sie meist psychoanalytisch gut versteh- und behandelbar. Liegt jedoch eine schwerere Persönlichkeitsstörung zugrunde, gab es schon frühere depressive Episoden oder aktuell ungünstige Lebensumstände und Krankheiten, dauert die Behandlung in der Regel länger, um die Mutter mit dem Baby aus dem depressiven Zustand herauszubringen (wie im Fallbeispiel Wei).

Die postpartale Depression kann also durch die Erfahrung des Mädchens, das zur Frau wird, aus dem Bild der eigenen Mutter und aus deren Haltung der Weiblichkeit gegenüber entstehen. Auch wenn die Mutter als Baby mit der eigenen Mutter deren postpartale Depression erlebt hat, kann sich ein melancholisches Introjekt bilden, das sich in der Regression als peripartale Depression meldet. Und diese kann mit dem traurigen Blick und dem körperlichen Umgang transgenerational an ihr Baby weitergegeben werden. In jedem Falle hängt es von der Lockerung bzw. der Unlösbarkeit der Identifizierung mit der Mutter ab, ob die Tochter beim Eintritt in die Mutterschaft sich mehr oder weniger gut von der Last der unverarbeiteten Geschichte mit der Mutter befreien und in der Beziehung zu ihrem Mann ihre eigene Weiblichkeit entdecken konnte. Diese Entwicklung wird transgenerational von Frau zu Frau übertragen. Nach Catherine Moser (2018), die Psychoanalysen mit postpartal depressiven Müttern – allerdings ohne deren Babys – durchgeführt hat, wird der Konflikt zwischen dem Anspruch der Frau, ihre Weiblichkeit zu leben, und dem Wunsch, der Mutterrolle gerecht zu werden, virulent (ebd., S. 164f.). Einem Teil der Mütter gelingt es, Mutterschaft ohne Störung anzunehmen, wenn sie weiterhin ihre Weiblichkeit in sich spüren (ebd., S. 171).

In der postpartalen Depression kann sie um die Bemutterung, die ihr selbst gefehlt hat, nicht angemessen trauern. Das betrifft Mütter, die sich wegen mangelhaft erlebter Bemutterung in Umkehrung der Verhältnisse um die eigene Mutter kümmern mussten, damit sie sie nicht allein oder sterben ließen. Die Mütter werden zur Mutter ihrer Mutter, gleichsam zu ihrer eigenen Großmutter. Die dissoziierte Wut darüber richtet sich gegen das eigene Selbst, gegen den Partner oder gegen das Baby, wenn sie es um die von ihr erfahrene Bemutterung beneidet. Sie kann Angst bekommen, wie die eigene Mutter zu werden und eine »Mutterphobie« oder eine »Allergie« gegen die eigene Mutter entwickeln (Halberstadt-Freud, 1993). Die veränderte Situation kann in allen Beziehungen alte Konflikte nachträglich wiederbeleben. Dabei können bessere Lösungen gefunden werden oder es kann zu einer psychischen Dekompensation kommen.

Trotz der zunehmenden Sensibilisierung für das Thema der postpartalen Depression seit den 1980er Jahren und der Entwicklung verschiedener Modelle der Behandlung (siehe dazu ausführlich Stern, 1998; Pedrina, 2006; Cierpka & Windaus, 2012 [2007]) findet nur ein Teil der Mütter, öfter nach einem längeren Leidensweg, zu einer Therapie. Die Gründe dafür sind vielfältig. Ein Grund, warum Mütter unsicher sind, ob sie Hilfe brauchen, entsteht nach unserer und auch Fernanda Pedrinas Erfahrung dadurch, dass das Befinden der Mütter wechselhaft ist: An einem Tag fühlen sie sich völlig überlastet und verzweifelt, an einem anderen Tag fühlen sie sich den Anforderungen gewachsen. Das macht die Diagnostik schwierig. Pedrina (1998, S. 113) schlägt vor, gezielt auf Depressionssymptome zu achten und danach zu fragen, um das Bild zu klären.

»Eine wichtige Komponente für die Zurückhaltung in der Inanspruchnahme psychiatrisch-psychotherapeutischer Hilfe ist jedoch die Gefahr, dass die Mutter eine (potentiell entwertende) Diagnose erhält, die ihrem Selbsterleben widerspricht«, schreibt Pedrina (2006, S. 51), in ihrem Buch *Mütter und Babys in psychischen Krisen*. Sie präzisiert weiter:

> »Die objektivierende, diagnostische Sicht impliziert bereits eine Intervention. Aus der Sicht der betroffenen Frauen bedeutet die Diagnose, dass sie aus dem Kreis der als ›gesund‹ geltenden Mütter ausgegrenzt werden. Damit werden ihnen Anhaltspunkte für ihr Vertrauen in sich selbst entzogen. Das Problem ist umso heikler, als bei der Depression – und bei der postpartalen Krise in noch deutlicherem Ausmaß – gerade der Konflikt zwischen Autonomie und Abhängigkeit im Vordergrund steht und es um die Gefahr des Autonomieverlustes geht. Die Mutter, die nach der Geburt von dem Gefühl bedrängt wird, dass ihr alles davonschwimmt, sucht im Gespräch mit dem Therapeuten eine Unterstützung darin, ihre Probleme zur Sprache zu bringen, sie besser zu verstehen und damit handhabbar zu machen. Für beide handelt es sich dabei um eine Gratwanderung. Die Mutter riskiert, sich umso mehr der therapeutischen Sicht unterwerfen zu müssen, je weniger sie in der Lage ist, ihren eigenen Impulsen zu vertrauen. Der Therapeut, der auf eine fachlich abgestützte Orientierung angewiesen ist, riskiert – wenn er die medizinische Position aktiv einnimmt – die Therapie zu gefährden und seinen therapeutischen Anspruch zu unterlaufen« (ebd., S. 53).

Auch aufgrund dieser Erfahrung halten wir es für zentral wichtig, die Mutter und den Vater in der Therapie nicht mit einer Diagnose zu pathologisieren, sondern sie zu verstehen und in ihren Wahrnehmungen und Gefühlen zu stärken, wo sie ihnen nicht vertrauen. Unser Ziel ist, dass die

Mutter so schnell wie möglich aus dem depressiven Zustand herauskommt und gut für ihr Baby sorgen kann, indem die Beziehung sich verbessert und das Baby keinen Schaden nimmt.

Im Titel verwenden wir die Bezeichnung »postpartale Depression«, weil es sich dabei um einen gebräuchlichen Begriff handelt, der Orientierung gibt, und weil die Behandlungen schwerer Fallgeschichten vorgestellt werden, die auch von antidepressiven Medikamenten profitierten. Zugleich stimmen wir mit Pedrina darin überein, dass die treffendere Bezeichnung »postpartale Krise« ist und die Einschränkung auf die Diagnose »postpartale Depression« unnötig. Generell gilt, dass wir mit der Säuglings-Kleinkind-Eltern-Psychotherapie (SKEPT) postpartale Krisen mit und ohne Depression behandeln.

Unsere zentrale These lautet kurz gefasst: Schwangerschaft und Geburt, besonders des ersten Kindes, kann die Mutter in eine Krise stürzen, die einen Wendepunkt darstellt, in dem sich etwas zuspitzt und dann zu einer Lösung – sei es Heilung oder emotionale Katastrophe – führt. Die peripartale Entwicklung einer Depression kann einen nachträglichen »Lösungsversuch« darstellen, der zur Katastrophe führen kann. Wir sehen sie als eine Anpassungsschwierigkeit in einer neuen Lebensphase und als einen psychoanalytisch verstehbaren, jeweils individuellen psychischen Konflikt – nicht als eine objektiv gesetzte psychiatrische Diagnose einer gegebenen Krankheitsidentität, wie das früher der Fall war.

Eine postpartale Depression kann damit zusammenhängen, dass die Abhängigkeit des Babys bei der Mutter ein mütterliches melancholisches Introjekt reaktiviert, das ihre Autonomieentwicklung gefährdet. Dabei spielen jeweils individuelle lebensgeschichtliche Zusammenhänge eine Rolle, insbesondere die Qualität der Mutter-Tochter-Beziehung. Wie sie einst der Container ihrer eigenen Mutter war, kann transgenerationell in Verkehrung der Rollen wiederum ihr Baby zum Container der mütterlichen Depression werden, wenn sie Mutter wird. Dies ist besonders dann der Fall, wenn die Mutter als Baby die postpartale Depression ihrer eigenen Mutter erlebt hat.

Ebenso können traumatische Ereignisse in der Schwangerschaft und bei der Geburt, ernste Störungen in der Partnerschaft oder soziokulturelle und ökonomische Gründe dazu führen, dass das Baby als Verlust oder Schaden erlebt wird. Es geht in der Behandlung darum, Heilung durch Verstehen zu fördern und das Kind als Gewinn zu erleben, der das Dasein der Mutter als Frau verändert und bereichert, aber nicht nachhaltig beeinträchtigen muss.

Dabei ist die Mithilfe des Vaters als Drittem ein zentrales Moment. Er zeigt durch seine besondere Anteilnahme bei der Mitarbeit in der SKEPT sein Interesse daran, dass die Mutter aus der Depression herauskommt. Durch seine Anteilnahme hilft er der Mutter, sich auch als Mutter als eine begehrenswerte Frau zu fühlen. Er unterstützt durch seinen Schutz Mutter und Baby dabei, ein Paar im Sinne einer Zweieinheit zu werden und befördert durch seine triangulierende Fähigkeit die Autonomieentwicklung des Kleinkindes und der Mutter. Er rettet damit das Begehren der Mutter als Frau. Ob der Vater mit all dem wirksam werden kann, entscheidet sich auch dadurch, wie Väterlichkeit im Zusammenhang mit dem eigenen Vater in der Mutter repräsentiert ist.

Wird die postpartale Depression nicht behandelt, kann sie sich nach Monaten (angegeben werden drei, auch sechs bis 11, je nach Ausgangslage) im günstigsten Fall spontan bessern. Aber sie kann sich auch zu einer chronischen Depression der Mutter entwickeln, die die Entwicklung des Kindes nachhaltig prägt. Wegen dieser psychosozialen Folgen ist es wichtig, dass sie als eigenes Störungsbild ins Bewusstsein der Psychoanalyse gerückt und anerkannt wird. Unserer Erfahrung nach ist sie am schnellsten mit dem Baby und dem Vater zusammen zu behandeln. Die Behandlung der Mutter allein genügt meistens nicht, um die Interaktion mit dem Baby zu verändern. Wenn die postpartale Depression der Mutter nicht offensichtlich zu sehen ist, sondern verleugnet oder manisch abgewehrt wird, meldet das Baby durch sein Verhalten wie Schlafstörungen, häufiges Weinen, Nahrungs- und Blickverweigerung – seine »depressive« Symptomatik –, dass eine Störung vorliegt. Es ist bereit, bei der Behandlung mitzuwirken, wenn es spürt, dass sein Verhalten verstanden wird. Sobald die Behandlung die Mutter verändert, reagiert das Baby, was wiederum der Mutter hilft, ihr Baby immer mehr anzunehmen und es als Gewinn für ihr Dasein zu erleben, weil beide in den ersten beiden Jahren noch eng verbunden sind. Das heilt die Beziehung beider und hilft damit der ganzen Familie.

Die postpartale Depression der Väter

Ergänzend sei die postpartale Depression der Väter erwähnt, an der nach Schätzungen von Fachleuten fünf bis zehn Prozent aller Väter während des ersten Lebensjahres ihres Kindes leiden. Es handelt sich dabei um Screening-Daten aus der EPDS (Edinburgh Postnatal Depression Scale). Angststörungen sollen nach verschiedenen Untersuchungen fünf bis 15 Prozent aller Väter zeigen. In unserer Babyambulanz sehen wir sie wenig. Das liegt auch daran, dass die seelische Belastung der Väter noch immer ein großes Tabuthema darstellt, während für Mütter nach der Geburt verschiedene Hilfen vorgesehen sind. Doch auch die Väter unterliegen tiefgreifenden Veränderungsprozessen. Das Erlernen neuer Verhaltensweisen, Verantwortungsübernahme mit neuen Zielen und eine Veränderung ihrer Identität werden von ihnen erwartet. Große Schamgefühle scheinen eine Rolle zu spielen, wenn Väter im Moment der Familiengründung mit dem Schritt in die Elternschaft mental überfordert sind. Angst und Depression passen nicht zum traditionellen Männerbild. Besonders Männer mit Migrationshintergrund suchen selten Hilfe auf. Wenn sie Hilfe in Anspruch nehmen, dann deutlich später als die Mütter, oft erst gegen Ende des ersten Lebensjahres des Kindes, während die Mütter meist in den ersten drei Monaten Hilfe suchen. Mütter haben es etwas leichter Hilfe anzunehmen, obwohl dies auch bei ihnen bis heute leider noch vielfach ein Tabu ist.

Symptomatisch zeigt sich die Depression durch anhaltend gedrückte Stimmung, Antriebsdefizite, Interessenverlust; die Väter dagegen sind häufiger verstimmt, aggressiv, gereizt und ungeduldig gegenüber den Kindern. Besonders gefährdet sind Väter, die schon früher eine depressive Episode oder eine Angststörung hatten. Risikofaktoren sind an erster Stelle die Mutter mit einer postpartalen Depression sowie Schwangerschafts- und Geburtskomplikationen. Dann korreliert die Stärke der Depression des Vaters mit ihrer. Frühgeburt, ein krankes Kind, mehrere Kinder, eine schlechte Partnerschaft, fehlende familiäre Unterstützung, Migrationshintergrund, geringe Bildung, geringer sozialer Status und finanzielle Sorgen sind Faktoren, die alle ein Risiko bergen. Es gibt Hinweise darauf, dass niedrige Testosteronwerte zur Depression bei Männern führen können. Übertriebene Erwartungen an sich oder den Partner spielen neben Angst, Schuld- und Versagensgefühlen ebenfalls eine Rolle. In den meisten Fällen ist die Depression der Väter gut behandelbar und neigt nicht zur Chronifizierung. Negative Auswirkungen sollen sich besonders bei den Söhnen zeigen, während die postpartale Depression der Mutter sich auf beide Geschlechter ähnlich häufig auswirkt. Das Stimmungstief der Väter während der ersten Lebensmonate der Kinder hat offenbar schwere Folgen für die Kinder. Typisch soll zunächst eine gute Bindung zum ungeborenen Kind sein, während diese nach der Geburt labil wird (Kittel-Schneider, 2021).

Psychoanalytische Beobachtungen dazu verdanken wir Wolfgang

Merkle aus der Tagesklinik der Psychosomatischen Klinik Frankfurt, wo immer mehr junge Männer mit diesem Störungsbild »als Auswirkung der Rollenunsicherheit, narzisstischer Kränkung und der Selbstwertkrise« behandelt werden (Merkle, 2020). Unbewusst wollen und können sie deshalb diese Aufgabe nicht übernehmen.

> »Sie fühlen sich in gewisser Weise konkret ödipal bedroht, was mit ihrer ungelösten Mutterbeziehung zu tun hat, zum Teil fühlen sie sich in die Bedeutungslosigkeit aus der Dyade mit ihren Frauen verdrängt und können die Bereicherung durch das Kind nicht als solche erleben. Durch die Schwierigkeit im Triangulierungsprozess kann der Mann die Freude des Vaterseins nicht durch das Gefühl der Identifizierung mit der Beteiligung am Versorgen und der Freude am Wachstum des Kindes ausgleichen und tritt mit einer eigenen Regression und depressivem Rückzug selbst in die Position des bedürftigen Kindes. Zu betonen ist, dass die Triangulierungsfähigkeit für eine gelingende Vaterschaft nicht nur beim Vater Voraussetzung ist, sondern auch bei der Mutter, die auch den Platz in der Triade für ihren Partner besetzt halten muss, um ihn nicht wirklich auszuschließen und sich nicht ganz in die Symbiose mit dem Baby zurückzuziehen. Wichtig ist dabei die eigene Beziehung des Vaters zu seinem Vater und ob dieser als hilfreiches Objekt zur Verfügung stand; ansonsten kann ein inneres Bild der eigenen übermächtigen Mutter den werdenden Vater behindern« (ebd.).

Ergänzend möchte ich aus einer Sicht der psychoanalytischen Entwicklungspsychologie unter beziehungstheoretischem Gesichtspunkt hinzufügen: In der primären Liebesbeziehung mit der Mutter erleidet der Junge einen narzisstischen Verlust seiner infantilen Größenfantasien die Mutter zu besitzen und wie sie zu sein, wie die Mutter ein Baby zu bekommen und zu stillen – die frühe Wurzel eines möglichen »Gebärneides«. Die daraus entstehende abgespaltene sadistische Wut kann sich nachträglich in Gewalt gegen die Mutter wandeln oder ihren Ausdruck in fehlender Unterstützung schon während der Schwangerschaft finden, oder sie wird melancholisch gegen sich selbst gerichtet, wenn die Partnerin zur Mutter wird. Eine nicht seltene Abwehrformation ist eine maniforme Arbeitswut.

Merkle betont: »Eine besonders schöne Aufgabe in unserer psychosomatisch-psychotherapeutischen Arbeit ist die Heranführung der jungen Männer an die Rolle und Möglichkeit Mann und Vater zu werden: Sie in gewisser Weise auf den ersten Schritten zum Vater-Werden zu begleiten« (ebd.).

Letzteres trifft in gleicher Weise für die Behandlung der postpartalen Depression der Mütter zu. Interessant ist Merkles Beobachtung, dass die jungen Väter sich in vergleichbarer Weise wie die Mütter als Frau in ihrer Rolle als Mann beruflich, gesellschaftlich und bei ihrer Frau bedroht fühlen, wenn sie sich auf das Vatersein einlassen. Obwohl immer mehr Väter in Elternzeit gehen, ist sie gesellschaftlich nicht gern gesehen, sodass Nachteile für die berufliche Karriere immer befürchtet werden müssen. Für eine gelungene Elternschaft bedeutsam ist, dass beiden eine Triade gelingt, in der sie sich gegenseitig jenseits ihrer Rolle als Eltern als Mann und Frau begehrenswert erleben und sich im beruflichen und gesellschaftlichen Bereich Freiräume für Entwicklungsmöglichkeiten zugestehen.

Ein schönes Beispiel für die intensive identifizierende Beteiligung des Vaters ist das »Couvade-Syndrom«. Durch das Zusammensein mit der Schwangeren kann er Schwangerschaftssymptome wie etwa Gewichtszunahme durch einen wachsenden Bauch, Erbrechen und Stimmungsschwankungen entwickeln. Auch die Hormone verändern sich. Evolutionsbiologen vermuten, dass mit diesem Mechanismus väterliche Fürsorge vorbereitet werden solle. In dieser milden Form wacht er als mitfühlender Dritter über die ambivalente Beziehung des Mutter-Kind-Paares und verhindert eigene aggressive Triebdurchbrüche. Denn ohne Hilfe des Vaters können Mutter und Baby oft kein Paar werden.

Aus der Ethnologie vieler Gesellschaften und bei einigen Naturvölkern bis heute ist das »Couvade« genannte »Wochenbett« oder »Männerkindbett« der frisch gebackenen Väter als ritueller Brauch bekannt. Damit sollen böse Geister getäuscht werden, die während der Schwangerschaft und nach der Geburt darauf warten, dem schwachen Neugeborenen Schaden zuzufügen. Indem der Mann sich zeitlich begrenzt auf das Lager der Mutter legt, während diese zur Arbeit geht, werden die bösen Geister abgelenkt und »denken« möglicherweise, dass das Kind noch nicht geboren ist. Damit kann das Neugeborene die ersten Wochen ohne den Einfluss böser oder schwächender Geister verbringen.

Die Couvade ist als Ausdruck des Neides der Männer verstanden worden, selbst in der Rolle des Gebärers sein zu wollen. Diese Deutung beschreibt lediglich eine aggressive Regung des Vaters, die um den libidinösen Anteil ergänzt wird, wenn man die Couvade als Entlastung für die Mutter-Kind-Dyade versteht, indem deren aggressive Anteile, die »bösen Geister« externalisiert, projiziert werden. Wenn man die hohe Kindersterblichkeit – besonders in der ersten Zeit nach der Geburt – in traditionellen Gesellschaften bedenkt und dass es bei Geburten immer um Leben und Tod geht, so handelt es sich bei diesem Ritual um eine erste aktive magische Schutzfunktion, die der Vater für sein Kind wahrnimmt. Diese beziehungsfördernde Sicht ist von Bedeutung, weil sie der Balance der konflikthaften »bösen Geister« nicht nur in der Fantasie des Vaters dient. In der Psychoanalyse wird dies mit dem Konzept des »Laioskomplexes« gefasst, in dem der Vater seinen Sohn beseitigen will, weil ihm geweissagt wurde, dass er ihn töten wird. Der Laiosmythos gehört zum unbewussten seelischen Grundkonflikt zwischen narzisstischer Kreativität und destruktivem Hass der Elterngeneration auf die nachkommende Generation, die die eigene Endlichkeit im Tod einläutet. Der Laioskomplex geht dem Ödipuskomplex voraus, der in der Fantasie des Sohnes dem Vater gegenüber Beseitigungswünsche kennt, aber auch Liebeswünsche, die miteinander konfligieren und in der Balance gehalten werden müssen. Deshalb ist die gute Beziehung des jungen Vaters zu seinem eigenen Vater und dass dieser als hilfreiches, schützendes Objekt zur Verfügung stand, so wichtig. Die Internalisierung dieser guten Beziehung mildert den Ambivalenzkonflikt mit dem Baby und schützt vor der postpartalen Depression.

Das führt uns zum stets mit der Generativität verbundenen Generationenkonflikt, der bereits in der Säuglingszeit beginnen kann. Wenn die Eltern sich, obwohl sie sich so sehr ein Kind gewünscht haben, von dem Baby »aufgefressen« fühlen und Angst haben, ihr eigenes Leben sei nun zu Ende, können in ihnen Angst und destruktive Aggression entstehen, die Ablehnung erzeugt und bis zur Tötung des Babys gehen kann. Diese Ambivalenz kann mit den Symptomen einer Depression abgewehrt werden.

Heribert Blaß (2020) nennt diesen Konflikt treffend das »narzisstisch-depressive Dilemma«. Er schreibt, das Kind sei im Erleben des Elternteils einerseits eine narzisstische Fortführung seiner selbst, gleichzeitig die Konfrontation mit etwas Anderem, Fremdem, Neuem. Es sei unhintergehbar, dass am Anfang jeder Generativität ein narzisstisches Begehren stehe. Indem ich ein Kind zeuge oder empfange und mich um es kümmere, möchte ich die Begrenztheit meines Lebens überwinden. Ein persönlicher Teil von mir soll über den biologischen Tod hinaus weiter bestehen. Jedoch um dieses neue Kind entstehen zu lassen, sei neben dem narzisstischen Begehren die Anerkennung des Verlustes von Allmacht erforderlich. Da der Verzicht mit einer Verlusterfahrung einhergeht, spricht Blaß von einer depressiven Qualität der Anerkennung eines Verlustes im objektpsychologischen Sinne (ebd., S. 35ff.). Die Anerkennung dieses Dilemmas aus

Gewinn und Verlust hilft in der SKEPT, eine produktive generationelle Spannung und Balance aufrechtzuerhalten. Hinzu kommt, dass im Baby immer auch der andere Elternteil repräsentiert ist und geliebt werden will. Wird dieser abgelehnt, so trifft diese Ablehnung auch das Baby und es entsteht ein Konflikt mit ihm, der nur durch die Anerkennung der Realität des anderen Elternteils gelöst werden kann.

Nicht unerwähnt darf bleiben, dass es zur Normalität gehört, wenn eventuell depressive Zustände wichtige Entwicklungsphasen begleiten – man gewinnt etwas hinzu, aber man verliert auch jedes Mal etwas. Das kann besonders dann eintreten, wenn die verschiedenen Entwicklungsstufen nicht mehr gebührend von der Gruppe mit Ritualen begleitet und gewürdigt werden (wie z. B. bei den Himba, von denen ich später berichten werde). Auch die frühe Elternschaft ist von Verlust und Trauer begleitet. Die werdende Mutter verliert ihr von einem Kind unabhängiges Leben. Während der Schwangerschaft verliert sie ihre körperliche Attraktivität als sexuelle Frau. Bei der Geburt verliert sie die Fülle und die Hochgefühle der Schwangerschaft, häufig die illusionären Vorstellungen über ein selbstbestimmtes, glückliches Ereignis. Bei jedem Entwicklungsschritt des Babys geht ein Stück der vorherigen Beziehung für die Mutter verloren. Sie verliert das imaginäre Kind ihrer Fantasie gegenüber dem realen Kind. Die Beziehung der Eltern verändert sich von einer oft geglückten dyadischen zu einer schwierigeren triadischen Konstellation. Ideale Vorstellungen von einem Familienleben müssen dem weichen, was möglich ist – und das ist oft weniger großartig und bringt nicht die erhoffte Anerkennung. Pedrina nennt diese immer wiederkehrenden Krisen »Entwicklungstrauer« (Pedrina, 2006, S. 49). Diese normale Trauer birgt die Gefahr einer depressiven Dekompensation, wenn sie auf eine entsprechende innere Konfliktlage trifft und abgewehrt wird. Das sind häufig Autonomiestrebungen gegenüber der Abhängigkeit von dem Baby und den neuen familiären Abhängigkeiten oder individuelle frühere durch die Elternschaft reaktivierte Konflikte, die transgenerational wirksam werden können, oder Konflikte in Zusammenhang mit der Entwicklungsstufe der Elternschaft, die normalerweise zu einer Veränderung der bisherigen Identität führt. Man muss in jedem Einzelfall genau schauen und analysieren, was dem klinischen Bild zugrunde liegt, und entsprechend vorgehen.

Unsere Haltung in der psychotherapeutischen Arbeit richtet sich auf die Stärkung der Selbstwirksamkeit, der Ressourcen und der Resilienz, darauf, alle Gefühle als natürlichen Teil unseres Lebens anzunehmen und zu regulieren. Indem wir gemeinsam nach Lösungen für das aktuell Gegebene in einer befristeten Situation suchen, helfen wir die Krise zu bewältigen.

Anthropologischer Exkurs – die Himba

Für das Verstehen und die Behandlung der postpartalen Depression von Mutter und Baby ist es unabdingbar, sich weitere Gedanken über deren Ursachen zu machen. Diese sind vielfältig aufgefächert und überschneiden sich. Es gibt soziokulturelle Ursachen wie Armut und Vereinzelung in der Industriegesellschaft, Ursachen in der Paarbeziehung, psychodynamische Ursachen wie die transgenerationale Weitergabe von Traumatisierung und individuelle lebensgeschichtliche Entwicklungen, geburtsbedingte Ursachen und solche, die im Baby liegen.

An dieser Stelle erscheint mir ein kurzer anthropologischer Exkurs in die Geschichte der Mutter-Baby-Beziehung erhellend. Insbesondere wenn wir sie mit unseren heutigen säkularisierten Bedingungen in der westlichen Welt vergleichen, wird deutlich, warum wir die postpartale Depression so häufig und mit steigender Tendenz, besonders bei gebildeten Müttern, sehen. Wir können uns fragen, ob sie einen Preis dafür darstellt, den wir für unser leistungsorientiertes Streben nach immer mehr Wohlstand, Individualismus, perfekter Sicherheit und grenzenloser Beherrschung der Welt bei gleichzeitigem Transzendenzverlust unfreiwillig bezahlen.[8]

Mit dem aufrechten Gang und dem Leben in der Savanne hat sich das menschliche Becken im Vergleich zu den nahe verwandten Primaten verkleinert und besonders das Frontalhirn- und damit das Kopfwachstum zugenommen. Es entstand ein zu lösendes Evolutionsproblem. Während der Kopf des Fötus größer und der mütterliche Geburtskanal enger wurde, gestaltete sich die Geburt des menschlichen Säuglings komplizierter und

8 Ich möchte nicht weiter darauf eingehen, dass die Diagnose Depression angesichts ihrer Verbreitung sozialpsychologisch als ein Symptom unserer Zeit eingestuft wurde. Es ist eine Zeit, in der traditionelle Strukturen, Wertesysteme und darauf basierende unverrückbare Verhaltenserwartungen in Auflösung begriffen sind. Damit ist ein Verlust an sozialer Sicherheit verbunden, jeder von uns muss lebenslang flexibel die eigene Identität finden. Dieser Prozess der individuellen Selbstverwirklichung kann zu Entgrenzungssymptomen und in der Folge zur Erschöpfung führen, die mit Versagens-, Scham- und Insuffizienzgefühlen verbunden ist und schließlich zur Depression führen kann – einer Erschöpfungsdepression, die mit Gefühlen der Unzulänglichkeit einhergeht.

potenziell auch gefährlicher. Bis heute bleibt die Geburt beim Menschen im Vergleich mit den anderen Säugetieren schwer und kann zur Ursache physiologischer und psychologischer Störungen bei Mutter und Säugling werden. Um dieses »Missverhältnis« zu kompensieren, kommt es beim Menschen im Vergleich mit den meisten Tieren zu einer Verkürzung der Schwangerschaftsdauer und dadurch kann man von einer »physiologischen Frühgeburt« sprechen.

Das Neugeborene ist noch durch eine weitgehende Hilflosigkeit und eine verlängerte Abhängigkeit gekennzeichnet. Es ist lange auf Hilfe und Liebe von Betreuungspersonen angewiesen, um ein Gefühl von Geborgenheit und Sicherheit entwickeln zu können. Diese anfängliche Abhängigkeit des Babys ist einerseits eine der Bedingungen für seine enorme kognitive und psychische Entwicklung, zu der es besonders in der Zeit nach der Geburt aufgrund der Entwicklung seines Gehirns fähig ist: Da es lange getragen werden muss, entsteht eine Bindung an die Mutter, von der es nicht nur Nahrung, sondern auch Stimulation aller Wahrnehmungssinne, Haut-, Blick- Stimmkontakt, Wärme und Bewegung erhält, wodurch seine besondere menschliche Lernfähigkeit mobilisiert wird. Andererseits ist diese lange Zeit der extrauterinen Abhängigkeit störanfällig und damit ein Nährboden für die Zwiespältigkeit der menschlichen Natur. Da die Entwicklung wegen des langen extrauterinen Reifungsprozesses an vielen Punkten entgleisen kann oder das Baby nicht die Liebesbindung erfährt, die es zur Entwicklung seines emotionalen Selbst braucht, gehört die Disposition für eine neurotische Erkrankung, bei der die Probleme mit der Liebe eine große Rolle spielen, zur menschlichen Konstitution.

Der Verlust des Fells, das beim Umzug aus dem Urwald in die Savanne nicht mehr notwendig war, ging einher mit der Zunahme von Schweißdrüsen, die der Mensch bei der Entwicklung vom Kletterer in den Bäumen zum Läufer brauchte; dies hat seine Hautsensibilität erhöht. Neugeborene haben gelegentlich noch Ansätze eines Fells, das aber verloren geht. Der Klammerreflex (Mororeflex), der in der ersten Zeit noch ausgelöst werden kann, wenn man das Baby sanft ruckartig nach hinten bewegt, ist ein Hinweis darauf, dass es sich ursprünglich am Fell der Mutter festklammerte, wie man es heute noch bei den Affen beobachten kann. Da es kein »Nesthocker« ist, sondern ein »Tragling«, ist es darauf angewiesen, ständig am Körper der Mutter oder anderer Betreuungspersonen getragen zu werden. Das Ablegen oder Fallenlassen könnte seinen Tod bedeuten. Deshalb braucht man eine Gruppe, um ein Baby gut und sicher zu halten, damit es keine »Körperkontakt-Verlustangst« (Renggli, 2020) entwickelt, aus der leicht eine Todesangst werden kann. Dabei übt das Baby mit seinen Möglichkeiten und Reizen, die es aussendet, besonders bei Frauen, aber auch Männern eine große Anziehungskraft aus. Es entsteht dadurch eine hormonell unterstützte Prägung der Gefühle in den mütterlichen und väterlichen Personen, die ihre Bemühungen auf die Versorgung des Babys richten. Wir gehen davon aus, dass sich an diesen Grundbedingungen der Conditio humana im Prinzip bis heute nichts geändert hat.

Diese ursprüngliche Lebensweise hat sich noch an wenigen Stellen der Erde in einigen traditionell strukturierten Kulturen erhalten. Beispielsweise leben die Himba, Hirtennomaden in der Trockensavanne im Norden Namibias, in einem kommunitären Wertesystem, in dem idealerweise alles mit allen geteilt werden soll, mit darauf basierenden festgefügten Verhaltenserwartungen. Sie geben uns ein anschauliches Bild davon, wie eine frühe Mutter-Baby-Beziehung aussehen kann, in der das Baby stets jemanden in seiner Nähe hat und sowohl nachts als auch tags von jemandem betreut oder getragen wird. Man hört dort Babys und Kleinkinder nie weinen. Wenn es dennoch geschieht, reagieren die Erwachsenen sofort. Ein Weinen oder Schreien wird als Notsignal verstanden und entsprechend schnell darauf reagiert – und nicht beispielsweise als Machtkampf interpretiert, wie häufig bei uns zu beobachten.

Ich berichte von den dortigen Lebensbedingungen der Frauen und meinen Beobachtungen einer Mutter-Baby-Beziehung während der ethnopsychoanalytischen Gespräche mit der Mutter, weil bei den Himba die postpartale Depression, und das ist das Besondere, nach meinem Wissen und dem der Ethnologin Anke Kuper (2004), die jahrelang bei den Himba geforscht hat, keine Rolle spielt (vgl. Wordell, 2015).[9]

Lediglich an eine junge Mutter erinnerten wir uns beide, die mir gegenüber in einem Gespräch über einen Zustand der Überforderung klagte und ängstigende und bedrückende Gefühle hatte, als Mutter für das Baby, das sie trug, nicht gut genug zu sein. Nachdem ich ihre Geschichte gehört hatte, sagte ich ihr, ich könne sie gut verstehen, weil sie eine zusätzliche un-

9 Die Himba leben noch in einer Art Zeitkapsel, anders als das übrige Afrika, das sich unserer Lebensweise besonders in den großen Städten versucht immer weiter anzugleichen. Dort ist die Prävalenz für postpartale Depression ebenso hoch wie bei uns. Natürlich gibt es keine wissenschaftlichen Untersuchungen über die Häufigkeit der postpartalen Depression bei den Himba, sondern lediglich Feldbeobachtungen über diese Lebensphase.

gewöhnliche Bürde auf ihrem Rücken schleppe, die sie nicht allein tragen könne, sondern die Hilfe aller anderen Frauen im Gehöft brauche. Die Geschichte ging so: Sie hatte zu ihrem ersten Kind, das etwa ein Jahr alt war und noch gestillt wurde, das Neugeborene einer Verwandten bekommen, weil sie noch Milch hatte. Diese war bei der Geburt verblutet, weil sie wegen Überschwemmungen während der Regenzeit nicht rechtzeitig in die Klinik gebracht werden konnte. Da das schon mehrere Monate alte Baby zwar ernst schaute, aber in ihrer Rückentrage gut genährt zufrieden saß, versuchte ich sie von Schuldgefühlen zu entlasten. Ich sagte ihr, dass sie es unter den Umständen des schweren Verlustes, den das Baby erlitten hat, so gut wie möglich mache und das Baby zufrieden sei. Aber sie könne ihm die Mutter nicht vollständig ersetzen, so sehr sie sich anstrenge. Ich dachte, dass es für sie schwer sein muss, das Baby einer Toten zu ihrem eigenen Kleinkind hinzuzunehmen und dass ihre Gefühle ihm gegenüber besonders ambivalent sind, ebenso wie bei depressiven Müttern. Diese Geschichte zeigt, dass es auch bei den Himba unter besonders belastenden Situationen zu einer Unsicherheit und leichten depressiven Reaktionen kommen kann.

Eine der Besonderheiten bei den Himba ist, dass die klimatischen Bedingungen – selbst im Winter wird es nur nachts kalt – es der Mutter und dem Baby erlauben, ohne Körperbedeckung zu leben, abgesehen von einem kurzen Lendenrock und beim Baby ein Tüchlein, das sein Genitale bedeckt. Das Baby von Uatikura, ihre fünfte Tochter, lebte in einem ständigen körperlichen Hautkontakt, bei dem die Mutter ihm ihren Körper und die Brust selbstverständlich und ohne wahrnehmbare Widerstände überließ. Es krabbelte auf der Mutter herum, trank an ihrer Brust oder schlief auf ihr. Gelegentlich gab es einen kurzen vokalen Austausch, jedoch selten Blickkontakt. Sie wirkten wie eine Zweieinheit, in der das Homosexualitätstabu keine Rolle spielte. Uatikura hatte den »weiten Blick«, mit dem sie während der Gespräche mit mir bei dem Baby war und auf gefährliche Situationen reagieren konnte. Der Kontakt war nie hart oder zwingend, sondern stets fließend und variabel. Der frühe Trennungsschmerz wurde vermieden (vgl. Maiello, 2000; 2007). Die Mütterlichkeit wurde auf mehrere Frauen verteilt. Wenn das Baby nicht bei der Mutter war, trug es eine der Schwestern, die es der Mutter brachte, wenn es weinte (vgl. ähnlich Liedloff, 2002 [1977]). Die Brust der Mutter und ihre Berührungen bewirkten in der Regel eine sofortige Beruhigung. So hatte es optimale Möglichkeiten, über den Körper der »Mutter« sein eigenes Körper-Ich zu konstruieren und sich kohärente Oberflächen seines Körpers aufzubauen, die nicht durch Hygienevorstellungen gestört werden. Von einem gewissen Grad an beraubt Sauberkeit das Baby wesentlicher Teile seines Körpers. Es entstehen Löcher im Selbstaufbau (Rodulfo, 1996). Niemals sah ich das Baby alleingelassen und ohne Bezugspersonen. Was den Blickkontakt und den vokalen Austausch betrifft, spielten diese erst im zweiten Jahr, als das Baby sich von der Mutter zu trennen begann, jene in westlichen Gesellschaften zu beobachtende herausragende Rolle. Im zweiten Jahr wird die Brust Teil der Umwelt, die das Baby erkundet und gleichzeitig genießt. Auch in dieser Zeit blieb es, wann immer möglich, in intensivem Kontakt mit seiner Mutter Uatikura.

Die Sauberkeitserziehung fand ohne Druck und Dressur statt und erfolgte früh – durch Identifizierung des Kleinkinds mit den älteren Geschwistern im zweiten Lebensjahr – ganz von selbst. Das Kind will gefallen und sein wie jene. Durch dieses Sozialisationsmodell werden das Abgrenzungsvermögen und die Individualisierung der Persönlichkeit – im Vergleich zur westlichen Kultur – weniger stark entwickelt. Vielleicht wird diese Entwicklung auch dadurch bewirkt, dass der Blickkontakt im ersten Lebensjahr nur eine geringe Rolle spielt. Das Baby erlebt ein »körperliches Paradies«, das sich mit anderen Personen im späteren Leben stets erneut herstellen lässt, wobei es vermutlich nicht als abgegrenzte individuelle Person wahrgenommen wird und sich selbst nicht so erlebt. Da das Himbababy sich nicht als getrenntes Individuum wahrnimmt, fallen ihm Trennungen von der Mutter und das Übergeben an eine der vertrauten Ersatzmütter relativ leicht, denn es ist flexibel und versteht sich früh als Teil der Gruppe. Der intensive Kontakt mit der Mutter und Ersatzmüttern bildet die Grundlage der Bindungsfähigkeit des Kindes und ermöglicht potenzielle Trennungen.

Die sexuelle Entwicklung des Himbamädchens verläuft in drei Stufen: Die Erfahrung einer befriedigenden homoerotischen Bindung mit der Mutter stellt die basale Stufe dar. Das Abstillen mithilfe Dritter zwischen zwei und drei Jahren übernimmt die Trennungsfunktion (vgl. Parin et al., 1983 [1963]). Das Bindungsverhalten verschiebt sich nach dem Abstillen auf die Kindergruppe und andere erwachsene Frauen, die das mütterliche Containment teilweise übernehmen. Darauf erfolgt in der Gruppe der Gleichaltrigen die Entdeckung der infantilen Sexualität, inspiriert durch die Beobachtung von Erwachsenen und Tieren. Nach der Menarche beginnt mit dem ersten Liebhaber oder Ehemann der Weg in die erwachsene genitale Sexualität.

Uatikuras Baby wurde nicht nur oral liebevoll mit Nahrung befriedigt. Auch seinen kannibalischen Bedürfnissen zur Entwicklung seiner Ich-Funktionen wurde Raum gegeben, indem die Mutter ihm erlaubte, die Brust und ihren Körper entsprechend seinen Bedürfnissen anzugreifen, ohne dass sie diese Angriffe abwehrt. Auf diese Weise werden sie von der Mutter als normal und gut anerkannt und dem Baby als solche gespiegelt. Diese wechselseitige Einschließung, bei der das Baby sich den mütterlichen Körper einverleibt und gleichzeitig in diesen eingeschlossen lebt, erhält die strukturbildende Funktion der frühen Allmacht. Denn sie schützt das Baby davor, zu früh erleben zu müssen, dass der Erwachsene es ist, der es am Leben erhält, und dass dieser verschwinden könnte (Rodulfo, 1996) – ein Erleben, das mit Affekten von Todesangst einhergeht und von der Mutter reguliert werden muss. Winnicott (1983 [1956]) umschreibt diese Zusammenhänge mit den Begriffen der »holding function« und der »good enough mother«. Auch Sterns (1998) Begriff der »Mutterschaftskonstellation« beinhaltet ähnliche Besonderheiten der frühen Mutter-Kind-Beziehung. Nicht zuletzt sei Bions (1961; 1962) Vorstellung der Präkonzepte des Neugeborenen erwähnt, die auf vorhandene Bedingungen in der äußeren Realität stoßen. Werden die Erwartungen des Neugeborenen nicht befriedigt, entsteht Unzufriedenheit, die nach Bions Theorie zum allerersten Gedanken führt: »Nicht Milch.« Die Formulierung der Abwesenheit im Denken hilft die Trennung zu überbrücken und wirkt strukturbildend. Zu einem Abgrund führt die Trennung, wenn sie zu lange dauert und die im Schreien eingeforderten Erwartungen des Babys von der Mutter nicht verstanden werden. In der Folge können narzisstische und aggressive Impulse nicht integriert werden und es entsteht eine vorzeitige Trennung von Körper, Geist und Psyche, unter der die gesamte Entwicklung leidet (Klein, 1962).

Durch das hingebungsvolle Eingehen auf seine Bedürfnisse hatte Uatikuras Baby reichlich Gelegenheit, projektiv identifikatorisch die Energie und Körpersicherheit der Mutter, aber auch deren Spannungs- und Trauerzustände in seinen Körper aufzunehmen (Embodiment). Man könnte sagen, dass es infolge der kulturell verankerten genügend guten Interpretation seines Verhaltens durch einfühlsame Mütterlichkeit die Möglichkeit hatte, sich zu einem Baby mit einer libidinösen Grundkonstellation, einer optimalen Bildung von Körper und Geist sowie reichhaltigen Beziehungen zu entwickeln. Die Himba sind in der Regel friedliche, intelligente Menschen, offen in ihren Beziehungen zu beiden Geschlechtern, gelassen, humorvoll, voller Witze, immer zum Lachen aufgelegt. Erstaunlich ist ihre erotische, sinnliche, körperliche Ausstrahlung, deren Energie sich überträgt sobald eine nahe Beziehung entsteht – das alles in einer teilweise unwirtlichen, halbwüstenhaften, trockenen Umgebung, in der die Existenz immer bedroht ist.

Bei uns dagegen setzen zu häufige Fehlinterpretationen der individuellen Bedürfnisse, zum Beispiel der Schlaf-Wach-Rhythmen und der Wünsche nach Nähe und Getragenwerden, wie wir sie in der Frankfurter Babyambulanz beobachten können, das Baby extremen Stresserfahrungen und heftigen Affekten von Wut, Schmerz, Verzweiflung und Ohnmacht aus. Es entwickelt sich aufgrund der Abwehr seiner körperlichen und psychischen Bedürfnisse zu einem nicht selten anzutreffenden Baby voller archaisch-destruktiver Fantasien und Impulse gegenüber dem mütterlichen Objekt und dem sich entwickelnden Selbst. Es bekommt Angst, die Mutter mit seiner Gier zu zerstören, entwickelt ein destruktiv verfolgendes Über-Ich und schützt sich durch Abwendung und Rückzug bis zur Entleerung der Beziehung von Gefühlen. So leiden die körperliche, die psychische und die geistige Entwicklung (Klein, 1962).

Alles, was Menschen tun, geschieht in bestimmten sozialen und ökonomischen Kontexten. Die Kultur formt die Natur des Menschen und damit die Art der Bemutterung. Das Himbababy braucht für sein Überleben in der kargen Trockensavanne ein vitales, gesundes Körper-Ich mit einer starken, flexiblen, vielfältigen Bindungsfähigkeit, die Trennungen toleriert und sich an unterschiedliche Gruppierungen anpassen kann. Dazu wird es in eine soziale Gruppenstruktur eingebunden, die zu einer Wir-Identität führt. Die Anpassung und Eingliederung in das soziale System wird mit entsprechenden Maßnahmen unterstützt. Die Sozialisationsstrategie ist auf hierarchische Verbundenheit zentriert. Diese wiederum ist an die nomadische, bäuerliche, subsistenzwirtschaftliche Organisation, in der die Kinder leben, angepasst. Wie überall werden Entwicklungsziele verfolgt, die an die jeweilige Umwelt angepasst sind. Mütterliche Instinkte sind Möglichkeiten, keine festen Vorschriften. In traditionellen Gesellschaften sind diese eng gesteckt und sollten nicht romantisiert werden. Insofern sind unsere Möglichkeiten der Bemutterung vielfältiger, aber real können wir nicht zwischen diesen verschiedenen Modellen wählen. Wir sind abhängig vom jeweiligen Zeitgeist und von unseren individuellen Erfahrungen mit Bemutterung und Lebensschicksal. Unsere angestrebte Individualität kann jedoch leicht auf Kosten des Sinnes für die Gemeinschaft gehen, obwohl das »Wir, wie es in vielen Teilen der Welt praktiziert wird, auch bei uns eine Quelle des Wohlbefindens sein kann« (Keller, 2014).

Bedeutsam ist in unserem Kontext, dass das Baby unter den geschilderten Bedingungen nicht nur ein »vitales Körper-Ich« (Köhler-Weisker, 2015) entwickelt, sondern dass das Krankheitsbild der postpartalen Depression der Mutter bei den Himba im Unterschied zu Müttern in unserer Kultur keine Rolle spielt. Daraus kann man den Schluss ziehen, dass das, was für die Entwicklung des Babys gut und stärkend ist, auch der Mutter guttut. Dazu gehört, dass es bei den Himba nicht wie bei uns das frühe Homosexualitätstabu gibt, das sich im späteren Leben auswirkt. Wenn die instinktiven libidinösen Entwicklungsbedürfnisse des Babys erfüllt werden, ist die Mutter befriedigt und glücklich, weil ihr Baby sich gut entwickelt und sie sich als gute Mutter fühlen kann. Voraussetzung ist allerdings, dass sie in eine Gruppe eingebunden ist, die sie unterstützt und entlastet, wenn sie es braucht. Bei Uatikura ist noch erwähnenswert, dass ihr Baby schon etwa ein Jahr alt war, als ich sie kennenlernte, und dass sie in Trennungsauseinandersetzungen mit ihrem Ehemann lebte. Dieser hatte ohne ihre Zustimmung eine weitere Ehefrau geheiratet, was er in ihrer Kultur darf, wobei er aber um ihre Zustimmung bitten sollte. Deswegen war Uatikura zu Beginn unserer Beziehung eifersüchtig, sorgenvoll und unglücklich, aber ihr Baby schien gleichwohl ein Glück für sie zu sein. Ich konnte an ihr sehen, wie Mutterschaft auch glücklich macht. Es war ihre fünfte Tochter und sie wünschte sich noch fünf Söhne, die bei den Himba insbesondere für die Viehwirtschaft gebraucht werden. Sie selbst hatte mit ihrer Mutter als Einzelkind das »körperliche Paradies« erlebt. Nach ihrer Erinnerung wurde sie sechs Jahre gestillt und war die hübsche, geschmückte Tochter ihrer Mutter, auf der sie viel gespielt hat, weil diese nach ihr keine weiteren Kinder bekam. Doch starb die Mutter, als sie eine Jugendliche war, und konnte ihrer Tochter nicht helfen, als diese Kinder bekam.

Bemerkenswert ist, wie Geburt und Wochenbett bei den Himba gestaltet werden. Die Schwangere gebiert bevorzugt in der Onganda, dem Gehöft, der Mutter mit deren Hilfe und der Unterstützung weiterer erfahrener, vertrauter Frauen. Sie ist selbst aktiv und gebiert in Hockstellung, bei der sie gehalten wird. Eine Geburt im Liegen ist ihr unvorstellbar und stößt auf Ablehnung. Auf dem Rücken liegt man nur, wenn man krank oder tot ist. Ihr wird geboten nicht laut zu schreien, weil sonst ein Tier oder das Baby stirbt. So liegt es auch an ihrem Verhalten, ob die Geburt ohne Regelverstoß gelingt. Die Geburt dauert so lange, wie die Gebärende dafür jeweils braucht. Natürlich ist sie von allen Beteiligten mit der Angst vor dem Tod der Mutter oder des Babys begleitet. Diese kommen häufiger vor als bei uns, da im Falle einer nicht bewältigbaren Geburtskomplikation die Klinik für eine Operation häufig nicht rechtzeitig erreicht werden kann. Es ist aber erstaunlich, über welche konservativen Methoden während der Geburtshilfe – zum Beispiel beim Drehen des Kindes bei ungünstiger intrauteriner Geburtslage oder bei Geburtsstillstand – die erfahrenen Frauen, gelegentlich unter Mithilfe der Männer, verfügen. Neues Leben und Tod sind im Erleben noch völlig präsent und können nicht so leicht wie bei uns verdrängt werden. Aber beim glücklichen Ausgang ist für die Mutter das Wunder der Geburt erlebbar und der Gewinn durch sie gewiss, auch wenn ihr die Menschen die Macht über Leben und Tod zusprechen. Darin drückt sich die große Verantwortung aus, die die Mutter für das Überleben ihres Kindes trägt und deren Einhaltung von der Gruppe mitgetragen wird und über die sie wacht. Ihr gesellschaftlicher Status als Mutter wird immer höher, je mehr Kinder sie gebiert, und mobilisiert ihre Kräfte; die Hilfe ihrer Kinder sichert ihre Existenz und die des Vaters bis ins hohe Alter. Deshalb ist Kinderreichtum ein Segen und Kinder sind erwünscht.

Die Himba leben in enger Verbindung mit ihren Tieren. Menschen und Rinder sind mythologisch aus einem Baum entstanden. Ihre Nähe zu den Rindern markieren die Himba durch das Einreiben ihrer Haut mit der rötliche Odjize, einer Creme für den Körper aus Butterfett, und ihrer Kleidung aus Tierfellen. Die Ähnlichkeit zwischen ihrem rot glänzenden Körper und der schönen, glatten Haut der Tiere findet so eine symbolische Darstellung. Das Neugeborene wird in der ersten Zeit als »Tierchen« angesehen, dessen Tod der Mutter sicher Kummer bereiten wird. Sie stellt aber eine Bindung her und versorgt es gut. Erst beim Abfallen der Nabelschnur und in einem weiteren Schritt bei der Aufnahme in die Gruppe, wenn es vom Vater den Ahnen am Ahnenfeuer vorgestellt wird, er den Namen des Kindes, der in ihm liegt, ausruft und um Schutz der Ahnen bittet und alle Anwesenden dem Kind nach der jeweils gefühlten Eigenart weitere Namen geben, wird es als Menschenkind Teil der Gruppe. Die biologische Geburt und die psychologische Geburt fallen also nicht zusammen – ähnlich wie der Tod, der auch zweizeitig verläuft. Aber bei der vergleichsweise hohen Säuglingssterblichkeit schützt das die Mutter vor einer dramatischen, unter Umständen folgenreichen Trauerreaktion, die die Gefahr einer postpartalen Depression in sich birgt.

Bis zum Abfallen der Nabelschnur verbleibt die Wöchnerin mit dem

Neugeborenen, versorgt von ihrer Mutter oder anderen Frauen, abgesondert in der Geburtslehmhütte, die sich – in Aufweichung des früheren Rituals – der bequemeren Versorgung der beiden wegen meist in der Onganda und nur noch symbolisch im Busch befindet. Andere für die in der Entwicklung wichtigen Übergangsorte wie die Menarchehütte und die Beschneidungshütte, die wegen starker gemischter Gefühle mit der Vorstellung von »Unreinheit« verbunden sind, liegen noch real im Busch. »Unrein« bedeutet hier: verbunden mit äußerst zwiespältigen, chaotischen, reinen und unreinen Gefühlen, die die Mutter in sich aushalten muss und die von der Gruppe ferngehalten werden sollen. Der »Busch« ist der Bereich der Liminalität, der Umwandlungsphase zu einem neuem Leben als Mutter mit Baby. Danach geht die Wöchnerin allein mit dem Baby aus der Geburtshütte in den Busch und vergräbt heimlich nachts, an einer Stelle, wo es niemand sehen kann, die Nabelschnur und Haare des Babys. Teile des »Tierchens« werden geopfert und begraben, damit das Menschenbaby entstehen – auferstehen kann und vor schlechten Geistern geschützt ist. Zurück in der Onganda, wenn die »unreinen«, weil vermischten Gefühle geklärt sind, bekommt die Mutter eine besondere Suppe aus Wurzeln und Fleisch zur Reinigung und Stärkung. Diese Rituale vermitteln etwas von dem magischen Animismus, der von überwiegend guten, aber auch schlechten Geistern belebten umgebenden Natur im Welterleben der Himba – nicht nur anlässlich der Geburt und der Kostbarkeit des Babys, das immer auch bedroht ist. Dieser Glaube und die Einhaltung von realen Geboten und Ritualen, die von der Gruppe geteilt und überwacht werden, geben der Mutter die Möglichkeit es zu schützen. Sie kann in dieser Zeit, die dem Wochenbett entspricht, mit dem Kind gut versorgt weitgehend allein sein und langsam in einem Übergangsraum die Trennung und gleichzeitig die Beziehungsaufnahme mit dem Baby nunmehr als Mutter gut bestehen.

Die Isolation ist ein Durchgangsstadium jeder tiefgehenden Veränderung im Lebenszyklus, nach der eine Neueingliederung in der Gruppe erfolgt – ein Rückzug, der vielen Frauen hierzulande schwerfällt – nicht zuletzt wegen gesellschaftlicher Erwartungen. Henzinger (2020, S. 79) vermutet, dass die Traurigkeit, der sogenannte Wochenbett-Blues, vieler Mütter bei uns damit zusammenhängen könnte, dass diese sich damit einen Rückzug verschaffen, den sie brauchen. Sie verschafften sich einen Übergangsraum nach der Trennung bei der Geburt, um die Verbindung zu den eigenen Erfahrungen, der eigenen Geschichte und den eigenen verdrängten Gefühlen herzustellen. Das ist eine interessante Hypothese, die dem häufigen Baby-Blues einen tieferen Sinn für die Entwicklung der Beziehung von Mutter und Baby geben kann und ihn nicht nur als rein somatisch verursacht – als Folge des Progesteron- und Östrogenabfalls nach der Geburt – einstuft.

Später ist die Himbamutter nicht allein mit ihrem Baby, sondern lebt in Gemeinschaft mit anderen Frauen und Müttern. Das Kind erlebt diese als »Co-Mütter«, die die besondere Beziehung zu der »Mutter, die mich geboren hat«, ergänzen. Bei Abwesenheit der Mutter übernehmen die anwesenden Frauen – bevorzugt die Schwester der Mutter – das Stillen und Trösten des Kindes. Die Rolle der Schwester der Mutter ist kulturell fest verankert. Sie wird wie die leibliche Mutter als »Mutter« angeredet und die Kinder dieser Frau gelten als Geschwister des Kindes, mit denen ihm weder Heirat noch eine sexuelle Beziehung erlaubt ist. Im Falle eines Ablebens der Mutter ist diese Schwester eine bevorzugte Heiratskandidatin für den Vater – vermutlich weil sie als der Mutter am ähnlichsten angesehen wird. Die für jede Gesellschaft so wichtige Mütterlichkeit verteilt sich unter den Frauen der Gruppe, sodass die Mutter, die das Kind geboren hat, nicht überlastet und damit in Konflikte mit dem Baby gestürzt wird. Dem Kind stehen viele Brüste zur Verfügung. Aber es muss die Brust auch mit vielen anderen teilen. Die gesellschaftliche Forderung, »alles mit allen zu teilen«, findet hier ihren Anfang.

Uatikura erzählte mir bei einer Gelegenheit mit Abscheu von einer Mutter, die ihr Baby nach der Geburt nicht annehmen wollte, weil sie es ablehnte. Interessanterweise handelte es sich bei dieser Frau um eine, die aus der traditionellen Gemeinschaft ausgeschert war und sich vermutlich als Prostituierte für Weiße betätigte. Der damalige Übertragungsaspekt auf mich bestand darin, dass ich meine baldige Abreise ankündigte, nachdem wir uns auf eine intensive Gesprächsbeziehung eingelassen hatten. Sie vermittelte mir, dass sie eine Trennung von mir ablehnte und dass frühe Trennung nicht zu ihren Konzepten gehört.

Zusammenfassend sind aus meiner Sicht folgende Besonderheiten im Umgang mit der Mutterschaft bei den Himba bemerkenswert und scheinen schweren postpartale Krisen mit Depression, wie sie hierzulande zu beobachten sind, zu verhindern: Schwangerschaften und viele Kinder, unabhängig vom Geschlecht, sind erwünscht. Die Söhne braucht man für den Wohlstand, aber »mit den Töchtern hat man eine Familie«. Sie erhöhen das Ansehen der Mutter und bringen sie nicht in Konflikte mit gesellschaftlichen und kulturellen Anforderungen. Auch wenn die heterosexuelle Verkehrsordnung vorherrscht, fällt das frühe Homosexualitätstabu zwischen Mutter und Tochter nur milde aus. Die Erwartungen des Babys werden optimal erfüllt. Seine Bindung erfolgt nicht nur an die »Mutter, die mich geboren hat«, sondern es gibt auch »Co-Mütter«. Die Babys wachsen polyadisch auf. Jedes Kind hat einen Vater, entweder den Ehemann oder den Vater der Mutter, der sich zusammen mit der Gruppe für die gebührende rituelle Begleitung der verschiedenen Entwicklungsstufen bis zur Heirat zuständig fühlt. Die Geburt erfolgt in der vertrauten Umgebung, die Geburtshilfe wird durch bekannte Menschen geleistet. Die Mutter ist dabei aktiv und gebiert ihr Kind in der Regel in Hockstellung. Die Geburt dauert so lange, wie die Mutter dazu braucht. So wird der überwältigende Schrecken des Zerreißens der Monade bei der Geburt, die als eine Trennung auf Leben und Tod für Mutter und Baby erlebt wird, gehalten. Die Himbafrauen reagieren mit Erschrecken darauf, in welcher Lage die Frauen bei uns gebären, und können sich nicht vorstellen, wie das gelingen kann, weil sie den passivierenden Aspekt, der sie tendenziell zu Patientinnen macht, ahnen. Die Geburt verläuft zweizeitig. Nach der Geburt bleibt die Mutter geschützt und versorgt mit ihrem Baby zusammen in der Geburtshütte. So können beide nach dem Zerreißen der intrauterinen Monade, der Zweieinheit, in einer extrauterinen Monade (Grunberger, 1985) in der Geburtshütte, die wie ein externer Uterus wirkt, zueinanderfinden, bis die intrauterin verbindende Nabelschnur langsam vertrocknet und abfällt. Eine frühe Trennung von Mutter und Baby wird vermieden. Der Übergang und der Neuanfang danach werden rituell von der Mutter und der Gruppe gestaltet. Mutter und Baby gehen allein durch den Busch, ein Grenzzustand des Alleinseins und der Leere, in dem die bösen Geister, die das Leben von Mutter und Baby postpartal in der Fantasie, aber auch ganz real bedrohen, durch magische Handlungen abgewehrt werden. Das Durchqueren dieses liminalen Zustandes der Leere und Entrückung, der tödlich gefährlich sein kann, stellt einen empfindlichen Kipppunkt dar. Das Bedrohliche entsteht, wenn am vorherigen Zustand festgehalten, er nicht durch das rituelle Begräbnis der »Tierchenteile« aufgegeben, umgewandelt und der neue Zustand der Mutterschaft angenommen wird. Hier kann die postpartale Depression ihren Ausgangspunkt finden als Ausdruck eines Festhaltens an etwas, was von der Mutter begraben, geopfert, aufgegeben werden muss. Aber bei den Himba erfolgt nach dieser gut organisierten Regression im Wochenbett wie nach einer Initiation die sichere Aufnahme in die Frauengruppe, mit der die Mutter, unterstützt durch den Vater, die Sorge für das Baby teilen kann, und die emotional reinigende körperliche und seelische Stärkung durch sie für den Neuanfang. Die Befolgung der Rituale dient der Selbstvergewisserung der Mutter in der Generationenfolge mit ihrem Kind als Teil der Gruppe und ihrer Würdigung und Unterstützung durch die Gruppe.

Arnold van Gennep (2005 [1909]) hat die Riten, die sich auf die Zustandswechsel innerhalb des Lebenszyklus beziehen, »Übergangsriten« genannt und ihre ubiquitäre Struktur beschrieben. Bei der Geburt bestehen diese aus

1. der Trennungsphase: Die Trennung durch die Geburt erfolgt dramatisch von dem vorherigen Zustand der Schwangerschaft in der Geburtshütte, die abgesondert im Busch liegt, weil sie als schmerzhaft erlebtes Gewaltereignis nicht nur als gut, sondern auch als unheimlich, gefährlich und unrein, also zutiefst ambivalent und mehrdeutig erlebt wird. Sicherheitshalber bleiben biologische und psychologische Geburt getrennt.
2. der Schwellenphase: Die Wöchnerin bleibt bis zum Abfallen der vertrockneten Nabelschnur mit dem Neugeborenen in der Geburtshütte. Dann geht sie nachts allein mit dem Kind in den Busch und vergräbt heimlich Teile von ihm. Es wird zunächst als »Tierchen« angesehen und wird dadurch zum Menschenbaby und die Gebärende zur Mutter.
3. der Angliederungsphase: In dieser Phase wird die Wöchnerin – verwandelt als Mutter mit Baby und emotional gereinigt – wieder in die Gruppe aufgenommen und gestärkt.

Eberhard Haas (2006, S. 18) erklärt dazu die Tiefenstruktur:

> »Riten, die im Grunde immer Opferriten sind, haben Behälterfunktion. In ihnen wird bösartige Gewalt eingegrenzt, verdaut und als gute Stabilität zurückgegeben. Das der Gottheit dargebrachte Opfer verwandelt und verdaut die immanente Gewalt und gibt sie als gute Transzendenz zurück. Das Opfer ist rituell beglaubigte Verstoßung, die jedoch nicht ins Nichts erfolgt, sondern in die Gottheit hinein. Heilige Gewalt soll verhindern, dass bösartige Gewalt sich ausbreitet, mehr noch: Sie wird selbst Teil der Gottheit, geht in sie ein und kommt von dort auf die Lebenden zurück. Von der Psychoanalyse her kommend wird man gewahr, dass etwas, was Bion in der

> Fortführung der Gedanken von Melanie Klein als Containment beschrieben hat, hier offenbar seinen Ursprung und seine Entsprechung hat [...] Die Mutter als Behälter verdaut die Beta-Elemente genannten unaushaltbaren Gefühle des Kindes: Der projektiven Beseitigung von bösen Objekten kann die Introjektion von guten Objekten folgen (Krejci 1990, S. 26).«

Diesen Übergang muss jede Gebärende auch hierzulande durchleben, jedoch ohne dass ihre mehr oder weniger ambivalenten, das heißt unreinen Gefühle wie bei den Himba hilfreich von der Gruppe rituell geschützt und dadurch transformierend gehalten werden. Es hängt in unserer heutigen Kultur weitgehend von den jeweils unterschiedlichen, individuellen, inneren und äußeren Gegebenheiten der Schwangeren um die Geburt ab, ob dieser in der menschlichen Entwicklung schwierige und gefährdete Übergang, der auch die Möglichkeit des Scheitern in sich birgt, gelingt. Schon in der Schwangerschaft kann es zur peripartalen Depression kommen, wenn die Schwangere zum Beispiel keine ausreichend liebende Mutterimago verinnerlicht hat oder ihre äußere Lebenssituation aus verschiedenen Gründen schwierig und ungeklärt ist und sie dadurch mit gemischten Gefühlen der Geburt ihres Kindes entgegensieht. Das dramatische, manchmal unaushaltbar schmerzhafte Gewalterleben der Geburt kann, wenn die Mutter sich damit alleingelassen fühlt und es im Schwellenzustand des Wochenbetts nicht genügend von »guten Geistern« wie den verschiedenen Geburtshelferinnen und -helfern, Vätern oder der eigenen Familie containt, das heißt verstanden und verdaut wird, wie ein »böser Geist« in der Mutter zu einem lang andauernden Gefühl der »Unreinheit« und der Verstoßung ins Nichts mit dem Bild der postpartalen Depression führen. Dadurch kann nach der biologischen Geburt und der körperlichen Versorgung die psychologische Geburt, die spezifisch menschlich-liebevolle, förderliche Beziehungsaufnahme mit dem Baby und die Angliederungsphase an die Welt der anderen Mütter, misslingen, weil die Mutter sich ihres gefühlsmäßig chaotischen, unreinen, mehrdeutigen Zustandes schämt, sich im Glauben keine gute Mutter zu sein schuldig fühlt und die anderen meidet. Sie bleibt regressiv in der Schwellenphase hängen, schafft die Beendigung der Trauer um das Verlorene nicht, bleibt in der Ambivalenz dem Kind gegenüber unter unglücklichen Umständen lebenslang stecken, kann das neue Leben der Mutterschaft nicht annehmen, sondern hält am vorigen Zustand fest. In einer tragischen Konfusion kann sie die alte schlechte und verbietende Mutterimago nicht sterben lassen und begraben und die liebevolle Mutter nicht beerben, um selbst von der Tochter zur Mutter aufzuerstehen.

Oft können erst die verstehenden Therapeutinnen in der Babyambulanz die zweite, die psychologische Geburt, einleiten indem sie als beruhigende »gute Geister« fungieren, die das schmerzhafte Gewalterleben der Mutter transformieren, bei der Beseitigung der »schlechten Geister« mithelfen und als »gute Geister« introjiziert werden. Sie können, besonders in Co-Therapie, die haltende Gruppe darstellen, die der Mutter mit dem Baby, oft auch dem Vater, in ihrem Alleingelassensein im vorübergehenden Chaos ihrer Gefühle und ihrer Konfusion Orientierung für eine gemeinsame lohnenswerte Entwicklung gibt.

So könnten wir vom psychologisch empathischen Realismus der Himba beim gut organisierten Umgang mit der Mutterschaft einiges lernen, um postpartale Depressionen zu vermeiden. Natürlich ist das Leben bei den Himba nicht nur paradiesisch. So gibt es durchaus Depressionen im späteren Leben. Diese hängen wie bei uns eher mit narzisstischen Kränkungen wie beispielsweise gesellschaftlicher Diskriminierung wegen allzu individualistischer Handlungsweisen zusammen, mit Schicksalsschlägen, dem Verlust von nahen Menschen aufgrund von Beziehungskonflikten, Krankheit und Tod, dem Verlust eigener Kinder oder Trennungen, die das harte Nomadenleben mit sich bringt. All diese Krisen sind auch Möglichkeiten des Wachstums – Trauern ist ein lebensnotwendiger Prozess, um wachsen zu können.

Weitere Ursachen der postpartalen Depression

Soziokulturelle Ursachen

Ich möchte nun den ethnopsychoanalytischen Blick auf unsere heutige Kultur werfen und die so unterschiedlichen Gegebenheiten untersuchen, die dazu beitragen, dass bis zu 30 Prozent der Frauen, je nach den angewendeten Kriterien, in der frühen Mutterschaft in eine mehr oder weniger schwere Krise geraten, die mit den Symptomen einer postpartalen Depression einhergeht. Sie können alle mehr oder weniger miteinander zusammenhängen. Mit der Schwangerschaft beginnen viele Konflikte schon, weil Babys nicht immer erwünscht sind. Es gibt bewusste Ablehnungen des werdenden neuen Lebens, was sich in der hohen Zahl von Abtreibungen bei uns bemerkbar macht. Aber die Ablehnung kann auch in individuellen Konflikten begründet sein, die aus früheren, transgenerational weitergegebenen Erfahrungen mit den Elternfiguren, meist der mütterlichen Seite, stammen, die auf das Baby übertragen werden, was unbewusst bleibt. Dazu gehören Unsicherheiten, Konflikte oder Trennung in der Partnerschaft, die sich gegen das gemeinsame Baby richten. Das kann sogar der unbewusste Auslöser für eine Fehl- oder Frühgeburt sein. Dadurch kann eine frühere Abtreibung oder eine Fehlgeburt bei einer nachfolgenden Geburt zur Ursache einer postpartalen Depression werden, wenn sie als dramatisch oder mit Schuldgefühlen belastet erlebt wurde.

Die früher bei uns vorhandene Trennung zwischen Frauen- und Männerwelt ist weitgehend aufgehoben. Frauen nehmen immer mehr an der früheren Männerwelt im Beruf, in Führungspositionen teil und engagieren sich erfolgreich. So können sie in einen inneren Konflikt zwischen Mutterschaft und Arbeitswelt geraten, in die die Babys mit ihren Bedürfnissen nicht passen. In vielen Fällen muss im beruflichen Leben ein Nachteil durch die Mutterschaft befürchtet werden. Die melancholische »Lösung« kann eine postpartale Depression sein, die dazu führt, dass der Mutter weder Freude über das Baby noch die Arbeit möglich ist. Viele Kinder stellen ein Armutsrisiko dar und besonders alleinerziehende Mütter sind sozial nicht sehr geachtet. Die hochtechnisierte ärztliche Schwangerschaftsbegleitung ermöglicht Untersuchungsbefunde, die zur Beunruhigung und Ablehnung des Babys führen können. Die so geschätzte körperliche Attraktivität und Integrität als junge Frau wird als bedroht erlebt durch die Veränderungen in der Schwangerschaft und die schmerzhaften Geburtsverletzungen – und das in Zeiten, in denen die Selbstoptimierung des Körpers eine große Rolle spielt. Unter Angst vor der Geburt leiden auch die Himbamütter, aber diese wird in der Frauengruppe gehalten und gemeinsam ertragen. Ist dann das Baby in der Welt, wird es bei Bedarf von jeder Frau der Gruppe bemuttert, sogar gestillt, wenn sie gerade auch Milch hat, während nach unserer Erfahrung in der Babyambulanz bei uns die frühe Mutterschaft in vielen Fällen durch dauerhafte soziale Isolation gekennzeichnet ist. Für viele junge Mütter hier gibt es keine mütterliche Tradition, die von der Großmutter zur Mutter bis zur Tochter weitergegeben wird. Die Familienformen haben sich in der städtischen Umgebung verändert. Besonders der Wegfall der mehrgenerationalen, verzweigten Familien, die sich gegenseitig unterstützen, führt dazu, dass die Kleinfamilie sich autonom bewähren muss. Die hohe Mobilität und die individuelle, getrennte Lebensweise erschweren eine konkrete familiäre und mütterliche Hilfe. Hilfreiche Freundinnen sind oft nicht verfügbar, da selbst berufstätig. Am häufigsten ist bei uns der Vater als hilfreicher Dritter anwesend, was eine gute Lösung darstellt, solange er präsent sein kann. Aber die Bedingungen unserer individuierten Lebenswelt mit den isolierten Kleinfamilien lassen Mutter und Baby zu oft allein, wenn der Vater wieder seine berufliche Arbeit aufnehmen muss. Das ist die Situation, in der Depressionen ausbrechen können, weil die Mutter sich mit ihrem Baby verlassen und allein fühlt. In ihrem nach der Geburt ganz auf das Baby zentrierten Zustand der »primären Mütterlichkeit« (Winnicott) ist sie auf die Unterstützung Dritter angewiesen. Wurde nicht dafür gesorgt, dass diese bereitstehen, hat sie es erst einmal schwer, aktiv zu werden, diese in ihrer Lebenswelt zu organisieren und anzunehmen. Geburtsvorbereitungskurse füllen hier eine Lücke und können auch Freundschaften stiften, die nach der Geburt für Mutter und Baby als haltende Gruppe dienen. Organisierte Mütter-Baby-Treffs und nachbarschaftliche Hilfe kann eine Rettung darstellen. Das alles erfordert aber eine Initiative der Mutter, zu der sie aufgrund ihres regredierten Zustandes oft nicht die Kraft findet, sondern der Ermunterung bedarf. Aufmerksame Gynäkologen sorgen dafür, dass bei gefährdeten Müttern schon während der Schwangerschaft überlegt wird, wer sie nach der Geburt begleiten kann.

Es ist immer wieder erstaunlich zu hören, wie viele Mütter davon überzeugt sind, sie müssten, um eine gute Mutter zu sein, mit ihrem Baby allein, ohne Unterstützung von anderen zurechtkommen. Sie hängen einem in der westlichen Welt tradierten »continous care concept« für die ideale Mutter mit einem omnipotenten Anspruch nach, das besonders von Bowlby (1958) in Reaktion auf Vernachlässigung der Bedürfnisse von Babys vertreten wurde. Mit seinem großen Anspruch ständigen Kontakts, damit eine sichere Bindung entsteht, überlastet dieses Ideal eine einzelne Mutter in deprimierender Weise und vernachlässigt, dass andere Kulturen, nicht nur die Himba, Mütter ganz selbstverständlich in der Gruppe physisch und psychisch unterstützen. Es entlastet die Mütter, dass im Baby immer schon das Streben nach etwas Drittem angelegt ist. Die polyadische Öffnung zu anderen Bindungen befreit die Mutter von einem permanenten Kleben an ihrem Baby. Entsteht Stress, kann die Triangulierung vorübergehend wieder einer dyadischen Beziehung weichen. Wichtig ist, dass die Mutter und andere Beziehungspersonen sensibel auf die jeweiligen Bedürfnisse des Babys reagieren und vor allem Momente der emotionalen Resonanz und geteilter Affekte, eine Synchronisation von Gefühlen, stattfinden.

Fernanda Pedrina (2006) hat basierend auf ihren Erfahrungen mit einer therapeutischen Mutter-Baby-Gruppe eindringlich auf die Bedeutung einer haltgebenden Gruppenkultur hingewiesen, auf deren Boden sich erst therapeutische Prozesse entwickeln können. Aber sie muss feststellen, dass informelle Gruppen von Müttern mit ihren Babys sich häufig als instabil erweisen und vor allem, dass »schwierigere« Mütter kaum Anschluss finden. Sie kommt zu dem unvermeidlichen Schluss: »Die Mutter-Baby-Gruppe ist ein Angebot, das dem offensichtlich gewordenen Bedürfnis nach vermehrter Unterstützung von Familien mit kleinen Kindern in der heutigen Gesellschaft Rechnung trägt« (ebd., S. 252).

Ausgehend von unseren Erfahrungen in der Babyambulanz, dass die aktive Beteiligung der Väter in der SKEPT den Heilungsprozess der postpartalen Depression der Mutter und damit die gute Beziehung von Mutter und Baby entscheidend unterstützt, möchte ich die Bedeutung des Vaters in unserer Kultur besonders würdigen (siehe die Fallgeschichten Anna und Gina). Wir leben in einer Kultur, in der das Modell der Kleinfamilie mit einer Mutter, die für Hausarbeit sowie Betreuung, Versorgung und Erziehung der Kinder, und einem Vater, der für die Erwerbsarbeit und den Unterhalt der Familie zuständig ist, trotz vielfachen Wandels noch immer vorherrscht. Je vielfältiger der Vater sich von Schwangerschaft und Geburt an bei der gemeinsamen Familienarbeit einbringt – also bereits früh eine Triangulierung eingeübt wird –, desto mehr kann einer postpartalen Depression sowohl der Mutter als auch des Vaters präventiv begegnet werden. Allerdings hängt das auch von der Verinnerlichung der Vaterimago in der Mutter ab. Hat sie beispielsweise durch eigenes Erleben einen Vater verinnerlicht, der sein Kind schlägt, kann sie es schwer haben ihr Baby seinem Vater zu überlassen, weil sie das innere Bild von ihrem Vater auf ihn projiziert. Das gemeinsame Erledigen der Arbeiten im Haushalt und mit den Kindern vom Babyalter an kann als Schutzfaktor dagegen wirken, dass ein Elternteil sich über Gebühr alleingelassen oder überlastet fühlt – sei es der Vater, der sich von der Mutter-Baby-Dyade ausgeschlossen fühlt und in die Arbeit oder die Männergruppe flieht oder eine postpartale Depression entwickelt, sei es die Mutter, die sich vom beruflichen Leben und ihrer Weiterentwicklung ausgeschlossen fühlt. Dass Väter, wenn sie sich darauf einlassen wollen und ihnen ein eigener Raum dafür zugestanden wird, kleine Babys allein betreuen können, ist erwiesen. Engagierte Vaterschaft löst entsprechende hormonelle Veränderungen aus, ähnlich wie bei den Müttern, wie durch neurobiologische Untersuchungen nachgewiesen werden konnte. Insofern ist »Mütterlichkeit« geschlechtsübergreifend.

In ihrer sorgfältigen und differenzierten Untersuchung *Neue Mütter – neue Väter* über insgesamt zwölf Elternpaare, die in einer heterosexuellen Beziehung von Anfang an die Zuständigkeit für Familienarbeiten teilten, kommt Karin Flaake zu dem Ergebnis:

> »Die Verantwortlichkeit und Zuständigkeit beider Geschlechter für diesen Bereich schafft die Basis für eine umfassendere Geschlechtergerechtigkeit. Sie ermöglicht eine gleichberechtigte Teilhabe beider Geschlechter an Erwerbsarbeit sowie für beide eine Erweiterung von Entwicklungschancen: für Frauen hinsichtlich beruflicher Pläne und Perspektiven, für Männer bezogen auf die Erfahrung fürsorglicher und liebevoller, beziehungsorientierter Kompetenzen« (Flaake, 2014, S. 287).

Jedoch fördern die gesellschaftlichen Rahmenbedingungen in Deutschland trotz Elterngeld insbesondere durch vorherrschende Strukturen im Bereich der Erwerbsarbeit immer noch ein eher traditionelles Familienmodell:

> »In einem solchen gesellschaftlichen Kontext bedeutet die Entscheidung von Paaren für eine gleichgewichtige Aufteilung der Familienarbeiten zugleich die Entscheidung für eine Lebensform, die beiden Geschlechtern umfassendere Chancen und Entwicklungsmöglichkeiten eröffnet, aber auch eine große Bereitschaft erfordert, sich Verunsicherungen auszusetzen. Die Verflüssigung traditioneller geschlechtsbezogener Zuweisungen macht nicht nur neue Formen der Organisation des Alltags notwendig, sondern auch veränderte Formen des Selbstverständnisses und Selbstbewusstseins jenseits traditioneller, an das Geschlecht geknüpfter Definitionen und damit Veränderungsprozesse, die bei beiden Geschlechtern Ängste und Widerstände auslösen können. So zeigt sich in vielen der untersuchten Familien ein Nebeneinander von Neugestaltungen der Geschlechterbeziehung und Veränderungsresistenzen. Auch in den Orientierungs- und Verhaltensmustern derjenigen, die sich für eine die Geschlechtergrenzen überschreitende Lebensform entschieden haben, finden sich neben Erweiterungen geschlechtsbezogener Muster Elemente, die von traditionellen Geschlechterverhältnissen und den darin enthaltenen geschlechtsbezogenen Zuordnungen und ungleichen Bewertungen von Erwerbs- und Familienarbeit geprägt sind. In Prozessen des Aufwachsens als Frau oder Mann haben sich innere Bindungen an traditionelle Verhält-

> nisse entwickelt, die mit dem Wunsch, eine nicht traditionelle Familienform leben zu wollen, kollidieren und Veränderungen konfliktreicher und langwieriger machen können als erhofft. Solche inneren Bindungen beziehen sich bei Männern auf Geschlechterbilder, in denen als weiblich Definiertes in Vorstellungen von einer sozial akzeptierten Männlichkeit wenig Raum hat und Männliches sich wesentlich durch Abgrenzung vom Weiblichen herstellt, bei Frauen auf Weiblichkeitsbilder, die normative Vorstellungen von einer guten Mutter und Hausfrau enthalten« (ebd., S. 288).

Die detaillierten Ergebnisse dieser Studie verdeutlichen die unter psychoanalytischen Gesichtspunkten förderlichen und bereichernden Entwicklungen der Eltern und ihrer Kinder. Die gemeinsame Verantwortung für die Kinder bewirkt eine größere Gemeinsamkeit des Paares. Für die Kinder beiden Geschlechts wirkt es sich positiv aus, wenn beide Eltern von früh an zur Verfügung stehen. Aber Frauen müssen es wollen und einfordern, wenn sie eine gleichberechtigte Beziehung wollen, die vielfach nicht leicht durchzusetzen ist. Darüber hinaus bleibt Unterstützung durch die Umgebung für Eltern mit Kindern, um eine Überlastung zu verhindern, unter diesen Bedingungen notwendig.

Die Studie ist in Bezug auf unser Thema insofern interessant, als in den untersuchten Familien keine Fälle von postpartaler Depression auftraten. Dieses Modell erscheint also geeignet, postpartale Depressionen zu verhindern, insbesondere solche, die bei Müttern in der Kleinfamilie durch Gefühle des Alleingelassen- und des Ausgeschlossenseins von ihrem vorherigen Leben als Frau ausgelöst werden – und das sind nicht wenige. Das Teilen der Verantwortung für das Baby schützt davor, dass die Mutter einseitig überlastet wird und sich deprimiert von einer Entwicklung im beruflichen Leben ausgeschlossen fühlt.

Großereignisse wie die Coronapandemie hinterlassen in der Psyche junger Mütter, die eigentlich Grund zur Freude über ihre Babys haben, Spuren. Es gibt immer mehr Hinweise, dass die Pandemie das Risiko für depressive Beschwerden oder eine manifeste Depression nach der Geburt erhöht hat. Studien aus Hongkong, Italien und Guangzhou liefern dazu Zahlenmaterial. Die Pandemie wirkt wie ein Verstärker auf Probleme, Konflikte und Spannungen, die schon vorher bestanden haben. So dürfte eine wesentliche Ursache die erhöhte soziale Isolation sein, die mit der Bekämpfung der Pandemie einhergegangen ist. Die für die Mutter lebensnotwendigen intensiven sozialen Beziehungen werden zur potenziellen Lebensbedrohung.

Peripartale Depression

Schon in der Schwangerschaft kann es zu einer Depression kommen, zur peripartalen Depression. Etwa zwei Drittel der depressiven Erkrankungen von Müttern sind schon vor der Geburt feststellbar und ca. ein Drittel wird erst postpartal manifest – häufig als Folge von Geburtserfahrungen (Schroth, 2015). Konflikte mit der Mutterschaft werfen also bereits ihren Schatten voraus. Diese werden vielfach verleugnet, ebenso wie nach der Geburt, weil sie nicht zum gesellschaftlich erwarteten Bild der glücklichen Schwangeren und Mutter passen. Werden die Krisen bereits in der Schwangerschaft diagnostiziert, ernst genommen und erfolgt schon präventiv eine Bindungsförderung von Mutter und Ungeborenem, so wird nicht nur die Schwangere entlastet, sondern es lassen sich auch präventiv mögliche ungünstige Folgen für den Embryo abwenden. Die »Bindungsanalyse/Perinatal Bonding« nach den Vorschlägen der Psychoanalytiker Jennö Raffai und György Hidas (Hidas & Raffai, 2021 [2002]) hat sich hier bewährt. Eine größere Studie von Görtz-Schroth (2019, zit. n. Auhagen-Stephanos, 2020, S. 121) zeigt signifikante Resultate bei den behandelten im Vergleich zu nicht behandelten Schwangeren. Verbesserungen waren bei der Frühgeborenenrate, der Anzahl der notwendigen geburtshilflichen Eingriffe, insbesondere der Kaiserschnittrate, bei der Stillquote sowie beim Erleben der Geburt und des Wochenbetts zu beobachten. So profitieren vor allem auch die ungeborenen Babys der Schwangeren in einem entscheidenden Ausmaß für ihr späteres Leben: »Als Ursache wird eine Dysregulation der mütterlich-fötalen HPA-Achse und eine Störung des intrauterinen Milieus aufgrund von Schwankungen in der arteriellen Blutversorgung bei depressiven Schwangeren diskutiert« (Hübner-Liebermann et al., 2012, S. 419).[10]

10 Die hypothalamic-pituitary-adrenal axis, Hypothalamus-Hypophysen-Nebennieren-Achse, ist ein wichtiges neuroendokrines System, das Reaktionen auf Stress steuert und viele Körperprozesse reguliert wie Verdauung, Immunsystem, Stimmung und Emotionen, Sexualität sowie Energiespeicherung und -verbrauch. Es ist der gemeinsame Mechanismus für Wechselwirkungen zwischen Drüsen, Hormonen und Teilen des Mittelhirns, die das allgemeine Anpassungssyndrom (AAS) vermitteln. AAS bezeichnet ein von Hans Selye entwickeltes allgemeines Reaktionsmuster des Körpers auf länger andauernde Stressreize. Ist ein Organismus längere Zeit Stressoren wie Leistungsdruck, Lärm, Hitze, Hunger oder psychischen Belastungen ausgesetzt, zeigt er eine Antwort, die eine kurzzeitige Erhöhung der Widerstandskraft durch eine Aus-

Das wichtigste Ergebnis der Studie war die Reduzierung der postpartalen Depression von 80 auf zwei Prozent. Diese wird sozusagen in statu nascendi behandelt. Die Beziehung von Mutter und Baby kann sich günstiger entfalten, weil die Beziehungsaufnahme zwischen Mutter und Baby schon in der Schwangerschaft entlastet wird. Diese Form der »Bindungsanalyse« betont nicht nur die Beziehungsnähe, die das Baby braucht, sondern auch dass Mutter und Baby von der Zeugung an zwei Wesen sind. Durch die Anerkennung des Babys als eigenständiges Wesen wird die Empathie für es gefördert. Diese Paradoxie kann zu unbewussten Konflikten beitragen. Die Bindungsförderung ist deshalb wichtig, weil das Fehlen von annehmenden Gefühlen bei der Mutter ihrem Baby gegenüber nach der Geburt häufig verleugnet wird, aber das Kernproblem einer ablehnenden, befremdeten, angstbesetzten Beziehung mit den Symptomen der postpartalen Depression darstellen kann.

An dieser Stelle möchte ich noch den von Ute Auhagen-Stephanos (2017; 2020) entwickelten Mutter-Embryo-Dialog (M-E-D) erwähnen, in dem unter Anleitung von speziell geschulten Psychotherapeuten für zukünftige Eltern eine Intimität mit dem extrakorporal erzeugten Fötus geschaffen wird. Der M-E-D stelle, so die Autorin, ein antizerstörerisches Element dar, um das im Labor erzeugte Embryokind in einer als behütet und schützend wahrgenommenen Umgebung aufzunehmen. Ist eine Schwangerschaft geglückt, kann mit der Methode von Raffai und Hidas eine Bindungsförderung erfolgen. Postpartal können Mütter mit Babys, die durch In-Vitro-Fertilisation gezeugt wurden, an einer Depression leiden, wenn sie die IVF als schuldhafte Grenzüberschreitung erleben.

---

schüttung von Cortisol und Adrenocortisol bewirkt, langfristig aber zu körperlichen Schäden bis hin zum Tod führen kann. Es gibt immer mehr Hinweise darauf, dass pränataler Stress die HPA-Regulierung beim menschlichen Embryo beeinflussen kann, weil Mutter und Baby über die Nabelschnur einen engen Austausch haben. Kinder, Mädchen und Jungen, die pränatal gestresst waren, können veränderte Cortisol-Rhythmen aufweisen. Studien haben einen Zusammenhang gefunden zwischen mütterlicher Depression und Angst während der Schwangerschaft und dem Cortisolspiegel im Kindesalter mit den unterschiedlichsten Auswirkungen. Diese werden zum Beispiel mit einer erhöhten Ruheherzfrequenz, erhöhter motorischer Aktivität beim Fötus und einer Neigung zu Depression sowie kurzer Aufmerksamkeitsspanne in der Kindheit in Verbindung gebracht, was auf eine Beeinträchtigung der neuronalen Entwicklung hinweist.

Schwangerschaft und Geburt

Die Schwangerschaft ist ein hormonell, neuroendokrin, metabolisch und psychisch kompliziertes, Geschehen, das phasenhaft abläuft und in der Balance gehalten werden muss. Es gibt keine angst- oder konfliktfreie Schwangerschaft – nicht einmal bei den Himba. In der Regel ist sie glücklich, weil der narzisstische ödipale Kinderwunsch endlich eingelöst wird – oft auch dann, wenn nach der Geburt eine postpartale Depression auftritt. Ambivalenz gegenüber der Empfängnis kann sich anfangs in dem unbewussten Wunsch einer oralen Ausstoßung mit Erbrechen darstellen, wie in einer Reaktionsbildung dagegen in einer Verstopfung. Die Schwangerschaft kann als eine eigene Kreation gefeiert werden oder als endgültige Separation von der eigenen Mutter Angst auslösen. Mit den ersten Kindsbewegungen wird der Fötus als eigenes Lebewesen wahrgenommen und die Mutter bereitet sich innerlich wie äußerlich auf die Geburt vor. Die Geburt hat die Gewalt eines biologischen Vorgangs, der nur begrenzt steuerbar ist. Sie kann erschwert werden durch einen Circulus vitiosus aus Angst, Spannung und Schmerz. Die realen Ängste vor perinatalen Schädigungen des Kindes und der Mutter werden durch unbewusste Ängste verstärkt: Todesängste, Angst vor Kontrollverlust und Selbstauflösung, Kastrations- und Bestrafungsängste. So wird die Geburt zu einem körperlich und seelisch dramatischen Geschehen, bei dem auch gesunde Frauen Spaltungs- und Projektionsmechanismen einsetzen. Soule (1990 [1988]) entwickelte den interessanten Gedanken, dass die durch das Kind zugemutete Belastung der mütterlichen Abwehr nur dadurch erträglich wird, dass eine massive Spaltungsabwehr einsetzt, bei der das Kind idealisiert und die Nachgeburt entwertet wird, um das Neugeborene vor der freiwerdenden Aggressivität der Mutter zu schützen (nach Lorenz-Franzen, 2008). Die Aggressivität der Mutter kann auf Geburtshelfer und Geburtsbegleiter abgespalten werden. Manchmal, bei ca. vier Prozent der Schwangeren, entwickelt sich eine Angst vor der Geburt (Tokophobie), die behandlungsbedürftige Formen annimmt und gelegentlich zur Indikation für eine Sectio führt.

Einerseits scheint es die natürlichste Sache der Welt, wenn die eigene Mutter der Tochter mit dem Neugeborenen in einer »Anna-Selbdritt-Konstellation« hilft. Andererseits ist die Geburt mit Hilfe oder Begleitung der eigenen Mutter für viele Frauen hierzulande nicht vorstellbar. Das wirft ein Licht auf die Mutter-Tochter-Beziehung, die – anders als bei den Himbafrauen – häufig von Ablehnung und mangelndem Vertrauen aus einer früheren enttäuschenden Beziehung herrühren kann, aus der sich beide weit distanziert haben und nach der die Tochter sich, wie bei uns üblich, individuiert hat. Das kann bis zur »Mutterphobie« gehen (Halberstadt-Freud, 1993). Auch nach der Geburt kann die Hilfe der eigenen Mutter wegen der auf beiden Seiten herrschenden Ambivalenz oft nicht angenommen werden, obwohl die junge Mutter in einem besonders bedürftigen, regredierten Zustand ist. In vielen Fällen springt heute der Partner als Hilfe ein, soweit er sich aufgrund von inneren Fähigkeiten und äußeren beruflichen Möglichkeiten dazu in der Lage fühlt. Aber er kann sich auch überfordert fühlen und in seine Arbeit flüchten. In solchen Fällen kann die Mutter die Fantasie entwickeln, dass alle ihre aus der Beziehung zur Mutter gebliebenen Wünsche und Hoffnungen durch das Baby erfüllt werden. Wird dieses »imaginierte Baby« der Mutter mit dem »realen Baby« konfrontiert, das ihre Bemutterung braucht, aber sein eigenes Leben entwickelt oder nicht das (meist weibliche) erwünschte Geschlecht hat, kann das Erleben des Verlustes oder der Enttäuschung überwiegen, was wie die Zerstörung des eigenen Lebens erlebt wird. Das führt zu einem schweren inneren Konflikt mit dem Kind, der so erlebt wird, als könnte nur einer überleben. Dieser Konflikt kann unterschiedlich gelöst werden: Entweder etabliert die Mutter aus Schuldgefühlen wegen ihrer Ablehnung des Babys eine gleichsam symbiotisch enge Beziehung oder sie hält es auf Distanz. Beides hat wegen der verstärkt spürbaren Ambivalenz Folgen für die Entwicklung des Kindes und hinterlässt eine lebenslange Sehnsucht nach der liebenden Mutter. Oft handelt es sich dabei um ein transgenerational weitergeführtes Geschehen. Es kann sein, dass sie selbst als Baby eine postpartale Depression ihrer Mutter erlebt hat, diese wiederum mit ihrer Mutter, und sie nun als Mutter mit ihrem Baby in einer Abwehridentifikation mit jener auch die Symptome einer postpartalen Depression entwickelt. Und nun gibt sie diese frühere Interaktion an ihr Baby weiter: Das Baby introjiziert den traurigen, abwesenden Blick der depressiven Mutter. So hängt das Gelingen der ersten Zeit stark davon ab, welche frühen Erfahrungen des Bemuttertwerdens die Mutter gemacht hat.

Die Geburt erfolgt heute meist nicht in einer vertrauten Umgebung, sondern in einer entfremdeten Klinikatmosphäre. Die werdenden Mütter sind einem enormen Zeitdruck ausgesetzt. Wurden früher 24 Stunden für eine Geburt angesetzt, sind es heute zwölf Stunden. Der Kreißsaal muss wieder freigemacht werden, es findet ein Schichtwechsel der meist mehrere Gebärende betreuenden Hebammen und Ärzte statt. Das führt dazu, dass die Geburt auf verschiedene Weise forciert werden muss, um dem Zeitmanagement der Klinik gerecht zu werden. Alternative, sanftere Geburtsbegleitungen finden da keinen Platz und werden seltener gewählt, weil sie oft nicht dem Sicherheitsbedürfnis der Gebärenden entsprechen. Glücklicherweise bleiben die Geburtswehen durch die vom Körper bereitgestellte massive hormonelle Ausschüttung in einem in der Regel erträglichen Rahmen, wenn sie nicht mit Wehenverstärkern unsachgemäß forciert werden.

Um weiterhin eine geringe Säuglingssterblichkeitsrate zu gewährleisten, hat sich die Geburtshilfe immer mehr zu einer kontrollierenden und invasiven ärztlichen Tätigkeit entwickelt. Die Mütter erleben diese vielfach als Gewaltausübung, bei der ihre Selbstbestimmtheit verloren geht. Die meisten Schwangerschaften gelten inzwischen als Risikoschwangerschaften, während eine natürliche Geburt seltener, in etwa 25 Prozent, vorkommt. Gebärende werden so zu kranken Patientinnen, die ihrer Entbindung eher passiv ausgeliefert sind, statt sich als aktiv Gebärende fühlen zu können. Andererseits lassen überwältigende Angst- und Ohnmachtsgefühle in dieser existenziellen Veränderungssituation die Mutter nach Sicherheit gebender Unterstützung und Geborgenheit suchen – um den Preis, dass sie Teile ihrer Selbstwahrnehmung und Selbstbestimmung verliert. Das kann Mütter eines Teils des Gefühls der Selbstwirksamkeit, mit dem Baby zusammen die Geburt geschafft zu haben, berauben. Sie meinen, dass sie kaum in der Lage wären, auf natürliche Weise ihr Baby zur Welt zu bringen (Mundlos, 2018, S. 73). Häufig haben Mütter, die an einer postpartalen Depression leiden, die Geburt traumatisch erlebt, sodass differenzialdiagnostisch an eine posttraumatische Belastungsstörung gedacht werden muss.

Oft werden Mutter und Baby gleich nach der Geburt getrennt, besonders dann, wenn das Baby Störungen zeigt. Der frühe Hautkontakt nach der Geburt, der das »Bonding« von Mutter und Baby initiiert, fehlt. Ein guter Stillstart in einem ungestörten ersten Kennenlernen und das allmähliche Vertrautwerden wirken einer postpartalen Depression entgegen. Sonst bleiben Mütter ihren angstvollen Fantasien ausgeliefert. Viele Mütter fühlen sich in Geburtskliniken nicht respektvoll und wertschätzend behandelt und erleben körperliche und psychische Übergriffe. Das betrifft nicht nur den berüchtigten Kristellergriff, sondern häufige vaginale Untersuchungen, die Sprengung der Fruchtblase und medikamentöse Wehenmittel. Immer häufiger werden Geburten eingeleitet und in ihrem Verlauf beschleunigt. Frauen fühlen sich vergewaltigt, wenn sie nicht genügend über das Vorgehen der Geburtshelfer aufgeklärt werden, ihnen Gehör verschafft wird und sie ihre Einwilligung geben können. Erlebte Gewalt im Kreißsaal ist eine nicht seltene Ursache einer postpartalen Depression.

> »Die Beziehung einer Frau zu sich selbst, zu ihrem Körper, zu ihrer Weiblichkeit und Sexualität ist eine bedeutsame Voraussetzung, gebären zu können – und Störungen auf dieser Ebene münden oft in den Wunsch, die Spontangeburt zu umgehen. Ebenso wirken sich die Beziehung zum Kind, zum Partner, zu den an der Geburt beteiligten Hebammen und Ärzten und letztlich die Beziehung der Gesellschaft zur Schwangerschaft und Geburt direkt und indirekt auf die Sicherheit des Gebärens aus« (Hildebrandt et al., 2014, S. 182, zit. n. Brock, 2018c, S. 172).

Mütter fühlen sich in einem Dilemma, wenn sie sich für oder gegen eine vaginale Geburt oder eine Schnittentbindung entscheiden sollen. Einerseits ereignen sich, nicht zuletzt wegen der unnatürlichen Beschleunigung des Geburtsgeschehens, bei ca. 74 Prozent der vaginalen Geburten Verletzungen des inneren und äußeren Genitales und des Beckenbodens. Sie sind schmerzhaft und brauchen Zeit zum Heilen, haben aber in der Regel keine Langzeitfolgen. Doch auch die kommen vor in Form von Schmerzen, Inkontinenz, Dyspareunie, Vermeidung von Geschlechtsverkehr oder, wenn der Beckenboden geschädigt ist, dem Vorfall von Blase, Gebärmutter und Darm. Im Zuge der Rolle, die die »Selbstoptimierung« des Körpers heute bei vielen Frauen spielt, werden die Geburtsverletzungen umso gravierender wahrgenommen. Andererseits hat die Schnittentbindung nicht geringe Risiken (siehe dazu weiter unten). So kann die Geburt eines Kindes zum »Schlachtfeld« der Frauen werden.

Die Geburtsfolgen

Im Zusammenhang mit Geburtsfolgen ist häufig von Harninkontinenz die Rede, die immer noch wie ein Tabu behandelt wird. Obwohl sie mit gravierenden physischen, psychischen und sozialen Folgen wie Harnwegsinfektionen, Hautirritationen, Geruchsbelästigung, Dehydratation mit Schwindel durch reduziertes Trinken, Einschränkung von Kontakten, Vereinsamung einhergeht, ziehen mehr als 70 Prozent der Frauen, die im ersten Jahr postpartal eine schwere Inkontinenz entwickeln, keinen Arzt zu Rate.

Es ist unklar, ob sie das Thema aus Scham vermeiden oder weil sie denken, das sei normal nach einer Geburt. Eine Ursache für einen solchen Defätismus kann darin liegen, dass die postpartale Harninkontinenz nicht selten ist. Ein Drittel der Frauen muss nach einer Geburt damit rechnen. Meist handelt es sich um eine Belastungsinkontinenz, seltener um Dranginkontinenz oder Mischformen. Bei vielen Frauen persistieren die Beschwerden: In einer Langzeituntersuchung wurde festgestellt, dass von denen, die drei Monate nach der Geburt an Harninkontinenz litten, noch 76,4 Prozent zwölf Jahre später inkontinent waren, verbunden mit einer erheblichen Beeinträchtigung ihrer Lebensqualität. Risikofaktoren sind ein erhöhter BMI, schwaches Bindegewebe, das sich in Form von Schwangerschaftsstreifen oder Cellulitis zeigt, präpartale Inkontinenz und neben der sogenannten Sturzgeburt, einer zu raschen Geburt, eine über eine Stunde verlängerte Pressphase. Letztere erhöht das Risiko für Harninkontinenz um das Dreieinhalbfache für mindestens zwölf Jahre nach der Geburt. Eine Rolle spielt auch das Alter der Mutter, das Geburtsgewicht des Kindes und die Größe das Kopfumfangs des Babys. (Bader, 2020; Lenzen-Schulte, 2020).

Alle diese Verletzungen können zu einer postpartalen Depression beitragen, weil die Mutter sich in beschämender Weise in ihrem Frausein beschädigt fühlt, indem sie auch noch eine Windel tragen muss. So ist es wichtig daran zu denken, wenn Risikofaktoren bestehen, im psychotherapeutischen Gespräch nach Geburtsverletzungen und den Folgen zu fragen, um dem Tabu etwas entgegenzusetzen, damit die vielfältigen vorhandenen guten medizinischen Therapiemöglichkeiten, wie zum Beispiel die Rückbildungsgymnastik oder das Tragen eines stützenden Pessars, genutzt werden können und die Selbstwirksamkeit gestärkt wird. In Bezug auf die Harninkontinenz hat der Kaiserschnitt eine 30-prozentige protektive Wirkung gegenüber der vaginalen Geburt, die lange nachwirkt; in Hinblick auf eine schwerwiegende Harninkontinenz bewirkt er sogar eine 52-prozentige Reduktion des Risikos. Allerdings ist der Kaiserschnitt ein für die Mutter und das Baby folgenreicher Eingriff, bei dem die Nachteile besonders für nachfolgende Schwangerschaften und die Morbidität des Kindes überwiegen (Lenzen-Schulte, 2018).

Es gibt seltene somatische, neuroindokrine Ursachen für eine postpartale Depression. Die Postpartum-Thyreoiditis stellt eine klinisch relevante Störung dar, die mit Symptomen einer Depression einhergehen kann. Bei fünf bis sieben Prozent aller Geburten weltweit kommt es zu dieser autoimmun bedingten Erkrankung. Sie beginnt meist im dritten bis vierten

Monat nach der Geburt. 25 bis 30 Prozent der Mütter entwickeln Funktionsstörungen der Schilddrüse, meist eine Hypothyreose. Nicht nur Patientinnen mit Funktionsstörungen weisen klinische Symptome auf, auch solche mit Euthyreose fühlen sich im Vergleich zu Gesunden schlechter. Die therapeutischen Möglichkeiten sind gut (Feldkamp & Schott, 2013).

Ein niedriger Oxytocinspiegel in den letzten vier Schwangerschaftsmonaten scheint mit einem erhöhten Risiko verbunden zu sein, in den ersten zwei Wochen nach der Geburt Symptome einer Depression zu entwickeln. Ein gutes Bonding erhöht den Oxytocinspiegel. Bei stillenden Frauen sind sowohl der Oxytocin- als auch der Prolaktinspiegel höher, Stillen führt dadurch zu einer Verminderung der physiologischen Stressreaktionen (von Ohe, 2013).

Es ist erwiesen, dass auch Mangelernährung, zum Beispiel Mangel an Vitamin D oder Omega-3-Fettsäuren zu Depression führen kann.

Der Kaiserschnitt

Die Zahl der Geburten durch einen Kaiserschnitt nimmt laut WHO immer weiter zu. Inzwischen komme jedes fünfte Kind so zur Welt. In manchen Ländern sind es über die Hälfte der Kinder, in Deutschland ist es fast jedes dritte Kind. Seit 1990 ist die Rate von 15,3 auf 30 Prozent gestiegen, während der Coronapandemie sogar auf 35,5 Prozent. Das lässt vermuten, dass Schwangeren mit einer Risikoschwangerschaft vermehrt zu einem geplanten Kaiserschnitt geraten wurde. Ein geplanter Kaiserschnitt ist für Kliniken von Vorteil, die Abläufe und der Einsatz des Personals in den Kreißsälen ist besser vorhersehbar und organisierbar. Viele der Eingriffe sind medizinisch nicht notwendig und tragen zu gesundheitlichen Folgeschäden wie Blutungen, Infektionen sowie Schwierigkeiten beim Stillen und bei zukünftigen Schwangerschaften bei. Dieser Lebensbeginn stellt nicht nur für das Baby, sondern auch für die Mutter die größte Belastung dar. Deshalb empfiehlt die WHO Kaiserschnitte nur, wenn eine vaginale Geburt ein großes Risiko mit sich bringen würde. Für zehn bis 15 Prozent der Geburten stellt die Sectio eine lebensrettende Maßnahme dar, eine moderne Technik vorausgesetzt.

Während die Sectiorate weltweit stetig gestiegen ist, gab es andererseits in vielen Ländern Bemühungen um eine Trendwende. Untersuchungen der Folgen gaben Hinweise, dass die Mortalität der Neugeborenen sich bei einer Verminderung der Sectiorate nicht erhöht, sich jedoch die Morbidität der Neugeborenen mit jeder Erhöhung der Sectiorate um einen Prozent senkte: um 0,6 Prozent bei den schwerwiegenden Schädigungen und um 2,3 Prozent bei den moderaten. Die mütterliche Morbidität steigt mit Abnahme der Zahl der Kaiserschnitte ebenfalls an. Beobachtungen in Deutschland zeigen, dass erfolgreiche Bemühungen, weniger Frauen mit Kaiserschnitt zu entbinden, die Rate instrumenteller Geburten mit Saugglocke und Zange kontinuierlich erhöhen. Jede zehnte Frau, die hierzulande natürlich entbindet, muss mit einer Hilfe durch die Saugglocke rechnen. Deren Einsatz ist vor allem für die Mutter mit einem massiv erhöhten Krankheitsrisiko verbunden. Aktuelle Veröffentlichungen nennen schwere Dammrisse (Grad 3 bis 4) und Sphincter-ani-Verletzungen bei bis zu 28 Prozent der Fälle, während diese bei spontaner, nicht instrumenteller Geburt nur bei elf Prozent der Gebärenden auftreten (Lenzen-Schulte, 2019; 2021). Diese Befunde zeigen, wie schwer die alle Risiken abwägende Entscheidung für oder gegen einen Kaiserschnitt sein und dass auch eine sinkende Kaiserschnittrate ihren Tribut fordern kann.

Diese Zusammenhänge werfen Fragen auf. Könnte es sein, dass eine der Ursachen für dieses Dilemma die oben genannte unphysiologische Beschleunigung der Geburten ist und es erforderlich wäre, den Müttern die Zeit einzuräumen, die sie für ihre Geburt jeweils brauchen? Dabei spielt eine Rolle, dass Babys häufig bei der Geburt »eine Nummer größer« sind als ihre Mutter, was die Geburt erschweren kann. Im Zuge der Selbstoptimierung des Körpers werden genitale Verletzungen und die Folgen vermieden. Auch die Erwartungen der Mutter über den Ablauf des Geburtserlebnisses können idealisiert sein und zur Sectio führen, wenn es mühsam und schmerzhaft wird. Dann ist es notwendig, dass die Geburtshelfer mit den Müttern ausgiebig über die jeweilige Situation sprechen und sie so weit wie möglich an den Entscheidungen beteiligen, sodass die Mütter Vertrauen in das notwendige Handeln der Geburtshelfer entwickeln können. Ein Gespräch mit den Geburtshelfern nach der Geburt über das, was in der Situation geschehen ist, kann hilfreich sein und mancher Depression der Mütter vorbeugen.

Für das Baby bedeutet der Kaiserschnitt, wenn es unvermittelt aus dem Bauch gerissen wird, den plötzlichen Verlust von Geborgenheit und die Trennung von der Mutter nach der Geburt (Brock, 2018c, S. 167). Diese Trennung ist für Mutter und Baby schwer. Mütter suchen nach einer Kaiserschnittgeburt in der Klinik nach ihren Babys, die sie noch nicht gesehen haben und die auf die Neugeborenenstation gebracht werden, obwohl ihr Platz bei der Mutter sein sollte, um einen sanften Übergang vom intrauterinen zum extrauterinen Leben zu beginnen. Mutter und Baby fehlt der »erste Blick«, der für eine Liebesbindung so bedeutsam ist. So reiht sich die Kaiserschnittgeburt am Anfang des extrauterinen Lebens als früheste und gravierendste in die vielen kulturell verordneten Trennungen ein, die dem Grundbedürfnis des Menschen, in Verbindung zu sein, zuwiderlaufen.

Interessant in diesem Zusammenhang ist ein Fund von Renggli (2020), der sich mit 5.000 Jahre alten Keilschrifttexten aus den frühesten Stadtkulturen der Sumerer beschäftigt hat, wo die Trennung von Mutter und Baby zunächst in den höheren Gesellschaftsschichten eingeführt wurde. Er fasst die übersetzten Schilderungen so zusammen:

> »Die Muttergöttin klagt über die Trennung von ihrem Gatten und Kind. Sie irrt ruhelos umher, sie ist traurig und verzweifelt, sie ist schlaflos und kann nicht mehr essen. In ihren Klagen zerkratzt sie sich das Gesicht oder schlägt mit den Fäusten auf ihren Körper oder rauft sich die Haare aus. Sie hört das Weinen des Kindes und findet es nicht. In ihrem sinnlosen Suchen wird die Göttin als einsam und entfremdet oder gar als Feind in der eigenen Stadt beschrieben. In diesen Trauergesängen wird ausdrücklich eine Mutter/Muttergöttin beschrieben, wie sie ihren Sohn, ihr Kind verloren hat, wie ihr Baby ihren Armen entrissen worden ist und sie es verzweifelt und vergeblich sucht. Endlos ist diese Suche. Sie hört sein Schreien, aber kann es nicht erreichen oder finden. Oder sie trauert um ihr Kind, welches im Reich der Toten, d. h. der abgrundtiefen Hölle der Vereinsamung festsitzt. Und immer sind mit dieser Mutter und dem von ihr getrennten Kind entsprechende Tierbilder verbunden: die Trennung von Mutterschaf und Lamm, von Ziege und Kitz, von Kuh und Kalb oder von einer Eselin und ihrem Fohlen. Diese Tierkinder sind von der Mutter getrennt, sie wurden von ihr aufgegeben, sie sind verschwunden, verloren, entführt worden oder tot. Dabei sollten wir uns vor Augen halten, dass sich die Sumerer Herdentiere wie Schafe, Ziegen und Kühe hielten für die Gewinnung von Milch und deren ersten Produkten, wie beispielsweise von Käse. Dafür mussten die Mütter und ihre Tierkinder voneinander getrennt werden: ein ›Urbild‹, um die Trennung der menschlichen Mütter von ihren Babys darzustellen. Und in den Trauerliedern ist die Verzweiflung von beiden dargestellt – von der Mutter wie von ihren Babys, in der ersten Hochkultur, in welcher eine Mutter von ihrem Baby getrennt worden ist!« (ebd., S. 37f.).

Wir haben hier erste bewegende Beschreibungen der postpartalen Depression, ausgelöst durch die früheste Trennung von Mutter und Baby, die so leicht zu vermeiden wäre. Diese zunächst äußere Trennung wird im Laufe der Geschichte bis heute zu einer inneren Distanz zum Baby, die sich symptomatisch als Depression zeigen kann. Je weiter die Zivilisation fortschreitet, desto mehr muss instinktiv richtiges Verhalten verdrängt werden. So wird die Trennung von Mutter und Baby schließlich zur Normalität und als solche verinnerlicht. Deshalb ist es unser Anliegen, beim Vorliegen dieser Störung Mutter und Baby einander nahezubringen. Dabei ist immer wieder erstaunlich, wie leicht das in den meisten Fällen gelingt, weil sich unter der zivilisatorischen Decke das natürliche instinktive Verhalten und die Liebe der Mutter erhalten haben und leicht reaktiviert werden können.

Bemerkenswert in diesem Zusammenhang ist, dass bei den oben beschriebenen Himba nicht nur Mütter und Baby nicht getrennt werden, sondern dass auch Kuh und Kalb, Schaf und Lamm und Ziege und Kitz nicht voneinander getrennt werden. Erst darf das Tierbaby trinken, solange es das braucht, und dann erst melken die Himba den Rest für die Menschen. Es wird also generell die frühe Trennung vermieden. Das hält die Tiere gesund, stärkt die Babys und bewahrt die Mütter vor der Depression, weil sie ihr Baby nicht verlieren und erst wiederfinden müssen.

»Weil ihnen ihre Selbstbestimmung genommen wurde, können sie sich nicht auf das Kind einlassen, brauchen länger, sich für die Liebe zu öffnen und finden lange keine Bindung an dieses Kind«, beobachtet Brock (2018c, S. 165) als Folge von Sectioentbindungen. So sei es nicht verwunderlich, wenn Mütter mit vorherigen Traumatisierungen eine Retraumatisierung erleben, mit einer posttraumatischen Belastungsstörung oder einer postpartalen Depression reagieren. Sie können die Reizüberflutung nicht mehr verarbeiten, erleiden Todesängste und Demütigungen, denen sie sich ohnmächtig wehrlos ausgeliefert fühlen und ziehen sich emotional zurück. Sie haben im Gegensatz zu normal gebärenden Müttern noch eine Operation zu verarbeiten, sie werden genäht, müssen die Narkose und die Trennung von ihrem Kind verkraften. Mütter sind in ihrem Wohlbefinden und der Lebensqualität über viele Wochen beeinträchtigt. In Abhängigkeit vom Zeitpunkt des Kaiserschnitts können wichtige Hormonschübe und Körperstimulation fehlen, dem Baby, aber auch den Müttern (vgl. ebd.).

Historisch gesehen war die Geburt immer weitgehend eine Sache von Frauen, bis die Geburtshilfe von Ärzten übernommen wurde. Seit den 1990er Jahren ist es erwünscht, dass die Väter bei der Geburt dabei sind, auch wenn sie eher Zeuge des Geschehens denn selbst handelnd sind. Die Mütter allerdings erleben die Anwesenheit des Vaters als unterstützend und schützend, und das hat eine antidepressive Wirkung. Durch seine ruhige, einfühlsame, liebevolle Anwesenheit kann er der Mutter einen Schutzraum schaffen, in dem sie sich der Geburtsarbeit und der Entwicklung der Bindung an das Neugeborene widmen kann. Notwendig ist dafür eine Vorbereitung der Väter, damit sie nicht von der neuen Erfahrung, die mit Blut und Schmerzen einhergeht, überwältigt und traumatisierte werden.

Zusammenfassend kann man feststellen, dass die subjektive Geburtserfahrung der Frau einen wichtigen Faktor im Rahmen der ersten Beziehungsgestaltung mit dem Kind darstellt. Wird diese Aufgabe gut bewältigt, kann das eine Stärkung hervorrufen, welche die ersten Abstimmungsprozesse und Interaktionen mit dem realen Kind trägt. Negative subjektive Geburtserfahrungen können unter anderem mit einer posttraumatischen Belastungsstörung oder einer postpartalen Depression in Verbindung gebracht werden und mit negativen Auswirkungen auf die Beziehung der Mutter zu dem Kind – mit der Folge von frühkindlichen Regulationsstörungen –einhergehen.

Das Wochenbett

Im Wochenbett muss die Mutter wieder ein vollständiges Körperselbstbild entwickeln, das nicht nur Leere und Abwesenheit bedeutet. Das imaginäre Kind muss mit dem realen Baby, die Fantasie des Paares mit der realen Elternschaft in Einklang gebracht werden. In diesem Übergangszustand ist durch die Schwächung des Ich und die Durchlässigkeit der Grenzen die Gegenbesetzung der Urverdrängung vorübergehend aufgehoben. Ursprüngliche, intensive archaische Erfahrungen, Fixierungen an die Repräsentanzen und den Trieb, die sonst gebunden bleiben, drängen ins Bewusstsein (Laplanche & Pontalis, 1967). Die Konfrontation mit den primitiven Gefühlen des Säuglings und die hormonellen Veränderungen triggern bei der Mutter präverbale prozedurale Erinnerungen aus ihrer frühesten Beziehungsgeschichte und erfahren eine innere Durcharbeitung, eine Trauerarbeit, in der sie als Kompromiss eine neue Gestalt finden. Für diese psychische Arbeit wird in anderen Kulturen in der Zeit nach der Geburt ein besonderer Schutz gewährt und Zeit eingeräumt, wie bei den Himba. Bei uns fordert dieser Zustand vor allem die Fähigkeit des Vaters, so einen Schutz zu bieten, und eine frühe triangulierende Funktion. Meist endet dieser Zustand nach einigen Wochen und verfällt bei den meisten Müttern der Amnesie.

Durch das Fehlen gesellschaftlicher Würdigung und Rituale in unserer heutigen Gesellschaft wird das Wochenbett, eine bedeutsame Phase der Beziehungsaufnahme mit dem Neugeborenen, kaum noch als besonderer Moment des Übergangs und als Anfangszeit verstanden. Auf die Entbindung wird vorbereitet, nicht auf die anschließende dadurch ermöglichte neue Bindung. Es entsteht eine oft krisenhafte Kollision, wenn eine Abwehr gegen die neue Bindung entwickelt wird. Mütter sind überrascht davon, in den Konflikt gestürzt zu werden zwischen dem Bedürfnis nach Bindung und dem Bedürfnis nach ihrem vorherigen Leben, lediglich unter Hinzufügung eines Kindes. Sie stoßen auf einen gesellschaftlichen Widerspruch in unserer Gesellschaft, die zwar gebärfordernd ist, aber zugleich mutterfeindlich. Mutter und Baby brauchen Zeit und Raum für die Entwicklung ihrer Beziehung. Die Umwelt muss Bedingungen bereitstellen, die diese frühe sensible Phase zwischen Mutter und Kind selbstverständlich fördern helfen und tragen. Die Individualisierung und Anonymisierung des Wochenbetts ohne gesellschaftliche Regelungen lässt sie mit ihrem Baby allein. Die Dauer des Wochenbetts und seine Gestaltung wird der Mutter und dem Partner überlassen, worauf sie nicht vorbereitet sind und was sie oft überfordert. Neben den professionellen Unterstützerinnen ist die Zuwendung durch den Vater in dieser Zeit für die Wöchnerin zentral. Nach vier Wochen endet diese Unterstützung häufig, wenn der Vater als einziger Verdiener wieder seiner Berufstätigkeit nachgehen muss. Oft ist er überfordert, wenn er all das leisten muss, was früher eine Frauengruppe getragen hat (siehe dazu ausführlich Lorenz-Franzen, 2008). All das geschieht ebenso wie das anschließende Alleinsein der jungen Mutter. Das ist der Zeitpunkt, an dem häufig eine postpartale Depression ausbricht.

Zwei französische Psychoanalytikerinnen über Ursachen der postpartalen Depression

Im Folgenden möchte ich über einige interessante Erfahrungen berichten, die die französischen Psychoanalytikerinnen Regine Prat (2013) und Julia Kristeva (2016) mit französischen Müttern beschrieben und die wir mit Müttern in Deutschland selten so beobachtet haben. Offenbar machen sich hier kulturelle Unterschiede zwischen beiden Ländern bemerkbar. Die französische Kultur ist im Vergleich zur deutschen eine mehr höfische und intellektualisierende. Die Veränderungen durch die Mutterschaft scheinen in noch größerem Widerspruch als hierzulande zum häufig anzutreffenden Selbstbild der französischen Frau zu stehen, als einer erotischen, sexuell aktiven, garconnehaften, schlanken, sportlichen, tüchtigen und fitten Frau, die aber dennoch mehrere Kinder zur Welt bringt. Ich denke, das trifft besonders für beruflich erfolgreiche, gebildete Frauen mit einer stark leistungsbetonten Persönlichkeitsstruktur zu, die Abhängigkeit als Kränkung erleben. Nach Prat stehen diese Frauen zwischen einigen paradoxen Anforderungen, die sie anfällig für eine postpartale Depression machen.

Prat situiert die Mutterschaft zwischen extremen Selbstrepräsentanzen: auf der einen Seite als erschreckende, wilde und allmächtige Mutter mit der Macht, Leben ebenso wie den Tod zu geben – und auf der anderen Seite das Selbstbild einer fragilen Frau am Rande des Nervenzusammenbruchs, für die ein Zustand der Verrücktheit normal ist, wie von Winnicott (1983 [1956]) als Zustand der »primären Mütterlichkeit« beschrieben. Prat nennt ihn paradox, weil das Baby für seine normale Entwicklung den »verrückten Zustand« der Mutter braucht. Gemeint ist ein Zustand der »Entrückung«, den wir als eine notwendige Regression der Mutter im Dienste des Babys ansehen und der nicht pathologisiert werden darf als paranoid, zwanghaft, phobisch, putzsüchtig, monoman um das Baby kreisend. Es handelt sich um eine »normale Krankheit der Mutter«, die mit einer Veränderung der Wahrnehmung und der Erweiterung der Kommunikation auf den Bereich der nonverbalen Körpersprache einhergeht.

Schwangerschaft und Geburt können manche der oben beschriebenen, aber auch jede andere Mutter als eine Paradoxie erleben, die an Leben und Tod rührt. Der Körper der Mutter wird von einem anderen, fremden Körper, der sich in ihr entwickelt, besetzt. Das kann ein unausweichlicher Schrecken sein, wie er zum Beispiel in dem Science-Fiction-Film *Alien* dargestellt wird. Wie immer die Geburt sich ereignet, kann sie mit dem Erleben von Gewalt verbunden sein. Selbst eine Geburt ohne Schmerzen kann als ein körperlich ausstoßender, verletzender und erschütternder Akt, vergleichbar einer Amputation, erlebt werden, als eine traumatische Erfahrung des Verlustes von Grenzen und des Selbst. Es ist dann, als wenn man sich eines Teils des eigenen Selbst, der ein Anderer ist, ein Fremder, der vom Inneren Besitz ergriffen hat, unter Lebensgefahr *(peine de mort)* entledigt, schreibt Prat.

Sie versucht die ersten Repräsentanzen vom Baby zu beschreiben, die in der Regel einer massiven Verdrängung anheimfallen. Es handelt sich meistens um verrückte Repräsentanzen an der Grenze von lebendig und nichtlebendig bzw. von Menschlichem und Animalischem (siehe Fall Anna). Durch diese Beschreibung wird deutlich, warum verrückte Zustände dreimal häufiger bei kürzlich Entbundenen auftreten als in der Allgemeinbevölkerung und »postpartale Psychosen« genannt werden. Sie sind die Folge der »normalen Verrücktheit«, die mit dem psychischen Erfahren der Schwangerschaft und Entbindung einhergeht und in eine wirkliche Verrücktheit pendeln kann.

Die Entdeckung des zwangsläufigen Zusammentreffens der Abhängigkeit des Babys mit der elterlichen Verantwortung kann bei den Eltern einen Schrecken über die Macht auslösen, die sie über sein Leben und seinen Tod haben. Die daraus entstehenden Angstzustände sind Prats Meinung nach die Folge dieser Entdeckung, sehr viel mehr als eine unbewusste Aggression dem Baby gegenüber. Sie hängen mit einer übertriebenen Wahrnehmung der Abhängigkeit des Babys zusammen. Es gelte, den Eltern zu zeigen, was sie für Inkompetenz und unbewusste Aggressivität halten, sei in Wahrheit ein Beweis ihrer überfürsorglichen Liebe: Die Angst davor, es schlecht zu machen, führe dazu, dass sie es tatsächlich schlecht machen. Das erlaubt ihnen, das Vertrauen in sich selbst wiederherzustellen. Wo sie sich für zu schlecht hielten, entdecken sie sich nun als zu gut, was ihnen leichter erträglich ist. Für den Kliniker ist es nützlich, sich daran zu erinnern, dass wir es – welche Pathologie der Familie oder der Person auch immer vorliegt – mit einer Traumatisierung der Eltern durch die Geburt zu tun haben und dass die Pathologie in dieser Zeit die Norm ist. Prat hält die Suche nach unbewusstem Hass für kontraindiziert. Vielmehr empfiehlt sie, sich auf die Beobachtung der spontanen Äußerungen des Babys zu stützen, insbesondere auf seine autonomen Fähigkeiten, und diese den Eltern zu zeigen. Die Arbeit mit Eltern und Baby nutzt die Szene, die sich zwischen den Protagonisten ereignet, als Material, das einen Sinn hat. So können Therapeut und Eltern zusammen aufmerksam auf das Baby schauen, damit die Eltern ihre Fähigkeiten zur Beobachtung durch die des Therapeuten erweitern und das Vertrauen in sich und das Kind stärken.

Im klinischen Bereich trifft sich Prats Vorgehen ganz mit unserem. Auch wir schauen mit den Eltern auf das Baby als ein Wesen, das vertraut und fremd zugleich ist, das es in seinen spontanen Interaktionen mit den Eltern zu verstehen gilt und dem sie dadurch näher kommen. Dabei ist es wichtig, das Selbstgefühl der Eltern, das durch die Geburt, die neuen Herausforderungen der Elternschaft und die gleichzeitige Regression erschüttert sein kann, zu stärken und dabei alle vorhandenen Ressourcen zu nutzen. Das Baby mit seinen schon vorhandenen Fähigkeiten ist hierbei eine große Hilfe. Die gelegentlich auftretende Wut und Verzweiflung über das Baby sehen wir als normale Reaktion auf seine Abhängigkeit, ohne sie zu pathologisieren.

Prat spricht noch eine weitere Paradoxie an, mit der Eltern konfrontiert sind. Im Inneren seiner großen Abhängigkeit verfügt das Baby von Anfang an in Ansätzen über selbstständige Fähigkeiten, mit denen es sich selbst helfen kann. Diese entwickeln sich im Verlauf seines Lebens zu immer größerer Unabhängigkeit. So müssen die Eltern beim Eintritt in den Prozess der Elternschaft in einem ersten Schritt den Schrecken über die Abhängigkeit des Babys erleben und die Akzeptanz der Abhängigkeit des Babys leisten, was ebenfalls ein Auslöser für eine postpartale Depression sein kann. Der zweite Schritt besteht darin, die Abhängigkeit gepaart mit der Anerkennung der eigenen Möglichkeiten des Babys wahrzunehmen. Die Eltern müssen von Anfang an zweierlei leisten: einerseits die Abhängigkeit akzeptieren im Sinne der Notwendigkeit von »holding«, und sein Gegenteil, die Wahrnehmung und Ermutigung der Unabhängigkeit im Sinne von »loslassen«. Eine besondere Aufmerksamkeit und Achtsamkeit ist nötig, um diese unauflösliche Widersprüchlichkeit zu akzeptieren. Dazu muss die Mutter ausreichend stabil sein, um nicht vom Baby gehalten werden zu müssen in einer Rollenumkehr, das heißt, sie muss weit genug aus der Depression herausgekommen sein.

Erwähnen möchte ich noch Julia Kristeva (2016), die wie Regine Prat in der französischen Denktradition der Psychoanalyse steht. Sie schreibt in einer eher poetischen Sprache von einer »Überwältigung«, einem »Auftauchen«, einem unmittelbar »Gepackt-Werden« in der Erfahrung der Mutterschaft, als Überschwemmung durch das Paradox, das heißt durch Erfahrungsaspekte, die widersprüchlich sind, die dem entsprechen, was Prat als traumatisch bezeichnet. Kristeva konzipiert eine spezifische mütterliche Erotik. Sie schreibt, die Mutter sei mit einer Veränderung ihrer Triebökonomie konfrontiert, die sie dazu führt, eine besondere Erotik mit dem Baby zu entfalten. Diese sei in den ersten Anfängen ihres Lebens und der Trieborganisation verankert. Die Libido wird vom Partner zurückgenommen und in veränderter, desexualisierter Form auf das Baby gerichtet. Das Alleinsein nach der Entbindung bringt Leere und das Gefühl von

Untergang mit sich. Dieses Durchqueren von Leere und Zusammenbruch des Bisherigen konfrontiert sie mit der Wiederbelebung der Extreme der ursprünglichen Erfahrung am Anfang ihres Lebens: gehalten und fallen gelassen zu werden. Um zu überleben, ist es notwendig, beide existieren zu lassen und sie mit der vitalen Triebkraft einer »Berufung« zur Hingabe an die Dringlichkeit des Lebens zu verbinden. Mutterschaft werfe die Frau, so Kristeva, auf dramatische Weise in tiefer Regression und Identifizierung mit dem Baby auf das originäre Triebhafte zurück, das noch vor aller erwachsenen Triebhaftigkeit und Sexualität liege. Dieses regressive Untertauchen in die frühe Zeit der Entstehung des Psychischen kann eine Quelle von namenlosem Schrecken sein. Er kann zu einer defensiven Sexualisierung der Hingabe an das Objekt Baby führen, bei der eine schon bekannte und zur Verfügung stehende Erotik mit dem Baby erlebt wird. Oder er kann zu einer Distanzierung in Form einer postpartalen Depression führen. Es geht dabei um eine Abwehr des Schreckens darüber, dass beim Stillen der ganze Körper ergriffen ist, was zu einer Verwirrung zwischen der Liebe zum Baby und zum Mann führen kann. Das zu verstehen sei wichtig bei manchen Müttern, die unter Schuldgefühlen leiden, wenn sie beim Stillen ein orgiastisches Gefühl haben.[11] Bei Kristeva wird die Frau und Mutter zu einer »seltsamen Falte«, denn der sie bestimmende Zustand »Schwangerschaft, Geburt, Mutterschaft« symbolisiere die »Schwelle zwischen Natur und Kultur«.

Insgesamt geht es den beiden Psychoanalytikerinnen um Versuche der Formulierung der tiefen Irritation über die Regression, die in unserer und vermutlich in der noch rationaleren französischen Kultur für die Frau entsteht, wenn sie schwanger wird, gebiert und Mutter wird – ein den gesamten Körper und die Psyche ergreifendes psychosomatisches Geschehen. Einerseits soll und will sie Kinder haben, aber andererseits soll und will sie sich dadurch nicht verändern – ein Konflikt, der leicht zur Depression führen kann, weil die mütterlichen Instinkte nicht zugelassen werden dürfen. Der Konflikt wird scheinbar aufgelöst, indem das Baby häufig so

11 Dieses Problem kann bei jungen Müttern auftreten, wenn sie die mütterlichen und die erotisch-sexuellen Gefühle beim Stillen nicht integrieren können. Dabei kann das Wissen darum, dass die Stimulation des Genitales die gleichen kortikalen Bereiche des Gehirns wie die Stimulation der Brustwarzen erregt und dass diese Kreuzreaktion auch mittels Imagination evoziert werden kann, von möglichen Schuldgefühlen entlasten (Komisaruk et al., 2011; Wise et al., 2016).

früh wie möglich einer Amme, Tagesmutter oder Krabbelstube übergeben wird, damit die Mutter ihr bisheriges Leben weiterführen kann. Eine spezifisch französische Erfindung ist die »ecole maternelle«, bei der schon im Namen »Schule« für den Kindergarten die Leistungsorientierung für die Kleinsten transgenerational betont wird. Damit wird die primäre Liebe zur Mutter zu einer fernen, der lebenslänglich die Sehnsucht gilt, was wiederum zur Melancholie führen kann.

Diesem Konflikt sind die Mütter bei den Himba nicht in dieser Form ausgesetzt, weil ihnen ihre Kultur zwar in der Regel eigene berufliche Interessen und Möglichkeiten verwehrt, sie aber als Frauen und Mütter zusammen mit dem Baby eine tief befriedigende Lösung haben, die sie vor der postpartalen Depression bewahrt. Aber auch sie müssen mit ihrem Baby ritualisiert »fallen gelassen« die Liminalität durchqueren, den Grenzzustand der Leere, in dem das Frühere begraben werden muss und der Verlusts des Babys droht, bis sie sich auf die Liebe zum Baby einlassen können. Jedoch sind sie in der (Frauen-)Gruppe »gehalten«, mit der sie das gemeinsame Liebes- und Sorgebedürfnis für die Babys verbindet, bis sie ihre libidinösen Bedürfnisse wieder auf die Sexualität mit den Männern richten.

Und wenn die Ursache im Baby liegt?

Es gibt Mutter-Baby-Paare, die in ihrem Temperament nicht zusammenpassen, was zu Konflikten führen kann. Das gilt es diagnostisch zu berücksichtigen, um in diesen Fällen die Mutter mit ihrem Baby auszusöhnen und einem chronischen Mismatching vorzubeugen.

Das Temperament eines schwierigen Babys kann eine Herausforderung für dessen Pflege sein und zu einer mütterlichen Angst- und Depressionssymptomatik beitragen. Aber das Temperament eines Babys kann umgekehrt durch das Ausmaß der Angst und Depression der Mutter beeinflusst sein. Eine Studie von John R. Britton (2011) hat Befunde für eine solche Verbindung geliefert. Diese Verbindung zeigte sich darin als unabhängig von anderen Faktoren, die mit Angst und Depression verbunden sind. Die frühe postpartale Zeit ist eine Zeit der Anpassung an die Mutterschaft.

Folgen von Frühgeburtlichkeit, Geburtsverletzungen, angeborene Missbildungen verschiedenster Art, die oft langer und wiederholter Behandlungen und Operationen bedürfen, Atopie mit Neurodermitis oder schwere

Erkrankungen in der Säuglingszeit können die Mutter überlasten und in Konflikte stürzen, auf die sie depressiv reagiert.

Zuletzt sei noch ein weiterer möglicher Auslöser für eine postpartale Depression erwähnt: nämlich wenn das Baby eine unerkannte geistige Behinderung mit einer Kommunikationsstörung hat, autistische Züge zeigt, sehr störbar ist, eine langsame motorische Entwicklung zeigt oder gar unter motorischen oder anderen körperlichen Störungen leidet, die viel Zuwendung und Behandlung brauchen. Manchmal genügt es schon, wenn vorgeburtliche Diagnostik eine drohende geistige Behinderung ankündigt, um die Mutter in einen Konflikt zu stürzen, ob sie sich auf die Liebe zu ihrem Baby einlässt mit der möglichen Folge einer postpartalen Depression. Diese Situation kollidiert stark mit den Vorstellungen von »normaler« Entwicklung. Dabei ist es wichtig, normatives Denken zu hinterfragen und hervorzuheben, dass jedes Baby seine eigene Entwicklung nimmt, die Entwicklungsschritte zu unterschiedlichen Zeiten stattfinden, abhängig von der je eigenen Geschwindigkeit der Hirnreifung. Das Problem kann sich zuspitzen, wenn sich herausstellt, dass das Baby körperlich oder geistig schwerwiegend behindert ist und die Eltern keinen psychischen Zugang zu ihrem Baby bekommen. Auch in dem Fall ist es wichtig, den Eltern zu vermitteln, dass dieses Baby seine eigene Entwicklung und Weltperspektive hat, mit der es lebt und sich zufrieden fühlen kann.

Eine letzte Bemerkung zu den Himba: Ich habe erlebt, dass auch behinderte, in ihrer Entwicklung verzögerte Kinder begehrt sind. Sie können einen Beitrag einbringen und sind so in der Gemeinschaft integriert.

Hilfen während und nach der Geburt

Als ein hoffnungsvoller Ansatz, um das Geburtserleben der Mutter zu verbessern erscheint uns, sie möglichst aktiv am Geburtsvorgang zu beteiligen, was heißt, sie in ihrem Gefühl der Selbstwirksamkeit zu stärken. Dazu ist es notwendig, dass Klinikpersonal, Mutter und Begleitpersonen, meist der Vater, aber auch die Mutter, optimal miteinander kommunizieren. Alle diese Beteiligten können lernen, wie sie sich gegenseitig klarer, richtiger und ausreichend gegenseitig informieren. Dazu gibt es seit 2020 eine Online-Schulung der »Team Baby Studie«, die vermeidbare unerwünschte Ereignisse während der Geburt verhindern soll. Sie bringt werdenden Müttern bei, wie sie dem Klinikpersonal klar sagen können, was sie brauchen und wünschen.

Gleichzeitig schult sie das Fachpersonal zum Thema sichere Kommunikation in der Geburtshilfe. Dazu gibt es eine kostenlose gleichnamige App, die sich an Gebärende, Angehörige und Mitarbeitende in der Geburtshilfe richtet. Innerhalb der App werden verschiedene Inhalte in Form eines Onlinetrainings durchgearbeitet. Dabei werden im ersten Schritt Informationen zum Thema übermittelt, die dann durch eine Aufgabe getestet werden können. Das Forschungsprojekt wird von der Jacobs University Bremen, vom Aktionsbündnis Patientensicherheit, der Technikerkrankenkasse sowie den Universitätskliniken Frankfurt am Main und Ulm durchgeführt. (https://www.unipark.de/uk/TeamBaby/App/Registrierung). Man kann gespannt sein, ob sich damit die Häufigkeit postpartaler Depressionen verringern lässt. Viel wird davon abhängen, ob die Schulung überwiegend kognitiv ausgerichtet ist oder auch die emotionale Seite der Geburt berücksichtigt.

Nach der Geburt hat sich an vielen Orten die Einführung von sogenannten »Babylotsinnen« als Baustein der frühen Hilfen bewährt. Babylotsinnen gibt es seit 2014 in Frankfurt flächendeckend. Die Idee hatte die Hamburger Stiftung »See-You«, umgesetzt wurde sie bisher in acht Bundesländern und 60 Geburtskliniken. Babylotsinnen können aufgesucht werden oder suchen bald nach der Entbindung besonders des ersten Kindes das Gespräch mit den Eltern, wenn es in der Anamnese Hinweise gibt, dass es zu Problemen kommen könnte: zum Beispiel eine unklare Wohnsituation, Trennung vom Partner oder Drogenkonsum, eine finanziell oder psychisch schwierige Situation oder andere kritische Lebenslagen. Sie verstehen ihre Aufgabe einerseits als Kinderschutz: Sie wollen verhindern, dass Neugeborene in gefährliche Situationen kommen oder vernachlässigt werden. Andererseits stärken sie die Mütter, insbesondere wenn sie allein mit dem Baby sind und keine Familie im Hintergrund haben. Sie bieten Hilfe beim Ausfüllen von Formularen und Anträgen, mit denen sich viele Mütter überfordert fühlen. Sie bieten konkrete Hilfe an, vermitteln eine Hebamme oder leiten die Mütter an passende Stellen weiter, beispielsweise an eine Babyambulanz, Krabbeltreffs, eine psychiatrische Müttersprechstunde, »Schatten und Licht«, die Marce-Gesellschaft oder die Stiftung Deutsche Depressionshilfe. Oft unterstützen sie die Eltern zu Hause im Umgang mit dem Baby. Sie können dazu beitragen, dass Mütter gar nicht erst in eine postpartale Depression geraten, die dann kompetenter Behandlung bedarf.

Mother Hood e. V. ist eine Vereinigung von Eltern, die sich für sichere Geburten und eine bessere Geburtshilfe engagieren. Unter Geburtshilfe verstehen sie nicht nur die konkrete Begleitung von Geburten durch Hebammen und Gynäkologinnen, sondern auch die Schwangerschaftsvorsorge und die Versorgung der frisch gewordenen Eltern im Wochenbett bzw. im ersten Lebensjahr des Kindes. Sie wollen Familien Orientierung, ein breites Netzwerk und wissenschaftliche Informationen bieten. In diesem Sinne verstehen sie sich als eine starke und schützende Gemeinschaft, die sich für Belange von Familien und die Geburt einsetzt.

Das Engagement erfolgt auf berufspolitischer Ebene, aber auch durch ein Hilfetelefon nach schwieriger und belastender Geburt, sodass Mütter im Gespräch mit ausgebildeten Fachfrauen Beratung erhalten können. Das Projekt steht in Kooperation mit der International Society for Pre- and Perinatal Psychology and Medicine (ISPPM e. V.).

Um Mütter, die von postpartaler Depression betroffen sind, zu stützen, wurde im Raum Fulda die Wochenbett-Krisenhilfe (WKH), etabliert, eine aufsuchende Begleitung, bei der eine speziell ausgebildete Krankenschwester direkt von Betroffenen per Mobiltelefon um Unterstützung gebeten werden kann. Innerhalb von 48 Stunden erfolgt ein Hausbesuch der Wochenbett-Krisenhelferin. Sie hilft bei der Bewältigung der Situation, klärt die Familie auf und begleitet sie. Gegebenenfalls wird eine Weitervermittlung an Hilfssysteme eingeleitet. In einer Pilotstudie mit 125 Frauen wurde diese niedrigschwellige und kostengünstige Maßnahme als außerordentlich effektiv eingestuft in einer Umgebung, in der es kaum andere Hilfen für betroffene Mütter gibt. Das Modell der WKH erscheint den Autoren als empfehlenswert für weite Teile Deutschlands, die unzureichend mit Wissen um die Störung und diesbezüglichen Hilfsstrukturen versorgt sind (Spätling et al., 2023).

Ein präventives Vorgehen zur Vermeidung oder rechtzeitigen Erfassung postpartaler Krisen mit und ohne Depression bei vorherigen psychischen Erkrankungen eines oder beider Elternteile stellt das von Anke Rhode (2007) entwickelte »Peripartale Management« dar. Dieses wird an verschiedenen psychiatrischen Kliniken erfolgreich eingesetzt. Es umfasst eine Risikoeinschätzung für Rückfälle, eine Notfallplanerstellung, eine Evaluation der familiären Unterstützung und der psychosozialen Situation, eine engmaschige Betreuung während der Schwangerschaft, die Erstellung einer Information für den Geburtshelfer und eine noch engmaschigere Begleitung um die Geburt und das Wochenbett.

SmartMOMS ist ein vom Universitätsklinikum Hamburg-Eppendorf und der FU Berlin gefördertes Projekt zur Prävention von und Aufklärung über postpartale Depression bei Müttern. Es soll betroffene Frauen dabei unterstützen, bessere Zugangswege zu bestehenden Versorgungsangeboten zu finden. Den Müttern steht im Rahmen von SmartMOMS ein psychoedukatives Video zur Verfügung und sie können den Selbsttest Edinburgh Depression Scale (EPDS) online durchführen. Im Anschluss an den EPDS werden den Betroffenen verschiedene Versorgungsmöglichkeiten aufgezeigt. Außerdem gibt es das Netzwerk Frühe Hilfen mit Angeboten für Eltern ab der Schwangerschaft und mit Kindern bis drei Jahre (www.elternsein.info/suche-fruehe-hilfen).

Nicht unerwähnt bleiben darf in diesem Zusammenhang, dass auch sportliche Betätigung der postpartalen Depression vorbeugt. Eine interessante Metaanalyse (Yuan et al., 2022) von 23 randomisierten, kontrollierten Studien mit 186.412 Frauen untersuchte die vor postpartaler Depression schützenden Effekte körperlicher Aktivität. Die Analyse zeigte, dass sportliche Bewegung von mindestens 90 Minuten pro Woche das Risiko für Depression nach der Geburt senkt, Bewegung in Beruf und Haushalt halfen hingegen nicht. Man muss sich fragen: Hilft den Müttern, dass sie sportlich die Möglichkeit haben, etwas ausschließlich für sich und ihr körperliches Wohlbefinden zu tun?

Hierzulande sind relativ neue hoffnungsvolle Veränderungen im Selbstbewusstsein von Müttern zu beobachten. Viele tragen ihre Kinder mit sich herum, stillen sie und verbringen die erste Zeit des Lebens in engem Kontakt mit ihnen. Aber das Frühere wird ihnen von der Umgebung immer wieder nahegelegt und trägt zur Verunsicherung bei. Sie werden von vielen Autoritäten darauf hingewiesen, dass sie sich körperlich von ihrem Baby zu trennen haben. Es dürfe nicht verwöhnt werden, sondern müsse schnell lernen sich selbst zu beruhigen, einzuschlafen und sich allein zu beschäftigen. Das Bestreben ist, dass das Kind sich zügig entwickelt, schnell laufen lernt, statt sich tragen zu lassen, damit die Erwachsenen genügend Zeit und Raum für sich selbst haben. Die körperliche Verbundenheit in der Dualeinheit wird in unserer Kultur zerrissen und damit die Bindungsfähigkeit gestört. Dieses Zerreißen geschieht aus Angst vor der unersättlichen Gier der Kinder, die in Wahrheit durch die eigene Geschichte des Abgerissenseins von den Elternfiguren erzeugt und wieder auf die Kinder projiziert wird. Didier Anzieu (1996) hat in seinem Buch über das »Haut-Ich« diese Zusammenhänge und die Folgen eindrucksvoll geschildert (siehe auch Rodulfo, 1996).

Die Stärkung und Bestätigung der mütterlichen Gefühle und Intuition ist eine wichtige Aufgabe der Babyambulanz, weil sie auch den Babys hilft, und somit für beide antidepressiv wirkt.

Warum ist die möglichst frühe Behandlung der postpartalen Depression der Mutter für die Entwicklung des Babys immer dringlich?

Um diese Frage zu beantworten, müssen wir uns zunächst vergegenwärtigen, was das Baby zu seiner Entwicklung braucht. Eine sichere Bindung zur Mutter ist für es ein grundlegendes Bedürfnis. Es ist so basal wie gefüttert zu werden, die Körperpflege und der sensorische Kontakt. Das Baby ist von Anfang an darauf angewiesen und es verfügt über Möglichkeiten, die der Mutter helfen darauf einzugehen, eine intensive Verbindung mit ihm herzustellen und ihm ihre beruhigende Anwesenheit zu geben.

Eine zentrale Rolle spielt nach Spitz (2005 [1946]) das erste Lächeln zwischen Baby und Mutter, das sich nach einigen Wochen einstellt und die Versorgung durch die Mutter sichern soll. Der mimische Austausch beruht auf Gegenseitigkeit und entwickelt sich immer weiter. So entsteht eine sich verstärkende Bindung zueinander, die ihre je eigenen Ausdrucksformen findet. Zusammen mit der fortschreitenden Vokalisation entsteht eine Art von Protokonversation, die beiden Seiten Vergnügen bereitet (Trevarthen, 2001).

Mutter und Baby sind in spezifischer Weise intensiv miteinander verbunden, wobei beide voneinander lernen. Diese Verbindung ist sozial und beinhaltet komplexe Sequenzen von aufeinander bezogenen Antworten. Dabei ist die Synchronisation der Beziehung am wichtigsten noch vor der Feinfühligkeit der Mutter. Säuglingsforscher beschreiben, wie das Baby von Anfang an in einen präverbalen Austausch mit der Mutter eingehüllt und darauf ebenso angewiesen ist wie auf ihre körperliche Sorge (Brazelton & Cramer, 1990; Beebe & Lachmann, 2004; Dornes, 2000; 2006). Diese Verbindung gestaltet sich sehr persönlich, ist nicht austauschbar und kann im Laufe der Zeit antizipiert werden.

Winnicott (1983 [1956]) beschreibt wie verbunden Mutter und Baby sind und wie verstrickt das Baby in die von der Mutter gestaltete Umgebung ist. Darin wird es mit seinem emotionalen Selbst gehalten und genährt, und darin gibt es in den ersten Monaten kein Gefühl der Getrenntheit. Die Mutter wird nicht als unabhängig Handelnde erlebt, sondern ist Umgebung, die in der Regel die Erwartungen des Babys erfüllt, wenn sie mit den Bedürfnissen des Babys synton ist. Winnicott hat diesen Zustand »primäre Mütterlichkeit« genannt, in dem sie hoch sensibel ist für die Bedürfnisse des Babys. Kann sie diese erfüllen, ist das eine gute Erfahrung für das Baby. Bedeutsam dabei ist, dass das Baby ein Gefühl der Verfügbarkeit seiner Umgebung bekommt, das Gefühl, dass es das, was die Mutter an anteilnehmender Aufmerksamkeit gibt, selbst erschaffen hat. Das ermöglicht ihm, eine Kontinuität des Seins zu empfinden und das Bewusstsein, etwas bewirken zu können. Nach Winnicott bildet das den Beginn für ein Gefühl des Selbst. Er beschreibt die Bedeutung der Spiegelfunktion der Mutter und der Familie für das Baby. Er geht davon aus, dass das Baby sich selbst im Gesicht der Mutter findet: Wenn sie auf das Baby schaut, spiegelt ihr Gesicht das, was sie dort sieht. Im frühen Stadium sieht das Baby in ihrem Gesicht nicht den Ausdruck ihres Zustands, sondern seine eigenen Zustände. Damit geht auch die Introjektion der mütterlichen Zustände einher. Nach Winnicott formt die Antwort der Mutter auf das Baby das Selbsterleben des Babys. So wie die Mutter, wenn sie dem Baby die Brust gibt, diesem ermöglicht sich gut und kreativ zu fühlen, so konsolidiert sie mit ihrem bestätigenden Lächeln das gute Gefühl über sich im Baby. Das Gefühl des Babys wird von der Mutter gewissermaßen als solches hervorgehoben und abgesichert durch die verstärkende Antwort der Mutter. Das Baby braucht die spiegelnde Antwort seiner wechselnden Zustände, um ein lebendiges Gefühl des eigenen Selbst entwickeln und erhalten zu können.

Von Anfang an braucht das Baby die Mutter in zweierlei Hinsicht: als Hilfe Gebende und als eine, die seinen eigenen Fähigkeiten einen Raum gibt. Das erfordert von der Mutter sensible Aufmerksamkeit und Abstimmung mit dem Baby, wobei die Mutter erfahrungsgemäß ihrem Baby und Kleinkind immer etwas hinterherhinkt.

Wenn die Mutter nach der Geburt an einer Depression leidet, ist ihre Freude und Schwingungsfähigkeit im Dialog mit ihrem Baby meist beeinträchtigt. Sie ist dann mit sich und ihren Ängsten beschäftigt, verliert ihre Fähigkeit, sich unbefangen mit den Zuständen ihres Babys zu identifizieren und ihm synton lebendig zu antworten. Sie gibt ihm entweder zu wenig Resonanz oder sie erstickt seine autonomen Fähigkeiten unter einer invasiven Überfürsorge aus Angst, eine schlechte Mutter zu sein. Sie kann aus seiner Sicht zu einer »toten Mutter« werden, die ihm zu wenig Belebendes zurückgibt und damit seinem Dasein und Tun keine Bedeutung und Sinn gibt. Wenn sein Tun nichts bewirkt und sein Dasein nicht willkommen ist, bedeutet das eine erste tiefe Kränkung seines primären Narzissmus, sein Gefühl der Wirksamkeit kann sich nicht sicher und gut entwickeln. Versagt die Mutter als schützender Container, der die Gefühle und Erregungszustände des Baby aufnehmen und beruhigen kann, bleibt das Baby seinen erschreckten Fantasien ausgeliefert. So wird das Urvertrauen erschüttert und es besteht die Gefahr, dass es auch eine depressive Haltung der Sinnlosigkeit und andere Symptome wie Phobien entwickelt, weil es sich abgelehnt fühlt. Schon Anna Freud stellte fest: Wenn Babys der Depressivität von Eltern ausgesetzt sind, wird der Boden für oder gegen Depressivität bereitet. Bowlby zustimmend verstand sie depressive Zustände als Reaktion auf Trennungserfahrungen (zit. n. Windaus, 2007a, S. 332).

Dazu gibt es erschütternde Beobachtungen. Erwähnt werden muss als Erstes die bahnbrechendere Beschreibung von René Spitz (2005 [1946]) der »anaklitischen Depression« des Säuglings als Folge eines Bruchs in der Objektbeziehung durch Trennung von der Mutter. Seine dramatische psychoanalytische Beschreibung von Säuglingen in Heimen konnte seither in Varianten auch im familiären Rahmen, wo die Mutter zwar anwesend ist, aber abwesend, was die Erwartungen des Babys betrifft, differenzierter beobachtet und beschrieben werden.

Leon Kreisler schreibt:

> »Die Trennung bleibt ein wichtiger Faktor der Säuglingsdepression, doch ist sie nicht die einzige Form eines pathogenen Bruchs. Zahlreiche Depressionen entstehen beim Kontakt mit einer Mutter, die physisch zwar anwesend, seelisch aber abwesend ist. Auffallend ist vor allem die Häufigkeit der Säuglingsdepression bei Trauer oder depressiver Dekompensation der Mutter [...] Die depressive Versunkenheit der Mutter führt zu einer brutalen und wirklich mutativen Veränderung der Interaktion. Eine reiche, glückliche, vitale und lebendige Beziehung wird durch eine verarmte, kraftlose, tote ersetzt. Von nun an beginnt ein Zyklus negativer Transaktionen zwischen zwei depressiven Partnern [...] Man darf dabei die Rolle des Kindes nicht vergessen; seine entmutigende Apathie verstärkt noch die Depression der Mutter, die sich in ihren depressiven Schuldgefühlen und ihren mütterlichen Fähigkeiten getroffen fühlt« (Kreisler, 1990, S. 87f.).

Die wesentlichen Merkmale des Säuglingsdepression sind Verhaltensänderungen wie

> »Gleichgültigkeit, eine trübsinnige Indifferenz ohne Klagen und Tränen, eine, wie man sagen könnte, kalte oder weiße Depression [...] Sie repräsentiert als Negativbild das Wesentliche der vitalen Appetenz des gesunden Kindes: des Appetits, sich nicht nur zu ernähren, sondern zu schauen, zu hören, zu fühlen, sein Sensorium auf allen Gebieten zu üben, sich zu bewe-

gen, zu erforschen, zu funktionieren, voran zu schreiten [...] Eine motorische Trägheit zeigt sich in einer konstanten depressiven Langsamkeit, die durch eine Monotonie und repetitive Tendenzen auffällt. Es entsteht ein Rückzug mit interaktiver Armut, ein Verfall der Antriebe und der Reaktionen auf Reize [...] Einer der vielsagendsten Aspekte der interaktiven Symptomatologie ist der Blick des deprimierten Kindes in seinen zeitlichen Variationen: beeindruckende Festigkeit ohne Lidschlag, fluchtartiges Abwenden, wenn man sich ihm nähert oder es in den Arm nimmt, durchdringender Ausdruck eisiger Wachsamkeit und einen Augenblick später Rückkehr zu depressiver, seltsamer und beunruhigende Leere« (ebd., S. 95).

Langfristig wirksam ist eine psychosomatische Verwundbarkeit.

»Wie in jeder Lebensperiode erscheint die Depression als größerer Prozess psychosomatischer Desorganisation. Die Formen der Somatisierung sind vielfältig; die Zeichen von den häufigsten (Rhino-Pharyngitis-Bronchitis, Diarrhöe), bis zu den schwersten, die alle Organsysteme betreffen können. Die die Somatisierung erzeugenden Depressionen sind von unterschiedlicher Intensität, sie reichen von der ausgeprägten, großen Depression bis zu verwischten und versteckten Formen einschließlich depressiver Passagen, die die Entwicklung bestimmter Kinder kennzeichnen – mit nicht weniger bedeutendem Krankheitsrisiko« (ebd., S. 94).

Während die von Kreisler beschriebene Säuglingsdepression zwischen dem sechsten und 18. Monat auftritt und den Aufbau der Objektbeziehung betrifft, hat T. Field (1984) bei Babys im Alter von vier Monaten, deren Mütter postpartal depressiv waren ein

»Verhalten im Stil der Depression, das die mütterliche Depression widerspiegelt, beschrieben: unbewegte Mine, kein Lachen oder Lächeln, langsame Gestik, dürftige Vokalisierung, Abwenden des Blicks, mangelnde posturale Reaktionen in Erwartungen des Aufgenommenwerdens, Nachlassen des Appetenzverhaltens [...] Es erinnert an ganz frühe Formen der psychischen Anorexie des Babys, die von Passivität gekennzeichnet sind [...] Das Baby, als sei es der Manifestation des Hungers beraubt, wehrt sich kraftlos gegen die Nahrung im Verlauf trauriger und auferlegter Mahlzeiten, die häufig mit Erbrechen enden. Die Reaktionen gegenüber der aufgezwungene Nahrung sind still oder auf klagendes Stöhnen beschränkt« (Kreisler, 1990, S. 98).

Diese Säuglingsdepression ist durch einen Besetzungsabzug von den zwischenmenschlichen Beziehungen charakterisiert. Sie wird leicht von der Umgebung übersehen, wenn die äußeren Aktivitäten selbst intakt bleiben, ja sogar zunehmen können, doch von nun an in der »reinen Materialität des Faktischen verankert, mechanisiert und devitalisiert« (ebd., S. 98) sind – ein Zustand, der in die Entwicklung eines falschen Selbst münden kann. Nach unserer Erfahrung und der Meinung von Kreisler sind diese frühen Formen der Säuglingsdepression, deren wesentlicher Bestandteil eine Atonie ist, die das Baby seiner beziehungsgerichteten und vitalen Appetenz beraubt und mit einer depressiven Leere mit der verschieden starken Auslöschung von Affekten und Repräsentanzen einhergeht, wobei der Verlust der halluzinatorischen Wunscherfüllung dominiert, potenziell reversibel, wenn früh eine Behandlung durch verändernde Beziehungspersonen stattfindet (siehe Fall Gina).

Daniel Stern (1998, S. 126) beschreibt seine Beobachtungen, wie der Säugling in seinem Bedürfnis nach Gemeinsamkeit mit der Mutter sich mit seinen Mitteln bemüht, sie zu animieren, gefühlsmäßig lebendiger mit ihm umzugehen. Scheitert er damit, so gerät er in eine »Mikrodepression« als Reaktion auf die fehlende Responsibilität der Mutter. Diese Mikrodepression hat Anteile eines Nachahmungs- oder Ansteckungsprozesses, der, wenn er sich oft genug wiederholt, zu einem Teil des emotionalen Selbst wird, in dem das Baby sich mit der Depression der Mutter identifiziert. Das ist ein möglicher Ausgang. Jedoch wenn die Mutter immer mal wieder auf die Reanimation des Babys reagiert, kann es sein, dass das Baby sich zu einem Animateur entwickelt.

Edward Tronick (2003; 2004) ist durch seine Versuche mit der »still face«-Exposition von Babys bekannt geworden. Im Folgenden beziehe ich mich auf die Untersuchungsergebnisse von ihm und seinen Mitarbeitern darüber, wie die Auswirkungen auf das Baby sind, wenn die Mutter an einer postpartalen Depression leidet. Weil die Babys ihre affektiven Äußerungen und ihr Verhalten modifizieren, wenn die Äußerung und das Verhalten der Mutter sich verändern, treten Störungen der reziproken, synchronen oder kohärenten Interaktionen auf. In extremen Fällen wenden sich die Babys von der Mutter ab, bekommen leblose, glanzlose Augen, verlieren ihren körperlichen Halt, trösten sich durch Saugen oder Schlagen mit dem Kopf oder sie ziehen sich in sich selbst zurück. Es gibt nur wenige lustvolle Interaktionen zwischen Mutter und Baby. Die Babys reagieren damit auf das Verhalten ihrer depressiven Mütter, das davon geprägt ist, dass sie sich von ihren Kindern abwenden, wegschauen, ärgerlich und intrusiv sind und weniger freudige Regungen zeigen als gesunde Mütter. Je weniger die Mütter mit ihren Emotionen engagiert sind, desto mehr protestieren die Babys, je intrusiver sie sind, desto mehr wenden sie sich ab. Je mehr die Mütter positive Gefühle zeigen können, so wenig es auch immer sein mag, desto eher zeigen diese auch die Babys. Damit versäumen die Mütter auf verschiedene Weise, die zielgerichteten Aktivitäten des Babys angemessen zu fördern. Ihre Affekte wie Ärger, Traurigkeit und Störbarkeit vermitteln dem Baby die Botschaft, es solle sein Tun verändern. Natürlich behindert so eine Botschaft eine gelingende Interaktion. Sie bleiben hängen in negativen, schlecht koordinierten Kreisläufen und die Botschaften, sie zu verändern, werden nicht gehört.

In normalen Interaktionen entstehen ebenfalls solche Missverständnisse, aber in der Regel werden die Irrtümer schnell repariert. So erlebt das Kind Übergänge von negativem zu positivem Austausch und umgekehrt, aber die misslingenden Episoden bleiben kurz. Die Erfahrung von erfolgreicher Reparation interaktiver Irrtümer und negativer Affekte, typisch für eher gelingende Interaktionen, hat entwicklungsfördernde Effekte und führt zu positiven Ergebnissen. Die vorhandenen reparativen Möglichkeiten sind es, die bei der SKEPT hilfreich wirken. Je jünger die Babys sind, desto leichter sind sie durch verstehende Interventionen zu aktivieren, wodurch die schnellen »Wunderheilungen« entstehen. Sind sie älter und haben schon über einen längeren Zeitraum negative Erfahrungen bei ihren Interaktionen erlebt, dauert es länger, bis reparative Vorgänge die Interaktionen zwischen Mutter und Kind normalisieren.

Im Gegensatz dazu hat die gestörte Interaktion, die chronische Erfahrung von Missverständnis, ausbleibender Reparatur und negativem Affekt ungünstige Auswirkungen auf die Entwicklung. Das Baby entwickelt einen selbstbezogenen Stil, um sich allein zu regulieren. Es wendet sich ab, entzieht sich und wird in gewissem Sinne »blind«, damit es seine negativen Affekte und die auseinandergerissenen Erfahrungen mit zielgerichteten Aktivitäten beherrschen kann. Die Regulation der negativen Effekte steht im Vordergrund und stellt andere mögliche Intentionen zurück. Bei diesem Verhalten wird der Umgang mit Dingen bevorzugt, es führt zu einer Gefährdung der emotionalen Entwicklung und verändert die Interaktionen mit anderen Menschen. Mit der ständigen Wiederholung, der Kumulation von Fehlern, die nicht repariert werden, entwickelt das Baby eine Selbstrepräsentanz als nicht wirksam und unverstanden; es empfindet den Versorger als nicht hinreichend vertrauenswürdig, weil er unerreichbar erscheint und ihm damit nicht zu trauen ist.

Das kann dazu führen, dass Babys sich von ihren Müttern abwenden, mit schwerwiegenden Folgen für ihre Bindungsentwicklung (Bowlby, 1958). Aus dieser Perspektive kann man die Wege, die das Bindungsverhalten formen, von den verschiedenen Erfahrungen ableiten, die Babys mit Erfolg, Reparatur und Fehlern sowie mit der Umwandlung von negativen zu positiven Emotionen machen. Typischerweise geht es nicht um ein einziges Trauma oder einen Moment. Die langsam akkumulierten interaktiven und affektiven Erfahrungen mit verschiedenen Menschen und Ereignissen in verschiedenen Zusammenhängen formen die regulativen Prozesse und Repräsentationen des Babys im Laufe der Zeit.

Es gibt viele Wege zur Psychopathologie. Aus der Perspektive der wechselseitigen Regulation scheint Psychopathologie in Situationen zu entstehen, in denen persistierende und chronisch interaktive Fehler stattfinden. In dieser Situation ist das Baby gezwungen, sich von Menschen und Dingen zurückzuziehen, weil es zu viel regulatorische Kapazität benötigt, um die negativen Affekte und die unterbrochenen Interaktionen zu kontrollieren und ertragen zu können. So werden normale selbstregulierende Verhaltensweisen defensiv, weil sie antizipierte Erfahrungen mit negativen Affekten schließlich auch in Situationen vermeiden, in denen negative Affekte nicht auftreten. Das Baby gibt auf, die Art der momentanen Situation auf sich wirken zu lassen, nähert sich stattdessen der neuen Situation schon mit Abwehr und handelt wie automatisch, unflexibel, voreingenommen und unangemessen. Das behindert den Zugang des Babys zur Welt schwer und kann zu Entwicklungsstörungen, Depression und anderen Formen der Pathologie führen, weil ausreichende Erfahrungen der Selbstwirksamkeit fehlen.

Aber Tronick warnt vor der Schlussfolgerung, dass anormale Beziehungserfahrungen notwendigerweise zu Pathologien führen. Es kann auch positive Effekte geben. Beispielsweise können Babys von depressiven Müttern besonders sensitiv für den Gefühlszustand ihrer Mütter werden, um sie besser zu verstehen und die Beziehung zu ihr besser zu regulieren. So eine Sensitivität kann nützlich sein, wenn die Kinder mit anderen zu tun haben. Es kommt darauf an, in welchem Alter und welcher Entwicklungsstufe die schlecht koordinierten Interaktionen stattfinden. So hat die Erfahrung mit einer depressiven Mutter in den ersten Monaten des Babys, wenn die Mutter mit ihrem Verhalten die erste emotionale Entwicklung des Babys unterbricht, eine andere Wirkung, als wenn am Ende des ersten Jahres das depressive Verhalten der Mutter die neu entstehenden Formen der ersten Erprobung von Autonomie versus Bezogenheit beeinträchtigt. Prinzipiell scheint es zwei unterschiedliche Reaktionsformen des Kindes zu geben. Es kann mit einer vorzeitigen Ich-Entwicklung reagieren, bei der die Gefahr einer Spaltung von emotionaler Entwicklung und Ich-Entwicklung gegeben ist, oder mit einem Rückzug einschließlich einer Entwicklungsverzögerung.

Dabei ist es wichtig im Auge zu behalten, dass unterschiedliche kulturelle Praktiken der Sozialisation verschiedene emotionale Erfahrungen bewirken. Die dadurch erfolgende Formung des Selbst des Babys erzeugt gesellschaftlich erwünschte Charaktere, die in der jeweiligen Gesellschaft als »normal« angesehen werden und deshalb nicht pathologisiert werden. Aber es wird besser verständlich, dass Menschen aus verschiedenen Kulturen es mitunter schwer haben, sich auf einer alltäglichen Ebene zu verständigen.

Übrigens wird heute angenommen, dass der Säugling bereits intrauterin mit Aktivitätsschwankungen auf depressive Störungen seiner Mutter reagiert. Neurologische Untersuchungen belegen, dass bereits vier Tage nach der Geburt Säuglinge depressiver Mütter eine linkshemisphärisch herabgesetzte frontale EEG-Aktivität aufweisen (Überblick bei Ashman & Dawson, 2002, nach Windaus, 2007, S. 333). Deshalb ist es so wichtig, dass schon in der Schwangerschaft auf Anzeichen einer peripartalen Depression geachtet wird und eine mögliche Behandlung nach Hidas und Raffai (2021 [2002]) erfolgt.

Welche Langzeitfolgen kann eine postpartale Depression der Mutter für das Baby haben?

Erwähnt werden muss hier zunächst der »Komplex der toten Mutter«, den André Green (1993 [1983]) bei bestimmten erwachsenen Patienten als dramatische Langzeitfolge beschrieben hat. Es geht dabei nicht um den realen Tod der Mutter, sondern um die möglichen Folgen der Erfahrung des Kindes mit einer äußerlich anwesenden, innerlich aber aufgrund einer Depression aus verschiedensten Gründen abwesenden Mutter. Green schreibt von

> »einer Depression, die abrupt das lebendige Objekt – Quelle der kindlichen Vitalität – in eine ferne, starre, gleichsam unbeseelte Figur verwandelt, die die Besetzungen bestimmter Analysanden bis in die Tiefe durchdringt und schwer auf dem Schicksal ihrer künftigen objektalen und narzisstischen libidinösen Entwicklung lastet [...] eine Mutter, die am Leben bleibt, die aber sozusagen psychisch tot ist, tot in den Augen des kleinen Kindes, für das sie zu sorgen hat« (ebd., S. 205).

Dadurch kommt es zu einer Mutation der Mutterimago. Dieses narzisstische Trauma erzeugt eine vorzeitige Desillusionierung, einen Verlust von Liebe und Sinn, weil das Baby nicht versteht, was geschieht. Es interpretiert diese Enttäuschung als Folge seiner Triebimpulse gegenüber dem Objekt.

> »Ganz besonders schwerwiegend ist es, wenn der Komplex der toten Mutter in dem Moment auftaucht, in dem das Kind die Existenz des Dritten, des Vaters entdeckt und die neue Besetzung als Ursache des mütterlichen Besetzungsabzugs interpretiert. Ohne Ausnahme führt das zu einer vorzeitigen und unsicheren Triangulierung. Denn entweder schreibt das Kind [...] den Rückzug der mütterlichen Liebe ihrer auf den Vater gerichteten Besetzung zu oder es entwickelt eine besonders intensive und frühreife Besetzung des Vaters als eines Retters in seinem Konflikt« (ebd., S. 214).

Wenn der Vater nicht auf die Nöte des Kindes reagiert, bleibt es gefangen zwischen einer toten Mutter und einem unerreichbaren Vater.

Das Kind verinnerlicht diese tote mütterliche Imago und spaltet sie gleichzeitig ab. So kann sie weder betrauert noch begraben werden. Als Folge des Besetzungsabzugs entsteht eine Leere, die Green als »psychische Löcher« einer »weißen Depression« bezeichnet. Die Patienten weisen weniger die charakteristischen Merkmale einer »schwarzen Depression« auf, sondern die mehr oder weniger heftigen Konflikte in den nahen Beziehungen sind narzisstischer Natur und die Symptome spiegeln ein Scheitern im affektiven Bereich des Liebeslebens und der beruflichen Aktivität. An erster Stelle steht eine narzisstische Problematik, bei der die Forderungen des Ich-Ideals gewaltig sind. Deutlich ist ein Gefühl von »Unfähigkeit aus einer Konfliktsituation heraus zu finden, zu lieben, Begabungen zu nutzen oder Lebenserfahrung reifen zu lassen. Selbst wenn dies alles realisiert wurde, verbleibt dennoch eine tiefe Unzufriedenheit über das Ergebnis« (ebd., S. 212). »Der Analytiker hat das Gefühl einer Nichtübereinstimmung, von Übertragungsdepression, […] die die Wiederholung einer infantilen Depression darstellt« (ebd., S. 213). Da es nicht um einen realen Objektverlust geht, ist »der wesentliche Zug dieser Depression, dass sie in Anwesenheit des Objekts stattfindet, das seinerseits durch eine Trauer völlig in Anspruch genommen ist« (ebd., S. 213). Dieser »Komplex der toten Mutter« erinnert an das in Analysen sich oft ereignende »Mismatching« zwischen Analytiker und Analysand.

Green beschreibt eine

> »Klinik der Leere oder Klinik des Negativen, das Resultat einer Urverdrängung: ein massiver, radikaler und zeitlich begrenzter Besetzungsabzug, der im Unbewussten Spuren in Form psychischer Löcher hinterlässt, die mit Wiederbesetzungen ausgefüllt werden. Letztere sind Ausdruck einer durch die vorangegangene Schwächung der erotisch-libidinösen Besetzung freigesetzten Destruktivität. Die Manifestation des Hasses und die darauf folgenden Wiedergutmachungsprozesse sind sekundäre Manifestationen im Vergleich zu jenem zentralen Besetzungsabzug vom mütterlichen Primärobjekt« (ebd., S. 210).

»Sich bei solchen depressiv wirkenden Strukturen auf die Deutung des Hasses zu beschränken, liefe darauf hinaus, niemals zum ursprünglichen Kern dieser Konstellation vorzustoßen«, schreibt Andre Green in seiner bis heute hervorragend treffenden Beschreibung.

Genannt werden müssen in diesem Zusammenhang auch Ergebnisse der großen Psychotherapiestudie zu Langzeitbehandlungen mehrerer hundert chronisch depressiver Patienten (LAC) (Leuzinger-Bohleber et al., 2019), die validierte, tiefe Einblicke in die Ursachen dieser verbreiteten Erkrankung ermöglichen. Die Autoren fassen zusammen:

> »Es war eines der unerwarteten Ergebnisse der LAC-Studie, dass über 80% der Patienten der Studie unter schweren kumulativen Kindheitstraumatisierungen, besonders unter gravierenden Frühverwahrlosungen gelitten hatten. Die chronische Depression scheint eine der Langzeitfolgen solcher Traumatisierungen zu sein. Aus einer psychoanalytischen Perspektive leiden daher manche der chronisch Depressiven unter pathologischen Selbst- und Objektrepräsentanzen im Zusammenhang mit Erfahrungen von unerträglichen Gefühlen (Hilflosigkeit, Ohnmacht, Panik und Todesangst) und Körperempfindungen (extreme Schmerzzustände in der traumatischen Situation,

> die zu einem Zusammenbrechen eines Urvertrauens in ein helfendes Objekt, ein aktives Selbst sowie der Fähigkeit zu mentalisieren und zu reflektieren führen. Solche pathologischen Objekt- und Selbstrepräsentanzen sind therapeutisch schwer zugänglich« (ebd., S. 100).

Leuzinger-Bohleber präzisiert das Erleben der Säuglinge:

> »Wie wir in vielen Einzelfallstudien herausgearbeitet haben, waren ihre Primärobjekte auf Grund ihrer eigenen Traumatisierungen nicht in einer ›genügend guten Weise‹ in der Lage gewesen, ihre Säuglinge in ihren extremen affektiven und physiologischen Zuständen zu halten und zu containen. Dadurch setzten sie ihre Babys […] dem frühen Trauma aus: in einem Zustand totaler Abhängigkeit wurden die Säuglinge von unerträglichen körperlichen Schmerzen, Affekten und Impulsen überflutet: Sie fielen ins Nichts. Diese ›primäre Traumatisierung‹ hatte sich als Katastrophenerwartung, Todes- und Vernichtungsangst im Unbewussten erhalten, verbunden mit der Überzeugung, als Selbst keinerlei Einfluss auf die Bewältigung von Katastrophen in der äußeren Lebenswirklichkeit zu haben und ihr völlig allein, ohne helfendes Objekt ausgesetzt zu sein.« (Leuzinger-Bohleber, 2023, S. 209).

Schon in der DPV-Katamnesestudie berichtet Leuzinger-Bohleber: »Wie erwähnt, war – statistisch betrachtet – das Aufwachsen mit depressiven Müttern das häufigste pathogene Schicksal aller traumatisierten Patienten unserer Stichprobe« (Leuzinger-Bohleber, 2003, S. 997).

Bei diesen Befunden ist zu bedenken: Je früher die Störung der Beziehung mit den Primärobjekten einsetzt wie bei der postpartalen Depression der Mutter, desto basaler kann die spätere Störung des Kindes ausfallen. Aufgrund seiner »physiologischen Frühgeburt« braucht das Menschenkind, um psychisch zu reifen, lange die Anlehnung an die Primärobjekte und ist dadurch von deren bewussten und unbewussten Botschaften in besonderem Maße transgenerational beeinflussbar.

Wegen der großen klinischen Bedeutung, die die Langzeitfolgen für das Kind haben, möchte ich noch ein exemplarisches Fallbeispiel von Angelika Staehle (2022) schildern. In ihm wird manches von dem eben beschriebenen erkennbar. Es stammt aus der hochfrequenten psychoanalytischen Behandlung eines 20-jährigen Studenten mit einer vielfältigen Symptomatik, die sich nach der Zurückweisung durch eine Mitschülerin, in die er verliebt war, verstärkte. Er litt unter zwanghaftem Grübeln, das ihn von der Realität entfernte, Ängsten vor Krankheiten, vor dem Einschlafen und davor, dass er nie eine Freundin finden würde. Er fühlte sich unsicher in seinem männlichen Körper und schämte sich für ihn. Seine Mutter war seine wichtigste Gesprächspartnerin, mit der er täglich mehrfach telefonierte. Die Beziehung hatte eine »adhäsive«, an der Oberfläche verhaftete Qualität. Seinen Vater betrachtete er abwertend. In der Behandlung wurde sein Gefühl der existenziellen Bedrohung seiner eigenen Körpergrenzen und der Mutter durch seine Sexualität deutlich. Seine porösen Körpergrenzen konnten mit seinen Erfahrungen in der intrauterinen Zeit in Zusammenhang gebracht werden. Auch nach längerer analytischer Therapie konnte er sich zwar äußerlich, aber nicht innerlich befreien. Als er die Behandlung nach einer Ferienpause, in der er einen Gesangslehrer gefunden hatte, beenden wollte, um es allein zu versuchen, war die Analytikerin anfangs enttäuscht und verärgert, stimmte dann aber zu, weil sie seine Ängste vor Abhängigkeit von ihr fühlte. Sie vereinbarten, noch zwei Monate zu arbeiten. In dieser Zeit geriet der Patient in eine regressive Phase, in der es um sensorische Empfindungen wie atmen, riechen, hören und sehen ging. Auf Anregung der Analytikerin hin erkundigte er sich vertieft bei seiner Mutter und der Großmutter, der er vertraute, nach seiner frühen Zeit. Von der Großmutter mütterlicherseits erfuhr er unter dem Siegel der Verschwiegenheit von den Belastungen seiner Mutter und ihren depressiven Zuständen während der Schwangerschaft. Ihr Vater hatte ihr geraten abzutreiben, um ihre berufliche Karriere nicht zu gefährden. Sie schilderte den Patienten als einen sehr empfindlichen und unruhigen Säugling. Seine Mutter sei nach der Geburt depressiv gewesen und habe Medikamente nehmen müssen. Deshalb wurde er nur kurz gestillt. Auffallend sei seine extreme Geräuschempfindlichkeit gewesen, die bis heute anhalte – so, als müsse er immer aufmerksam auf alles reagieren.

Die Analytikerin schreibt:

> »Es wurde für uns beide nun verstehbar, dass er schon früh versucht haben musste, sich durch zwanghaftes, kontrollierendes Denken selbst zusammenzuhalten. Wie Winnicott schreibt: ›im Ausufern der geistigen Funktionen in Reaktion auf eine unberechenbare Bemutterung bekommen wir zu sehen, dass sich ein Widerstreit zwischen dem Geist und dem Leibseelischen entwickeln kann‹ (1976, 165). Der emotionale Zugang zu seinen frühen Erfahrungen ermöglicht es Christian, sich tiefer mit der Beziehung zu seine Eltern auseinanderzusetzen. Durch mentale Erfahrung seiner selbst und Gefühlen der Enttäuschung lernte er seine Begrenztheit zunehmend zu akzeptieren« (Staehle, 2022, S. 140).

Der Patient wollte die Therapie nun doch fortsetzen. Ihm wurde klar, dass für ihn die Empfindungen einer Frau wichtiger waren als seine eigenen, die er kaum wahrnehmen konnte. Anschließend stand eine kritische Auseinandersetzung mit seiner Mutterbeziehung im Mittelpunkt, während der er verstand, dass er in einer projektiven Identifizierung mit dem entwertenden Männerbild seiner Mutter lebte. Selbstbestimmt ging er nach Absprache mit der Analytikerin zu einem Praktikum ins Ausland, ohne in massive Angstzustände zu geraten, gewann vermehrt Interesse an seinem Studium und es tauchten Frauen auf, in die er sich verliebte, bis er eine feste Freundin fand. Nach viereinhalb Jahren beendete er die Therapie. Sein Studium schloss er sehr erfolgreich und mit Freuden ab, weil er zu einem Gefühl der Selbstbestimmtheit und Selbstwirksamkeit gefunden hatte. Die inneren und äußeren Beziehungen zu seinen Eltern hatten sich wesentlich verändert. Er fühlte sich sicherer in seiner männlichen Identität, kannte seine Stärken und seine Schwachstellen. Sein inneres kritisches Über-Ich hatte die Macht über ihn verloren.

Zusammenfassend schreibt Staehle:

> »Im Identitätsgefühl (Erikson, 1959; 1968) und in der Fähigkeit zur Selbstreflexion sind immer die Spuren und die Geschichte der frühen Mutter-Kind- und Vater-Kind-Beziehung enthalten. Die in der Pubertät aufbrechenden körperlichen und psychischen Veränderungen werden dann potentiell als existenzielle Bedrohung erlebt, wenn sie auf nicht-mentalisierte Erfahrungen, auf proto-mentales Funktionieren aus der frühen Säuglingszeit treffen. Christian war wohl ein besonders sensitiver, vulnerabler Säugling, der mit einer depressiven Mutter konfrontiert war und einem Vater, der nicht ausreichend triangulierend zur Verfügung stand (Fraiberg, 2003). Ich gehe davon aus, dass schon in der Schwangerschaft und dann nach seiner Geburt massive Einwirkungen im Winnicott'schen Sinne sein ›Going-on-being‹ (Winnicott, 1976, 161) – seine Kontinuität des Seins – unterbrachen. Seine Mutter hatte in der Schwangerschaft traumatisierend wirkende Ereignisse (Forderung ihres Vaters abzutreiben), die sich auf den Fötus auswirkten. Zusätzlich war der Fötus der medikamentösen Behandlung der Mutter ausgesetzt. Ich denke, dass Christians ›Angst zu lieben‹ auch als ein Schutz, als eine Abwehr zu verstehen ist gegen die Wiederholung dieser frühen traumatischen Erfahrungen (im Sinne von Winnicotts ›Fear of Breakdown‹, 1991) aus einer Zeit, als diese nicht wahrgenommen werden konnten. Dadurch wurde die Entwicklung von Christians Mentali-

> sierungsfähigkeit beeinträchtigt und die Verbindung von Körper und Psyche erschwert. Die Integration des sexuellen Körpers und des sexuellen Erlebens blieb bedrohlich, da sie nicht mentalisierend in Psychosexualität verarbeitet werden konnte« (ebd., S. 143).

Dieser Bericht zeigt eindrücklich, wie lange eine Behandlung der Folgeschäden, in diesem Falle viereinhalb Jahre, dauern kann und welche psychoanalytische Kompetenz es erfordert, wenn die peripartale Depression der Mutter längere Zeit auf ihr Kind eingewirkt hat. Unserer Beobachtung nach wird leider zu selten daran gedacht, dass dies eine wichtige Ursache darstellt, wenn analytische Therapien stagnieren. Deshalb gilt: Wenn in Analysen oder analytischen Psychotherapien von erwachsenen Patienten depressive Zustände, Trennungs-, Verlust- und Verlassenheitsängste, Scham- und Schuldängste, Schlafstörungen durch nächtliche Wutzustände, Grübelzwang oder die Angst zu lieben therapieresistent immer weiter bestehen bleiben, lohnt es sich zu erforschen, ob die Mutter des Patienten postpartal depressiv war. Die Klärung gestaltet sich für die Patienten oft schwierig, weil sie sich nicht gern an diese für sie traumatische Zeit mit ihrer Mutter erinnern wollen oder können. Die Befragung der Mütter durch die Patienten stößt auf Schwierigkeiten, weil sie diese für sie schwere, oft schuldhaft erlebte Zeit lieber verdrängen wollen. Die Patienten können befürchten, ihren Müttern durch ihre Fragen etwas anzutun, und Angst bekommen, diese könnten sich gar umbringen. Darin äußert sich einerseits die Angst, die Mutter zu verlieren, und andererseits die mörderische Wut auf die depressive Mutter, die nicht gibt, was das Kind braucht, es aber auch nicht freigibt. Wenn es dem Patienten gelingt, in einer regressiven Periode dieses Erleben emotional zuzulassen, können diese grundlegenden Gefühle in der Wahrnehmung zutage treten, sodass in der Analyse eine Wende eingeleitet werden kann. Indem sich der Patient kritisch mit seiner frühen Zeit auseinandersetzt, kann eine Lösung der frühen Identifizierung mit der depressiven Mutter, die mit erheblicher Aggression einhergeht, erfolgen. Durch die Desidentifizierung kann die Wut – statt immer selbstdestruktiv gegen sich selbst – nun einmal auf die Mutter gerichtet werden. Und das führt zu einem befreienden Gefühl der Selbstwirksamkeit und Selbstbestimmung.

Kann in einer Analyse rekonstruiert werden, dass die Mutter unter einer lang andauernden postpartalen Depression litt, kann man oft beobachten, dass ein grundlegendes Gefühl entsteht, mit seinen Gefühlen und Bedürfnissen nicht angenommen zu sein, sondern damit abzuprallen. Sie werden zu etwas Beschämendem, das möglichst nicht gezeigt wird. Es kann ein lebenslängliches, angestrengtes Bemühen um das Objekt entstehen, um über Leistung angenommen zu werden, die aber nicht zur Befriedigung führt, weil das Gefühl des Angenommenseins fehlt. Durch die misslungene erste Liebeserfahrung mit der Mutter kann die Angst entstehen, sich in eine Person zu verlieben und eine Liebe zu leben bei gleichzeitiger unendlicher Sehnsucht danach. Dabei soll nicht unerwähnt bleiben, dass der durch die postpartale Depression der Mutter entstandene emotionale Mangel zu einem Motor werden kann, der außerordentliche Leistungen hervorbringt, je nach Begabung, wissenschaftlicher oder künstlerische Art, dem basal der lebenslange Kampf um die Annahme des eigenen Selbst durch die Mutter zugrunde liegt. Dabei kann es zu Verbiegungen kommen, die zu falschen Selbstanteilen führen, die den tatsächlichen oder vermeintlichen Erwartungen der Primärobjekte entsprechen. Dies ist begleitet von unendlichem Groll, mit all den störenden Begleiterscheinungen wie Schlafstörungen, aggressiven Beziehungsstörungen, hohem Energieaufwand, letztlich auf Kosten der Entwicklung des eigenen Selbst und seiner ureigensten Gefühle und Themen. Gelingt es beispielsweise, in künstlerischer Kreativität eine gute Form zu finden oder die eigenen Themen in den Vordergrund zu bringen, kann eine Beruhigung eintreten und ein Neubeginn gefunden werden.

Wir möchten aus diesen alarmierenden Befunden die Empfehlung ableiten, alle Babys depressiver Mütter in einer Babyambulanz vorzustellen um zu prüfen, ob eine Intervention nötig ist, damit sich keine Bindungsstörung entwickelt. Es hilft auch den Müttern, wenn sie sehen lernen, dass ihr Baby leidet, dass es sich bemüht, ihnen zu helfen, indem es pflegeleicht und freundlich ist, um sie aufzuheitern (siehe die Fälle Gina und Anna).

3 Die Behandlung der postpartalen Depression mit der psychoanalytischen Säuglings-Kleinkind-Eltern-Psychotherapie (SKEPT)

In der Babyambulanz des Anna-Freud-Instituts (AFI) in Frankfurt haben wir im Laufe von über 20 Jahren Behandlungserfahrung unser Vorgehen zur Behandlung der postpartalen Depression von Mutter und Baby entwickelt und es in einer Reihe von Veröffentlichungen unter verschiedenen Gesichtspunkten beschrieben (Köhler-Weisker & Wegeler-Schardt, 2004; 2006a; 2006b; 2007; 2019; Wegeler-Schardt & Köhler-Weisker, 2008; Köhler-Weisker & Schäfers, 2019). Die Entwicklung der psychoanalytisch fundierten Säuglings-Kleinkind-Eltern-Psychotherapie (SKEPT) reicht jedoch schon fast 100 Jahre zurück. Daraus entwickelte sich die Säuglingsforschung. Schon früh wurde die gegenseitige seelische Abhängigkeit zwischen Baby und Mutter und Vater erkannt und in der Behandlung berücksichtigt. Wer sich für diese lange Geschichte interessiert, findet Zusammenstellungen bei Pedrina (2006, S. 13ff.), Windaus (2007b) oder Dornes (2000; 2006).[12]

»Lassen Sie mich mit einer Geschichte beginnen, der Geschichte vom weinenden Kamel (Deutschland, 2003) – ein wundersamer Film, der in eindrucksvollen Bildern schildert, was wir in der Mutter-Baby-Psychotherapie unter Einbeziehung des Vaters bewirken möchten und was oft, wenn die Eltern früh genug Hilfe suchen, wie eine Wunderheilung wirkt.

In leisen, zurückhaltenden Bildern wird die Geschichte von der aus der Mongolei stammenden Münchener Filmstudentin Byambasuren Davaa und ihrem Kollegen Luigi Farlorni erzählt. Sie spielt am Rande der Wüste Gobi in der Mongolei und handelt von einer Gruppe traditioneller Nomaden, die in Jurten zusammen mit ihren Kamelherden, Schafen und Ziegen

12 Die folgende Darstellung ist eine Erweiterung des mit Cornelia Wegeler-Schardt verfassten Artikels (Köhler-Weisker & Wegeler-Schardt, 2019). Die hier übernommenen, von ihr formulierten Textteile sind als Zitat gekennzeichnet.

leben. Ein Kamel wird geboren. Es ist eine lange qualvolle Geburt. Zuletzt muss das Fohlen vorsichtig mit Stricken an den Gliedmaßen herausgezogen werden, weil die Stute schreiend, schon ganz erschöpft, am Boden liegt. Als das Fohlen auf wackligen Beinen zu ihr kommt und trinken möchte, spuckt und schreit sie, stößt es immer wieder weg, tritt es und trabt schließlich davon, anders als die Kamelstuten rundum. Sie kann ihr Fohlen nach der sehr schweren ersten Geburt nicht annehmen. Die Nomadenfrau und ihr Vater versuchen, die beiden immer wieder sanft und vorsichtig zusammenzuführen und miteinander zu befreunden. Die Stute trabt dann weit in die Steppe davon. Das Fohlen stolpert hinterher, kann seine Mutter aber nicht erreichen. Sie wirkt so, als hätte das Fohlen ihr etwas Schlimmes angetan. Das Fohlen ist dazu auch noch weiß, es sieht anders aus als die dunkle Stute und all die anderen Kamele. Es ist fremd, und vielleicht ist die Stute von ihm befremdet. Als das Fohlen zunehmend schwächer wird und alle Versuche scheitern, dass die Stute es annimmt, beschließen die besorgten Nomaden das »Hoos-Ritual« zu versuchen, um damit den entgleisten Dialog zwischen ihr und dem Fohlen zu heilen. Von weither wird ein Musiklehrer geholt, der ein spezielles Saiteninstrument spielen kann. Im Kreis der versammelten Nomaden-Großfamilie, unter deren gesamter gespannter Aufmerksamkeit, hängt die junge Nomadenfrau das Saiteninstrument erst so an den Bauch der Stute, dass der Abendwind in den Saiten Töne erzeugt – so, als sollten die Töne im Bauch der Stute, da, wo sie sich verletzt fühlte, Resonanz finden. Dabei wird die abwehrend verschreckte Stute sichtbar ruhiger und beginnt zu lauschen. Da gibt die junge Frau dem Musiker das Instrument und er beginnt zu spielen. Nach einer Weile singt die junge Frau dazu ein Lied in hohen, langgezogenen Tönen und streicht dabei immer wieder fest und sanft über den Bauch der Stute. Alle hören aufmerksam zu. Sogar die anderen Kamele wenden ihre Köpfe, angezogen von den Tönen des Duos. Es ist, als versuchten die beiden, mit der Musik und dem Gesang der nun ganz still gewordenen Stute und dem bereits apathisch wirkenden Fohlen die richtigen Töne beizubringen. Die Sängerin und der Geiger sind ein Paar in Harmonie. Sie zeigen, wie schön es zwischen der Stute und ihrem Jungen sein könnte. Die Stute wehrt sich erst noch gegen das Junge, das schon widerstrebend zu ihr geführt wird, bis sie endlich das Fohlen erstmals trinken lässt. Dabei fließen Tränen aus ihren Augen, wie nach aufgegebenem Trotz. Schließlich gibt die Stute hohe zärtliche Töne von sich und das Fohlen antwortet. Beide sind geborgen in der Großfamilie und der Herde. Alle um sie herum haben ihre Verletzung anerkannt, beachten sie und verstehen ihre Ablehnung und ihre Aggression. Der Dialog zwischen ihr und dem Fohlen ist geheilt« (Köhler-Weisker & Wegeler-Schardt, 2006b).

So sind die Mutter und oft das Baby nach einer schweren Geburt traumatisiert. Dann müssen wir mit Einfühlung und unserer analytischen, verstehenden Kunst die heilenden, zarten Töne und berührenden Interventionen finden, um, wann immer möglich in Co-Therapie, Mutter und Baby zu helfen zusammenzukommen. Es geht darum, die Verletzung anzuerkennen und zu verstehen, die die Mutter mit wütenden und ablehnenden Gefühlen überflutet und die existenzielle Abhängigkeit des Babys von ihr als Schrecken erscheinen lässt, vor dem sie innerlich davonlaufen möchte. Das wiederum erfüllt sie mit Schuldgefühlen, weil sie weiß, dass sie für das Überleben ihres Babys verantwortlich ist. Dieses Dilemma versucht sie zu lösen, indem sie die Wut gegen sich kehrt und sich beschuldigt, sich Selbstvorwürfe macht und unter dem Versagensgefühl leidet, keine gute Mutter zu sein. Wenn sie die Wut gegen den Vater oder das Baby richtet, stellt das die gefährlichere Lösung für das Baby und die Beziehung zum Vater dar. Beide Zustände bewirken eine dramatische, potenziell lebensbedrohliche Notsituation, die schnelle Hilfe erfordert. Fehlt eine hinreichend gute, haltende, schützende Umgebung, versuchen wir in der Babyambulanz des AFI diese institutionell zu ersetzen, ähnlich wie die Gruppe in manchen Kulturen Mütter auffängt und in dieser Zeit begleitet, hält und vor Überforderungen schützt – wie beispielsweise bei den Himba.

Welche Haltung ist in der SKEPT bei der postpartalen Depression hilfreich?

Für die Mutter ist das Baby zunächst immer ein unbekanntes Wesen, das von ihr abhängig ist und mit dem sie sich erst befreunden muss und will. Das gelingt unterschiedlich schnell. Postpartal depressive Mütter haben es damit schwerer, weil sie in schwierige innere Konflikte geraten sind. So ist unsere erste Aufgabe festzuhalten, dass es keinen Schuldigen gibt und dass alle Beteiligten ihr Bestes tun. Wir vermitteln, dass es sich um eine Entwicklungskrise zu einer neuen Identität handelt, in der das »Caring«, einer der Grundtriebe und -bedürfnisse für den Nachwuchs des Menschen, in besonderer Weise zur Geltung kommt. Es handelt sich um eine Schwellensituation, bei der etwas verloren geht, aber auch etwas gewonnen werden kann, wenn kreativ neue Wege gefunden werden. So kann sich die Situation allmählich beruhigen, weil die Gefühle der Mutter verstehend angenommen werden können und damit ihre emotionale Überflutung aufgefangen wird. Es erfolgt eine Exploration der Einfälle und Überlegungen der Eltern zur Ursache der Störung. Diese sind meistens zutreffend oder zumindest richtungweisend, bedürfen jedoch der kundigen Würdigung durch den Therapeuten, um in ihrer Bedeutung für das Gewinnen einer nachhaltigen und hilfreichen Einsicht beitragen zu können.

Anfangs haben wir die Mütter mit schwerer postpartaler Depression häufig in eine weitere eigene psychotherapeutische Behandlung vermittelt, besonders in den Fällen, in denen die Babys keine manifesten Zeichen von Störungen zeigten. Die Erfahrung, dass bei vielen Müttern die Vermittlung nicht gelang, führte zur gemeinsamen Behandlung mit den Babys. Etwas überrascht stellten wir fest, dass die Depression schnell verschwand, wenn wir uns mit dem fähigen Teil der Mutter verbündeten, das Gelungene bestätigten und anerkannten, wo sie an ihrem Muttersein zweifelte. Wir gingen empathisch mit dem depressiven, verzweifelten, oft aggressiven Teil um und konnten gemeinsam die Ursachen verstehen. Die Babys erwiesen sich, obwohl ihre Existenz der Auslöser der Störung der Mutter war, als große Hilfe, weil ihre Mitwirkung in der Behandlung gleichzeitig bewirkte, dass die Mutter sich mit ihren vorhandenen elterlichen Funktionen identifizierte.

Wenn wir die Babys als ernst zu nehmende Partner anerkennen, indem wir direkt mit ihnen sprechen und ihren Mitteilungen Worte und Sinn verleihen, machen wir sie für die Mütter lebendig präsent und damit liebenswert. Wenn sie die Wünsche und Erwartungen ihres Babys plötzlich besser verstehen können, werden sie annehmbar und die Projektionen können zurückgenommen werden. Da alle diese verschiedenen Funktionen von einer einzelnen Therapeutin schwer wahrzunehmen sind, erschien uns die Co-Therapie von zwei Therapeutinnen naheliegend. Schon die teilnehmende, beobachtende Haltung einer der Therapeutinnen hat eine therapeutische Wirkung, wenn sie emotional tief genug geht. Der Vorteil ist zudem, dass der Prozess in der SKEPT sich schneller entwickeln kann. Das ist von besonderer Bedeutung für die Abwendung langfristigen Schadens in einer Lebensphase, in der wegen der rasch fortschreitenden Entwicklung des Babys die Zeit drängt. Natürlich gibt es immer wieder Mütter, für die unsere ambulante Behandlung nicht ausreicht, weil sie noch mehr Halt und Unterstützung brauchen. Da kann eine stationäre Behandlung auf einer Mutter-Kind-Station oder einer Tagesklinik die entscheidende Hilfe ermöglichen.

Da die Mutter, wenn sie an einer postpartalen Depression leidet, in konflikthafter Weise auf die Anzeichen der »primären Mütterlichkeit« mit all ihren Sorgen um das Gedeihen des Babys als »normale Verrücktheit« (Winnicott, 1983 [1956]) reagiert und oft nicht gut genug auf die Bedürfnisse ihres Babys eingehen kann, ist es erforderlich, sich zunächst auf das Verstehen der Mutter zu konzentrieren – unter Teilnahme des Babys und möglichst des Vaters. Es ist deshalb wichtig, sich zu vergegenwärtigen, welche Haltungen bei der Behandlung depressiver Patienten hilfreich sind. Unser Fokus ist ein psychoanalytisches Verstehen, was in der jeweiligen Eltern-Baby-Konstellation psychodynamisch für die Störung der Beziehung zum Baby wirksam ist, unter Mitarbeit des Babys und beider Eltern. Nach unserer Erfahrung hilft die Behandlung der Mutter allein weder dem Baby noch dem Vater schnell genug. Wir haben es mit mindestens zwei Patienten zu tun: der leidenden Mutter und dem mitleidenden Baby, oft auch dem Vater. So wandert unsere Aufmerksamkeit von einem zum anderen. Meldet das Baby mit belastenden Regulationsstörungen wie häufigem Weinen, dauernder Unruhe, Schlaflosigkeit, Selbstverletzung, Fütter- oder Verdauungsstörungen, Nahrungsverweigerung, Rückzug, Apathie oder Hauterkrankungen, dass etwas in der Beziehung mit der Mutter nicht stimmt, entdecken wir manchmal erst in den Gesprächen, dass die Mutter an einer larvierten postpartalen Depression leidet. Zunächst kümmern wir uns vorrangig um die Stabilisierung der Mutter, damit sie so rasch wie möglich weit genug aus der Depression herauskommt. Fühlt sich die Mutter besser, geht es auch dem Baby besser, was wiederum der Mutter hilft, weil beide am Anfang psychisch noch so eng verbunden sind.

Es ist nicht immer leicht, die richtige Balance zu finden zwischen dem Bedürfnis der depressiven Mutter nach bestätigender, verstehender Zuwendung – ohne sie als neurotisch oder traumatisiert zu pathologisieren – und dem Verstehen des leidenden Babys, besonders dann, wenn der Vater ebenfalls depressiv reagiert und keine Hilfe sein kann. Wir nehmen immer, wenn möglich, auch direkt aktiv eine Beziehung zu dem Baby auf. Pragmatisch sinnvoll ist, sich dem zuzuwenden, was von der Familie manifest gesucht wird. Das heißt, es erfolgt ein Zugang von der psychischen Oberfläche her, der sich je nach Angebot und Möglichkeit vertiefen lässt.

Die empathisch entlastende Kontaktaufnahme ist entscheidend für den Aufbau einer vertrauensvollen Beziehung, in der Sympathie entstehen kann. Die Qualität der therapeutischen Beziehung ist entscheidend für den Erfolg der Behandlung. Eine aktive, flexible und stützende Haltung, in der Ermutigung und Hoffnung vermittelt werden, ist notwendig. Nur Sympathie heilt, sagt Ferenczi. Es geht um eine Sympathie des Analytikers, eine Gegenübertragungsliebe, die die Anerkennung von Hass umfasst. Sie beruht auf Verstehen, ist getragen von Wertschätzung, Mitgefühl, Anerkennung und dem gemeinsamen Aushalten des seelischen Schmerzes. Eine Gegenübertragungsliebe mit der Empfänglichkeit eines offenen Herzens, die Entwicklung unterstützt, erfordert vom Analytiker eine Durchlässigkeit, die sowohl eine psychische als auch eine somatische Qualität hat. Sie erlaubt eine »normale projektive Identifikation, verbunden mit der gegenseitigen somatopsychischen Durchdringung, die dadurch ermöglicht wird und die psychisches Wachstum stimuliert« (Miller, 2019, S. 153). Diese Haltung des Analytikers ist bei der Behandlung depressiver Mütter nicht nur hilfreich, sondern förderlich, weil sie ihrem Baby gegenüber aus den unterschiedlichsten Gründen undurchdringlich und unzugänglich sind und ihr Herz versteinert ist, wodurch der liebevolle Blick fehlt. »Der liebevolle Blick bedeutet, ein anderes Sein anzunehmen und aufzunehmen in seiner Zerbrechlichkeit, seiner Einzigartigkeit, seiner Wehrlosigkeit gegen das Leiden und das Wirken der Zeit,« sagt Olga Tokarczuk (2020 [2019], S. 60) in ihrer Vorlesung zur Verleihung des Nobelpreises über den Schriftsteller. Und das gilt natürlich ebenso für die Psychotherapeutin, die sie übrigens ja auch ist, wie für Mutter und Vater. Erfährt die Mutter durch den Analytiker diese erste mütterliche Funktion in Bezug auf sie selbst und das Baby, hat sie die Möglichkeit, sich zur Entwicklung ihrer eigenen Fähigkeit zur Ausdehnung ihrer Psyche auf das Baby (ver-)führen zu lassen und bekommt so Zugang zu den Bedürfnissen ihres Babys. Die Behandlerin muss die jeweils individuelle Art der Liebe der Mutter zu ihrem Baby in ihrer transgenerationellen Weitergabe verstehen, wertschätzen und sich mit ihr verbünden – Eltern lieben ihre Babys so, wie es ihnen möglich ist, und es gibt nur ganz wenige, die ihr Baby nicht lieben können.

Nicht selten begegnen wir depressiven Müttern, die durch Schwangerschaft, Entbindung und Kaiserschnitt traumatisiert sind. Der verkörperte Schrecken mit Gefühlen von Ohnmacht, Hilflosigkeit, Leere und Wut über einen als solchen empfundenen Angriff auf die seelische und körperliche Integrität kann zu einer emotionalen Erstarrung führen, die sich nur sehr langsam wieder löst. Die Auflösung und Beruhigung der belastenden Emotionen dauert länger, wenn die Mutter damit allein ist. Ihr Urvertrauen kann dadurch gestört sein, es entsteht ein Bindungstrauma. Das Selbst kann als Akteur in seinem Gefühl der Selbstwirksamkeit geschädigt sein. Sie erlebt sich als gescheitert, mit einem Makel, der beschämend, sogar schuldhaft sein kann und deshalb abgewehrt wird. Man sollte an eine posttraumatische Belastungsstörung denken. Die Therapeutin muss für diese Mütter eine verstehende Funktion übernehmen. Das davon geprägte Zuhören muss engagiert, intuitiv und intensiv sein um es mit dem erlebten Schrecken aufzunehmen. So kann persönliches Wachstum zu zweit entstehen.

Liegt der Depression ein Trauma zugrunde, bei dem die Mutter überwältigt war, muss die therapeutische Haltung zunächst eine salutogenetische sein, die das geschwächte Ich aus der pathologischen Regression herausführt und der Störung einen Sinn gibt. Diese ist zu unterscheiden von einer analytisch konfliktorientierten Haltung, wenn ein innerer Konflikt zur Depression führt. Die Therapeutin sucht als kooperative Partnerin in einer Arbeitsbeziehung mit den erwachsenen Anteilen der Mutter, also nicht als Übertragungsobjekt, mit der Mutter nach einer bewussten Wahrnehmung des Traumas, einem Vertrauensaufbau des Selbsterlebens und einer Aktivierung des Ressourcenbewusstseins. Das kann zu einer Distanzierung und einem Tolerieren des Traumas führen. Wenn das in eine Anerkennung der Leiderfahrung mündet, kann seelisches Wachstum in die neue Rolle der Mutterschaft ermöglicht werden.

Behandlungstechnisch ist dazu notwendig, gegen die Scham- und Schuldgefühlsabwehr der Mutter und gegen die Vermeidungshaltung des Therapeuten gegenüber dem Verletzenden anteilnehmend gemeinsam genau hinzuschauen, wie sie die Schwangerschaft, den gesamten Geburtsablauf erlebt und wie sie sich gefühlt hat. So kann sie den ganzen Schrecken mitteilen und bleibt nicht mehr beschämt oder schuldig allein damit. Dadurch erfährt sie Beruhigung und Auflösung des belastenden Erlebens und eine Stärkung des Ichs, weil die Verletzung von einer kompetenten Autorität anerkannt wurde. Dann kann ein Gefühl der Befreiung von belastenden Emotionen erfolgen und sich in Freude über das Kind wandeln. Wenn sie die stets auch vorhandene Liebe für das Kind frei von blockierenden Ängsten fließen lassen kann, erfährt sie die Energie, welche Mutterschaft ohne Überforderungsgefühle ermöglicht.

Entwickelt sich dieser Prozess mit der Mutter im Beisein des Babys, das in enger Verbindung mit ihr alles auf seine Weise miterlebt hat, so kann es sich mit seinem eigenen Schrecken – zum Beispiel durch unstillbares, verzweifeltes Weinen oder hektisches Strampeln – melden und mithilfe des Verstehens seines Leids durch Mutter und Therapeutin Erleichterung für sein Erleben von Schwangerschaft, Geburt und Kaiserschnitt erfahren. Dasselbe kann für die wiederum unterschiedliche Art und Weise des Erlebens des Vaters gelten – wenn er an der Behandlung teilnimmt.

Die Aktivierung aller der Familie zur Verfügung stehenden Ressourcen ist ein zentraler Wirkfaktor. Zur Problembewältigung werden alle vorhandenen motivationalen Bereitschaften und Fähigkeiten benötigt. Deshalb ist es notwendig, das Gelungene in der Beziehung der Mutter zu und mit dem Baby zu beschreiben, beispielsweise wenn sie das Baby stillt. Dadurch fühlen sich Mutter und Baby besser. Die Einbeziehung aller Personen, die an dem Problem beteiligt sind, erfolgt mit der regelmäßigen Einladung des Vaters zu den Gesprächen. Aber auch Großeltern oder Verwandte kommen infrage, besonders bei sehr jungen Eltern, sofern sie verfügbar sind. Alle haben eine eigene Perspektive, die zur Bewältigung der Situation beitragen kann.

Besonders wichtig ist uns die Beteiligung des realen Vaters, wo immer sie möglich ist. In vielen Fällen bricht die postpartale Depression erst dann aus, wenn der Vater wieder zur Arbeit gehen muss und die Mutter mit dem Baby allein bleibt. Der Vater erhält in der Kleinfamilie eine zentrale Bedeutung, weil er die reale nahe Umgebung darstellt, die die Mutter nach der Geburt hält und Korrektur für Mutter und Baby geben kann. Für die Entwicklung des Babys ist normalerweise durch Schwangerschaft und Geburt die Mutter die Wichtigste. Der Vater hat einen eher mittelbaren Einfluss, kann aber kompensatorisch wirksam werden, wenn er empathisch und nicht von der Depression der Mutter angesteckt ist. Die Projektionen beider Eltern wirken von Anfang an auf das Baby ein, wie die Fallbeispiele zeigen.

Beides, mütterlich empathisches und väterlich Grenzen setzendes Containment ist für das Baby notwendig. Die Therapeutinnen müssen über beides verfügen, und Vater und Mutter können beides von ihnen lernen. Der Vater stellt die äußere Realität dar, die beides vertreten kann und die Mutter hält. Da wir unsere Sitzungen nur einmal pro Woche für 90 Minuten halten können, ist die Mitarbeit des Vaters eine bedeutsame Hilfe. Dabei muss beachtet werden, dass die notwendige direkte Beziehung der Therapeutinnen zu dem Baby in den Hintergrund treten und immer wieder von den Interaktionen der Erwachsenen dominiert werden kann. Dem gilt es immer wieder gegenzusteuern, besonders dann, wenn das Baby Symptome in Form von frühen Regulationsstörungen zeigt. Hat der Vater die Mutter verlassen oder ist er beruflich zu sehr eingespannt, übernehmen die Therapeutinnen die zusätzliche Aufgabe, eine väterliche Repräsentanz als psychische Funktion wahrzunehmen.

Wir unterstützen die Mutter bei positiven Erfahrungen im Umgang mit ihren Problemen im Sinne einer korrektiven emotionalen Erfahrung – sei es ein Besuch bei der Arbeitsstelle, bei Freunden oder einer Krabbelgruppe für Mütter und Babys –, die sozialen Halt geben kann. Mütter, die mit ihrem Baby allein sind, können Ansprache und Austausch mit anderen Frauen und Babys gut gebrauchen, um sich nicht verloren zu fühlen.

Wichtig können auch die Klärung aktuell belastender Situationen und die Befreiung von überfordernden Pflichten in der familiären Situation sein, beispielsweise durch eine Haushaltshilfe. Das Ansprechen von Suizidimpulsen und mörderischen Impulsen gegenüber dem Baby und das Erarbeiten eines Krisenmanagements kann angezeigt sein. Unter Umständen muss man Einsicht vermitteln in die individuelle Notwendigkeit adäquater Therapie, das Einhalten von Terminen und die Überweisung zu einem Psychiater wegen eventueller Medikamentengabe.

In schwereren Fällen empfehlen wir die Konsultation bei einer psychiatrischen Sprechstunde für Mütter, mit der Frage, ob ein Antidepressivum indiziert ist. Die dadurch mögliche Aufhellung der Stimmung und Beruhigung kann, zusammen mit der psychotherapeutischen Behandlung, hilfreich wirken. Bei stillenden Müttern wird darauf geachtet, dass die Medikamente stillverträglich sind. Das Erhalten des Stillens ist als positiver Beziehungsaspekt für Mutter und Baby bedeutsam. Wir nutzen diese mögliche schnelle Hilfe durch Medikamente, obwohl Untersuchungen zu belegen schienen, dass über 80 Prozent der Wirkung auf einem Placebo-Effekt beruhen. Das bedeutet, schon die Erwartung des Patienten auf eine Verbesserung seines Befindens kann zu dieser beitragen. Die sogenannten Antidepressiva heilen die Depression nicht, sondern sie können als ein »Energizer« oder »Stimmungsaufheller«, als ein Hilfsmittel der psychotherapeutischen Behandlung gesehen werden, heißt es bei Padberg (2018). Neuerdings mögliche fMRT-Messungen der Dicke der kortikalen Struktur des Gehirns belegten in einer RCT-Studie eine Veränderung der Hirnrinde durch Medikamentengabe in Richtung Normalisierung, sei es von einer Verminderung der Dicke durch Erschöpfung oder Hypertrophie durch Stress. Diese Befunde einer Normalisierung gingen einher mit einer Beruhigung der klinischen Symptome, einer Aufhellung der Stimmung und besseren kognitiven Fähigkeiten (Bansal et al., 2017). Bei jeder Medikamentengabe muss ärztlich beobachtet werden, ob der Nutzen eventuell auftretende schädliche Nebenwirkungen überwiegt. Küchenhoff (2010) plädiert für einen therapeutischen Realismus, der die Notwendigkeit des

Einsatzes von Medikamenten in psychoanalytischen Behandlungen depressiver Patienten anerkennt und sich aktiv mit der Gabe von Psychopharmaka und deren Folgen für die Beziehungsdynamik und die Übertragungs- und Gegenübertragungsdynamik auseinandersetzt.

Das Medikament ist immer auch ein psychodynamischer Bedeutungsträger. Auf der psychischen Ebene kann ein antidepressives Medikament beispielsweise die Bedeutung eines guten Objektes annehmen, das ständig verfügbar ist, wenn die Mutter es braucht, und so Gefühle von Verlassenheit und Einsamkeit überbrücken. Küchenhoff schlägt ein integratives Modell vor, bei dem psychopharmakologische und psychoanalytische Behandlungsansätze in einer »überwölbenden klinischen Theorie« zusammengebracht werden können. Auch wenn bei der Behandlung von depressiven Patienten oft notwendig, sollte das Medikament im psychoanalytischen Prozess im Laufe der Behandlung überflüssig werden. Wenn die Dekompensation zu Hause nicht haltbar ist, kann die vorübergehende Behandlung in einer Tagesklinik oder einer spezialisierten Mutter-Kind-Station eine Rettung darstellen. Eine ambulante Behandlung kann angeschlossen werden (siehe Fall Wei).

Mein persönliches Lieblingsmedikament ist Humor. Er festigt die Beziehung und lässt Nähe entstehen. Er wirkt, sorgfältig dosiert, überraschend, ermöglicht einen Perspektivwechsel und damit Distanz zum Leiden. Ein heiteres Spielfeld wird eröffnet, in dem das Leiden hinterfragt werden kann. Wenn ich mitlache, signalisiere ich dem anderen, dass ich trotz Depression und Angstzuständen andere Seiten von ihm wahrnehme. Kai Rugenstein (2018) hat sich theoretisch mit der Bedeutung des Humors in der psychodynamischen Therapie auseinandergesetzt. Er stellt auch für ihn eine empfehlenswerte therapeutische Grundhaltung und wirksame Methode des Handelns dar. Er ergänzt den psychodynamischen Gebrauch von Humor um zwei zentrale Prinzipien. Bei der »freien Bisoziation« werden in einem schöpferischen Akt verschiedene widersprüchliche Ebenen, die scheinbar nicht zusammengehören, zusammengebracht. Damit wird der Konflikt in eine neue erlebbare Form gebracht und kann zu einem Lächeln der Einsicht führen. Bei dem Prinzip der »gleichschwebenden Schlagfertigkeit« des Analytikers geht es darum, sich spielerisch den freien Einfällen in einer unmittelbaren Intervention zu überlassen. Diese hat die Form einer »ungesättigten Deutung«, die etwas andeutet, auf etwas mehrdeutig hinweist oder »hinscherzt« mit dem Ziel dazu anzuregen, verfestigte Strukturen zu verflüssigen und das Denken für eine realitätsorientierte Einsicht zu befreien. Ein gutes Zeichen ist die Wiederbelebung des Humors bei der Mutter, der ihr Distanzierung von dem überwältigenden Erleben ermöglicht (siehe Fall Anna).

Besonders hervorheben möchte ich unsere Haltung der Bewunderung des Babys, die sich in der Regel natürlicherweise einstellt, wenn wir unsere Gefühle ausdrücken. Das kann den Eltern das von ihnen vollbrachte Wunder der Geburt ihres Kindes vermitteln. Eine gesunde Idealisierung des Babys ist die beste Mitgift fürs Leben. Wir versuchen damit, etwas von der »Verzauberung« der Welt, die besonders jedem Anfang innewohnt, zu retten, wenn es beim Vorliegen einer postpartalen Depression verloren gegangen ist. Bewunderung kann die Öffnung zu einem offenen lebendigen Herzen voller Anteilnahme bewirken. Stellen sich bei der Therapeutin anfangs ablehnende Gefühle dem Baby gegenüber ein oder findet sie es hässlich, ist das ein alarmierendes Zeichen der Identifizierung mit den Gefühlen der Mutter ihrem Baby gegenüber in der Gegenübertragung. Ändern sich diese Gefühle im Laufe der Behandlung zum Positiven, kann das als wichtiger Indikator für deren Gelingen gewertet werden.

Eine besondere Herausforderung für die Therapeutinnen können Mütter mit Migrationshintergrund aus einer anderen Kultur darstellen. Da sie sich nicht immer ethnologische Kenntnisse über all diese Kulturen aneignen können, ist es notwendig, dass sie sich da, wo sie auf Irritierendes oder Unbekanntes stoßen, interessiert über kulturelle Hintergründe aufklären lassen, von den Eltern lernen und ihr Wissen erweitern anstatt mit ethnozentrischem Blick von eigenen Normen auszugehen. Man muss als Therapeut in diesen Situationen mehr Nicht-Verstehen und Nicht-Wissen aushalten und den Müttern besonders aufmerksam, geduldig und liebevoll begegnen. Denn viele haben Verluste oder Traumen erlitten oder leiden an Isolation, sprachlichen Verständigungsschwierigkeiten oder Heimweh. Es kann so im besten Falle ein gegenseitiger Lernprozess entstehen, der beide Seiten verändert. Ein zentraler Unterschied der Werte zwischen »nicht westlichen« und »westlichen« Kulturen besteht in der Bedeutung von Gruppe und Individuum – wie zum Beispiel bei einem Blick auf die erwähnten Himba deutlich wird. So kann es für Mütter besonders schwierig werden, wenn sie sich ohne die gewohnte Gruppenstruktur, die ihr Ich formte, hier mit ihrem Baby alleingelassen fühlen und depressiv werden. In diesem Fall sind auch Anregung und Hilfestellung bei der Schaffung eines haltenden Umfeldes angezeigt. Unsere westlich geprägte analytisch verstehende Theorie greift nur da, wo es um die Bearbeitung von inneren Konflikten geht, die zur postpartalen Depression führen.

Als analytische Psychotherapeuten versuchen wir neben unterstützenden Hilfestellungen für depressive Patienten (siehe dazu ausführlich Küchenhoff, 2017), soweit die Eltern mitgehen, Einsicht in konflikthaftes Erleben und Verhalten zu fördern. Es geht uns darum, der Mutter ein Verständnis für ihre Störung zu vermitteln, das Biologisches, Psychisches und Soziales einschließt, um sie von Schuldgefühlen, Selbstvorwürfen, Versagensgefühlen und deren Projektion auf das Baby und den Vater zu entlasten. Dabei kann es um einen Fokus, aber auch um mehrere gehen. Wie in der Psychoanalyse werden auch Übertragungen auf die Therapeuten und deren Gegenübertragungswahrnehmungen genutzt. Wenn sich die Mutter zum Beispiel in einer negativen Übertragung immer wieder kritisiert oder abgelehnt fühlt, kann sie erfahren, dass sie selbst es ist, die sich kritisch sieht und als Mutter ablehnt. Wir versuchen das aufgrund ihrer Geschichte für sie verstehbar zu machen. Förderlich für die Behandlung ist, wenn eine positive »Großmutterübertragung«, wie Stern (1998) das nennt, dominiert, in der wir etwas, was der Mutter mit ihrem Baby aktuell fehlt, ergänzen können – dies in der Hoffnung, dass sie sich als Mutter dadurch gestärkt in ihrem Umfeld günstigere Bedingungen schaffen kann.

Ziel der Behandlung ist die Stärkung der Resilienz, die Aufrechterhaltung oder Wiederherstellung der psychischen Gesundheit während einer stressreichen Entwicklungskrise, die von traumatischen Ereignissen begleitet sein kann. Dazu gehört eine Stärkung des Selbstwertgefühls, der Selbstwirksamkeit, der Problemlösungskompetenz, eines realistischen Optimismus oder kognitiver Flexibilität sowie die Akzeptanz negativer Situationen und Emotionen. Eine psychische Reifung in der neuen Lebenssituation wird intendiert.

Zusammenfassend vermitteln wir den Eltern Hoffnung und bieten, soweit das nötig ist, eine Entwicklung fördernde Beziehung in der frühen Elternschaft an, die, je nachdem, was die Eltern an emotionalen Fähigkeiten und gelungener Selbstentwicklung mitbringen, mehr oder weniger Zeit beansprucht. Darüber hinaus geht es um bewusste und unbewusste Konflikte in dieser Entwicklungskrise, für die, wenn sie verstanden werden, neue Lösungen gefunden werden können.

Exkurs: Die teilnehmende Babybeobachtung

Neben einer psychoanalytischen Ausbildung sind für die Arbeit mit Babys und Müttern Erfahrungen in teilnehmender Babybeobachtung unerlässlich. Da nicht allgemein bekannt, möchte ich sie kurz schildern. Es geht dabei nicht um experimentelle Beobachtung zu Forschungszwecken, sondern um die emotional teilnehmende Beobachtung eines Babys in seiner natürlichen Lebenswelt mit seinen sich entwickelnden Beziehungen zu Mutter, Vater und eventuell vorhandenen Geschwistern. Sie findet wöchentlich eine Stunde, möglichst zu einem regelmäßigen festen Termin, über die ersten beiden Lebensjahre statt. 1948 von Esther Bick (1968a; 1968b; 1986) konzipiert und in die analytische Ausbildung an der Tavistock Clinic eingeführt, ist sie seit 1960 obligatorischer Teil der analytischen Ausbildung in London und in der Folge in anderen Ländern. Bemühungen seit 1978, sie auch in Deutschland als zumindest fakultativen Ausbildungsteil in der analytischen Erwachsenenausbildung der DPV einzuführen, stießen überwiegend auf Ablehnung, nicht zuletzt aus ideologischen Gründen (Köhler-Weisker, 1980; 2006). Erst seit 2016 findet sie eine breitere anerkennende Resonanz in vielen Ausbildungsinstituten, indem Babybeobachtungsseminare eingerichtet werden, während sie in der Ausbildung zum analytischen Kinder- und Jugendlichenpsychotherapeuten schon seit den 1980er Jahren obligatorischer Bestandteil der Ausbildung ist. Ihr Gewinn ist für alle Arten von analytischer Psychotherapie längst international anerkannt. Bedurfte es in Deutschland für diese Anerkennung einer neuen, weniger durch früh traumatisierende Kriegserfahrungen und die Nachwirkungen des nationalsozialistischen Gedankenguts belasteten Generation?

Die teilnehmende Babybeobachtung stellt ein ideales Feld für angehende Psychoanalytiker dar, die professionelle analytische Haltung einzuüben, ohne dass sie schon die Last des Anspruchs, verstehend und deutend therapeutisch in die Situation einzugreifen, tragen müssen. Es handelt sich um eine neutrale, abstinente Haltung, die, anders als im üblichen Umgang von Menschen miteinander, den Zugang zu nicht bewussten Bereichen des Erlebens und Erinnerns ermöglichen soll. Man lernt zunehmend aufmerksam aufzunehmen – gleichschwebend zwischen Baby, Eltern und eigenen inneren Regungen, Gefühlen und Gedanken, die auftauchen –, was sich szenisch bei den Beobachtungen abspielt. Man greift möglichst nicht in das Geschehen ein, ist aber einfühlend warmherzig und emotional teilnehmend. Dabei ist der Beobachter einer Familiendynamik ausgesetzt, in der er nicht handeln, helfen oder Ratschläge geben soll, obwohl er von den Beteiligten in unter Umständen intensive Handlungsdialoge verwickelt werden kann. Er muss lernen, sich nicht einzumischen, zugleich offen und interessiert zu sein dafür, was das Baby empfindet und wie es der Mutter geht. Das ist nicht leicht, weil die abstinente Haltung die innere Wahrnehmung verstärkt und es auch um Situationen gehen kann, die schwer auszuhalten sind, die der Beobachter nicht versteht und die ihn zu einer Intervention drängen. Deshalb ist es wichtig, den Eltern vorab sein Beobachtungsanliegen – nämlich die Entwicklung des Babys kennenzulernen – und seine Haltung zu erklären. Hilfreich für den Beobachter ist das Wissen darum, dass er der Familie mit seinem kontinuierlichen teilnehmenden Interesse an ihr in dieser besonderen Lebenssituation etwas geben kann, allein durch seine Anwesenheit.

Anschließend protokolliert er das Beobachtete, ein wichtiger Mentalisierungsschritt. Er steht vor der Aufgabe, zutreffende Worte auch für die Atmosphäre und das Verhalten zu finden, das sich auf der nonverbalen Ebene abspielt. Das präzise Beschreiben kann seine Wahrnehmung für Vorbewusstes vertiefen. Dabei ist es wichtig, nicht schnelle Interpretationen zu geben, sondern auch Nichtverstehen auszuhalten. In der begleitenden Seminargruppe liest er sein Beobachtungsprotokoll vor. Die Gruppe trägt ihre Einfälle zu der Beobachtung bei und denkt weiter über das Beobachtete nach. Das ist ein Übungsfeld dafür, Wahrnehmungen von Interpretationen zu unterscheiden. Die Gruppe soll ihn darin unterstützen, das Baby zu beobachten, was ihm erfahrungsgemäß erst einmal nicht so leichtfällt (Maiello, 2007).

Daraus gewinnt der Beobachter lebendige Erfahrungsbilder für die frühen Interaktionen in der Beziehung zwischen Baby und Mutter, auf die er bei der analytischen Arbeit unter Umständen zurückgreifen kann. Er wird aufmerksamer für die präverbalen Mitteilungen, Ängste und Abwehrformen bei sich selbst und bei seinen Patienten. Er kann die frühen Projektions- und Introjektionsprozesse erleben, besonders dann, wenn sie ihn ergreifen und er die existenziellen Ängste des Babys, die umfassend und unbegrenzt im Erleben von Zeit und Raum sind, in sich wahrnimmt. Die Identifizierung mit dem noch unintegrierten Erleben des Babys kann im Beobachter eigenes frühes Erleben von Ungeschütztheit, aber auch Geborgenheit und Wohlbefinden aktualisieren und in der Lehranalyse Thema werden. Durch die Einfühlung in das frühe Erleben des Babys kann sich der Beobachter zu einem »Babyversteher« entwickeln.

»Gleichzeitig kann er beobachten, wie die Mutter mit ihrem Baby spontan und nonverbal kommuniziert. Wie sie das Baby berührt, hält, ihre Mimik, ihre Stimmlange, wie sie mit dem Baby spricht, ihre Spannungs- und Angstzustände, ihr Vergnügen mit ihm, wie sie die überwältigenden das Baby bestürmenden Zustände von Hunger- und Durstgefühlen, Frieren, Müdigkeit, Schmerz, Panik, Wut mit ihm teilt. Wie sie seine Erregungen spiegelt, versucht zu verstehen, zu benennen und handelnd mildert und auflöst. Wie sie dem Baby in der Art ihres Umgangs mit ihm auch etwas von ihren Gefühlen und Einstellungen mitteilt und dadurch sein seelisches Leben formt und die Qualität der Bindung bestimmt. Er lernt die sog. unbewussten ›Schemata des Zusammenseins‹, wie der Säuglingsforscher Daniel Stern sagt, besser wahrnehmen und in Worte zu fassen. Die alltägliche Versorgung des Babys, die gesamte Art und Weise des Miteinanders bildet die erste Umwelt des Säuglings. Sie regt sein Wachstum und seine Entwicklung an oder hemmt sie an manchen Stellen. Diese regelmäßig wiederkehrenden Ereignisse legen die ersten Affektrhythmen und durch ständige Wiederholung erste präsymbolische Erinnerungsspuren, die wiederum zu Erwartungshaltungen des Säuglings an seine Umwelt führen. Wie die Mutter sich mit ihm abstimmt und auf die von ihm ausgehenden Reize eingeht, prägen auch seine ersten Erfahrungen des Zusammenseins mit Anderen. Zugleich ist der Säugling offen für immer neue Erfahrungen des Zusammenseins mit einem Anderen, die die alten überspielen, sodass eine Änderung im Umgang mit ihm auch seine Reaktionsweisen und Erwartungen verändern« (Wegeler-Schardt in Köhler-Weisker & Wegeler-Schardt, 2006b).

Wenn es dem Beobachter zunehmend gelingt, sich vorurteilsfrei in die Mutter einzufühlen ohne »mother blaming« und ohne Pathologisierung, wird er durch die Beobachtung des Mutter-Baby-Paars auch zu einem »Mütterversteher«.

Diese Beobachtungserfahrung der sich entwickelnden Beziehung von Mutter und Baby braucht er für die SKEPT, die man als Fortführung der Babybeobachtung verstehen kann. Der Unterschied liegt darin, dass der Behandler im Gegensatz zum Beobachter, der frei beobachten kann, in Notsituationen oft schnell und verantwortungsvoll intervenieren muss. Bekanntlich hat die regelmäßige, warme, wohlwollend interessierte, anteilnehmende Haltung des Beobachters, in der er die Gefühle der Mutter und des Babys wie ein Container aufnimmt, reflektiert und über die eine Beziehung zur Familie entsteht, ganz nebenbei eine heilsame und entlastende Wirkung für beide. Sie stellt den Gewinn dar, den sie von der Babybeobachtung haben können und der den Beobachter in der Regel zu einer willkommenen Person macht. Diese Grundhaltung stellt in der SKEPT einen zentralen Wirkfaktor dar.

Unser Vorgehen in der SKEPT

Nun möchte ich unser Vorgehen konkreter schildern, wie wir in der Babyambulanz sowohl depressive Mütter als auch die betroffenen Babys, die oft Regulationsstörungen haben, mithilfe der Väter, bevorzugt in Co-Therapie, behandeln. Wird das Baby wegen einer Regulationsstörung als Patient vorgestellt, liegt der Fokus des Verstehens darauf. Unsere analytische Arbeit schließt immer die Eltern mit ein, denn es gibt kein Baby ohne Mutter.

»Bei der SKEPT handelt es sich um eine Anwendung der psychoanalytischen Methode. Sie erfordert zudem ein spezifisches Wissen über Schwangerschaft, Geburt, die frühe Entwicklung des Kindes und seine Pathologien. Sie beruht auf der teilnehmenden, d. h. empathischen Mutter-Baby-Beobachtung« (Wegeler-Schardt in Köhler-Weisker & Wegeler-Schardt, 2019, S. 341).

In der SKEPT läuft der therapeutische Prozess oft mit einer Geschwindigkeit ab, die wenig Zeit zum Reflektieren darüber lässt, welche Intervention hilfreich sein könnte. Daher ist es notwendig, dass der Therapeut gelernt hat, sich teilnehmend beobachtend auf Stimmungen und Emotionen einzulassen, wenn er zu einer unmittelbaren Reaktion herausgefordert wird. Er greift auf seinen eigenen Erfahrungshorizont zurück, um sich in die Situation von Mutter, Vater und Baby einklinken zu können. Damit ein einfühlsam-harmonischer Zusammenklang entsteht, der beruhigend und heilsam wirkt, muss er den richtigen Einsatz und Ton finden. Dabei ist die Fähigkeit zur Improvisation gefragt, die es ermöglicht, ein intuitives neues Verstehen in die schnell ablaufende Situation einzubringen (siehe dazu Pedrina, 2020, S. 19ff.). Das erfordert, die Ressourcen aller Teilnehmer zu aktivieren.

»Wir sehen die Eltern zusammen mit ihrem Kind. Dabei unterstützen wir aktiv und spontan responsiv eine positive Übertragung und geben, wenn nötig, vorsichtig, d. h. möglichst ohne Werturteil und offen gehalten, auch Beratung, um die positive (›Großmutter‹-)Übertragung zu stärken.

Unsere Aufmerksamkeit richten wir auf drei Ebenen:

- auf die Aktivität des Babys und sein Zusammenspiel mit den Eltern sowie auf die Gefühle und Gedanken, die dadurch im Therapeuten ausgelöst werden
- auf die Vorgeschichte des Kindes (unter welchen Umständen das Kind entstanden ist, Schwangerschaft, Geburt)
- auf den transgenerationellen Austausch der Eltern mit ihren Herkunftsfamilie

Durch das zugewandte und aufmerksame Zuhören der Analytikerinnen als von außen neu hinzukommenden Dritten entsteht ein Übergangsraum, der wie eine Bühne (Watillion-Naveau, 2015) wirkt, auf der Mutter, Vater und Kind ihr Problem darstellen können. Auch das Baby nutzt die Möglichkeit, zu den Therapeutinnen eine Beziehung aufzunehmen und auf seine Weise »mitzusprechen«. Säuglinge und Kleinkinder drücken sich nonverbal, durch Blicke, Laute, Mimik, Körperausdruck, Muskeltonus, Bewegung, Abwendung, Zuwendung, Handlungen im Spiel und szenisch im Zusammenspiel mit den Eltern und der Therapeutin aus. Wenn man das mit der Erzählung der Eltern verknüpft und mit dem Kind sprechen kann, erreicht man beide zugleich. Indem die Therapeutin die quälenden Zustände, bedrängenden Gefühle und Schrecken in sich bearbeitet und alle zusammen durch Verstehen der Szene die Bedeutung der Symptome herausfinden, verwandeln sich diese, weil Mutter, Kind und Vater in der Sitzung eine neue Beziehungserfahrung miteinander machen.

So beteiligt sich das Baby mit seinen altersgemäßen Möglichkeiten an ganz bestimmten Stellen, es spricht sozusagen mit, wo es etwas beitragen kann, und es ist Aufgabe des Therapeuten das in seiner Besonderheit aufzugreifen und für die Eltern verstehbar zu machen. Die Äußerungen des Babys sind noch unverstellt, bedürfen aber des einfühlenden Verstehens. Wenn alle gemeinsam auf das Baby schauen und seine Mittteilung ernst nehmen, bringt der Therapeut ihnen das Baby nahe« (Wegeler-Schardt in Köhler-Weisker & Wegeler-Schardt, 2019, S. 344f.).

Dieser Vorgang ist von zentraler Bedeutung, weil er beiden hilft, der depressiven Mutter und dem Baby. Dabei können Fehler gemacht werden, die bei der nächsten Gelegenheit wieder korrigiert werden können.

»Wir leisten Entwicklungsberatung nicht durch Ratschläge, sondern indem wir gemeinsam mit den Eltern auf das Kind schauen. Die konkreten Symptome des Babys nehmen wir als Hinweis auf seine höchst eigene Erlebensgeschichte, die das Symptom als Antwort oder Botschaft an die Eltern verstehbar macht. Wir bestärken, was sie gut machen. Wir formulieren, wie das Baby seine Interaktionen in unserer Gegenwart verändert. Die Eltern wiederum beginnen, das Kind neu zu sehen und über es nachzudenken. Das lässt sie auch ihre eigene einzigartige Bedeutung für das Kind erkennen und fühlen, sodass die Bindung zueinander gestärkt wird.

Dieser Zugang entlang der Oberfläche wird auf einer tieferen Ebene durch die psychoanalytisch deutende Arbeit erweitert, die nach den unbewussten Anteilen sucht, welche die Beziehung zum Kind durch Projektionen, Abspaltung und Verleugnung stören. Diese Arbeit ist nicht immer möglich, oder nur in Ansätzen und erfordert oft einen längeren Prozess.

Psychoanalytische Neutralität und gleichschwebende Aufmerksamkeit in der SKEPT bedeutet, dass man die innere Situation des Babys, der Mutter und des Vaters mit derselben Aufmerksamkeit betrachtet. Das verlangt ein hohes Maß an Flexibilität, zwischen den einzelnen Familienmitgliedern in der therapeutischen Situation hin- und hergehen zu können, um die Äußerungen des Kindes mit der Erzählung der Eltern bezüglich ihres unbewussten Gehaltes zu verstehen, verknüpfen und in Worte bringen zu können. Das verlangt Erfahrung in der Behandlungstechnik von Kindern und Eltern, zumal wenn alle gleichzeitig anwesend sind, und stellt hohe Anforderungen an die Fähigkeit der Therapeutin, die Botschaften aufzunehmen, festzuhalten und zu verarbeiten. Damit kann ein einzelner auch erfahrener Therapeut überfordert sein. Deshalb hat sich uns die Methode der Cotherapie bewährt« (ebd., S. 344f.).

Steht die Mutter mit ihrem Leid im Mittelpunkt wie bei einer schweren postpartalen Depression, kann das notwendige Gespräch mit der Mutter und dem Vater auf der Ebene der Erwachsenen die Beobachtung und Kommunikation mit dem Baby verdrängen. Es ereignet sich in der Sitzung, was auch sonst geschieht, nämlich, dass das reale Baby mit seinen Äußerungen nicht gesehen, gespiegelt und wertgeschätzt wird, sondern hinter Projektionen und projektiven Erwartungen verschwindet. Damit sich das nicht immer wiederholt, muss der Therapeut gegen diese Abwehr des realen Babys einen Gegenwiderstand (Köhler-Weisker, 1986) einsetzen, indem er sich deutlich darum bemüht, es ins Gespräch einzubeziehen. Er spricht dann nicht nur mit den Eltern über das Baby, sondern oft direkt mit ihm und fasst seine Mitteilungen in einfache, klare Worte, die gleichzeitig eine Botschaft an die Eltern darstellen. Dieses Verstehen bewirkt eine Entspannung in der Mutter und im Baby, weil plötzlich eine neue, verstehende Verbindung entsteht, die die Beziehung vergiftende Projektionen, die sogenannten »Gespenster im Kinderzimmer« (Fraiberg, et al., 1975), aufdeckt. Diese verstehende Verbindung wird im Lauf der Therapie immer weiter entwickelt. Wenn der Anteil des Babys nicht in den Verstehensprozess einbezogen und gewürdigt wird, kann die der postpartalen Depression zugrunde liegende Beziehungsstörung nicht geheilt werden. Die Gefahr ist, dass die Behandlung zu einer Erwachsenentherapie der depressiven Mutter in Anwesenheit des Babys wird (Stern, 1998, S. 141).

Die Wahrnehmung der existenziellen Abhängigkeit des Babys, sein

Weinen und der körperliche Umgang mit ihm aktualisiert bei den Eltern eigenes Erleben von Abhängigkeit und Hilflosigkeit. Das innere Baby, das die Mutter und der Vater einst waren, drängt ins Erleben und eigenes frühkindliches Erleben wird wieder verfügbar. Das ist ein sinnvoller partieller regressiver Vorgang, weil er den Eltern im gelungenen Fall ermöglicht, sich mit ihrem Baby verstehend zu identifizieren. Das ist der Zustand, den Winnicott als »primäre Mütterlichkeit« und Stern als »Mutterschaftskonstellation« beschrieben hat.

Gleichzeitig können in das Erleben und die Handlungen der Eltern unbemerkt eigene frühe leidvolle Erfahrungen oder unerfüllte Wünsche hineindrängen, die aktuell wieder zu Leiden führen, die die Beziehung zu ihrem Baby stören und zu Ablehnung aufgrund von befremdlichen Zuschreibungen führen. Werden dabei eigene frühkindliche Verletzungen, die Wunde der frühesten Ohnmacht und Vereinsamung wieder aufgerissen, kann ohnmächtige Hilflosigkeit und Panik entstehen. Das kann dazu führen, dass vorbewusst abgespaltene Mordimpulse entstehen, die einen Versuch darstellen, das schreiende Baby in sich zum Schweigen zu bringen. Beispielsweise bekommen die Mütter Angst, ihre Kinder zu erdrücken, wenn sie diese zu sich ins Bett nehmen, um sie zu beruhigen – eine altbewährte Methode. Es handelt sich dabei unbewusst um eine Selbstmordhandlung. Psychisch labile und besonders sensible Mütter oder Väter können so im äußersten Notfall ihre Kinder umbringen, um nicht psychotisch zu werden. Die Väter halten diese Situation oft nicht aus, ziehen sich aus der sexuellen Beziehung mit der Mutter zurück, suchen sich eine Geliebte oder flüchten in die Arbeit. Die Mütter fühlen sich dann noch verlassener, richten ihre Liebe auf die Kinder und machen sie zum Partnerersatz oder lehnen sie enttäuscht ab, weil sie sich gebunden fühlen (vgl. Renggli, 2020). Das Dilemma der Mutter, die ambivalente Einstellung zu ihrem Kind, kann sie versuchen »durch eine Depression zu lösen«, die im Extremfall bis zum Kindesmord oder zum Suizid gehen kann.

Glücklicherweise wollen es die allermeisten Eltern besser machen als die eigenen Eltern, weil sie ihre Kinder lieben und ihnen das Leidvolle aus der eigenen Vergangenheit partiell bewusst ist. Aber auch da kann es zu Wiederholungen kommen oder ein forcierter Wunsch, es völlig anders zu machen als die abgelehnten Eltern, kann Leiden erzeugen. Diese transgenerationale Weitergabe von »Unordnung und frühem Leid« ist nicht zu vermeiden – sie geschieht schicksalhaft, wenn unbewusst. Wichtig ist, dass die Eltern spüren, wenn ihre Beziehung mit dem Baby nicht so ist, wie sie sein könnte, und deshalb nach Hilfe suchen. Diese können sie heute an vielen Orten erhalten.

Daniel Stern präzisiert, um welche Fragen es thematisch in der SKEPT geht:

> »Ist die Frau in der Mutterschaftskonstellation, kreist sie um neue Themen: Wie kann sie das Überleben und Gedeihen des Babys gewährleisten? Wird sie das Unterstützungssystem schaffen und tolerieren können, das zur Erfüllung dieser Funktionen notwendig ist? Wird sie in der Lage sein ihre Selbstidentität so zu transformieren, dass sie diese Funktionen unterstützt und fördert?« (Stern, 1998, S. 211).

Er führt weiter aus, damit werde deutlich, dass es in der SKEPT um andere Themen geht als in der üblichen Psychoanalyse. Es ist eine neue psychische Triade entstanden, Großmutter-Mutter-Baby. Demgegenüber treten ödipale Themen Vater-Mutter-Kind in den Hintergrund, bleiben aber erhalten und geraten unter den Einfluss der Mutterschaftskonstellation mit ihren spezifischen Themen. Die Mutter der Mutter wird zum wichtigen Vorbild. Steht sie nicht zur Verfügung oder eignet sie sich nicht, so ist die Mutter auf der Suche nach hilfreichen mütterlichen Personen. Das ist es, was sie in der SKEPT sucht. Deshalb ist es zentral, eine positive Großmutterübertragung herzustellen, die sie als Mutter unterstützt und bestätigt, während analytisch verstanden wird, welche Konflikte sie hindern, ihr Baby als Mutter zu lieben.

Es handelt sich bei der SKEPT um eine nicht von vorneherein begrenzte Fokaltherapie, bei der der Fokus auf den Themen liegt, die in der frühen Mutterschaft im Vordergrund stehen. Sind diese zufriedenstellend bearbeitet, kann die Therapie beendet werden.

Das Setting

»In der SKEPT passen wir das Setting den Erfordernissen dieses Lebensabschnitts der Familie an. Die Dauer der Behandlung richtet sich nach der Art der Störung und den Möglichkeiten der Mitarbeit der Eltern. Oft reichen zwei bis fünf Sitzungen aus, weil die wechselseitigen Beziehungen in der frühen Mutterschaftskonstellation in einem Zustand ununterbrochener gegenseitiger Beeinflussung und hoher Plastizität sind« (Wegeler-Schardt in Köhler-Weisker & Wegeler-Schardt, 2019, S. 346).

Wenn die Mutter unter einer postpartalen Depression leidet oder andere komplizierte Störungen vorliegen, bieten wir eine analytische Kurzzeit-Psychotherapie mit bis zu 15 Doppelsitzungen an.

»Auch längere Behandlungen sind möglich, wenn sie indiziert sind. Wir schlagen eine Doppelsitzung pro Woche vor, richten uns aber in der Frequenz der Sitzungen nach den Bedürfnissen der Eltern, weil wir sie in ihrer Elternschaft stärken wollen, indem wir ihrer Intuition folgen. [...] Nach der Anmeldung bekommen die Eltern eine schriftliche Einladung zu einem vorher abgesprochenen Termin unter Nennung der Namen der Therapeutinnen mit einem Fragebogen. So beginnt die Arbeit der Eltern schon vor der ersten Sitzung, wenn sie den Fragebogen ausfüllen« (ebd.).

Diesen nehmen die Therapeutinnen vor der Sitzung zur Kenntnis und gewinnen dadurch eine grobe Einschätzung, in welche Richtung die Störung gehen könnte. Dies ist bei der oft nur kurzen Zeit der Behandlung von Vorteil, weil gravierende Daten von den Eltern selbst im Gespräch oft erst nach längerer Behandlungszeit angesprochen werden. Nach unserer Erfahrung hindert dieses Vorgehen die Therapeutinnen nicht daran, sich unvoreingenommen dem so wichtigen anfänglichen szenischen Angebot der Familie zuzuwenden, wenn sie darauf achten und um dessen zentrale Bedeutung wissen.

»Eine Sitzung dauert in der Regel 90–100 Minuten, damit alle beteiligten Personen die Möglichkeit erhalten, sich zu äußern. Wenn es therapeutisch erforderlich erscheint und für die Beteiligten zeitlich möglich ist, kann in Ausnahmesituationen dieser Zeitrahmen bei schwierigen Fällen überschritten werden. Wichtig ist, wie immer, die Entwicklung eines Verständnisses der Bedeutung dieser Situationen. Es dauert meist einige Zeit, bis Mutter und Baby ankommen, die vom Unbewussten gesteuerte Szene sich weiter entfalten kann. Dann braucht es seine Zeit, bis die Wahrnehmung und das Verständnis des Neuen bei Mutter, Vater und Kind angekommen sind. Angesichts der Kürze der Behandlungen ist uns der Aspekt, dass sich auch in nur einer Sitzung neue Erfahrungen bilden können, wichtig. Für die Behandlung von Eltern und Baby passt ein 50-Minuten-Setting nur dann, wenn man eine höhere Stundenfrequenz pro Woche realisieren kann« (ebd.).

Die Beendigung

Je früher in der Mutterschaft die Behandlungen beginnen, desto kürzer dauern sie in der Regel. Sie können beendet werden, wenn die Babys nicht beeinträchtigt sind und die Eltern die elterliche Funktion gut genug ausüben können und wenn sie die Herausforderung der Elternschaft erkannt und akzeptiert haben – auch wenn noch Restsymptome bestehen. Die Autonomie und Intimität der jungen Familie sollte respektiert und unterstützt werden. Es ist uns wichtig, dass die Eltern eine grundlegende Erfahrung mit den Analytikerinnen gemacht haben, die sie in ihrer Elternschaft gestärkt hat, und gehen davon aus, dass sie derzeit nicht mehr Hilfe wollen oder benötigen. Das kann es ihnen ermöglichen, wiederzukommen, wenn weitere Entwicklungsschritte der Kinder neue Probleme aufwerfen. Auch in Fällen, die unbefriedigend enden, bei denen aber die Mutter eine Beziehung zu den Therapeutinnen herstellen konnte, sollten bei Bedarf weitere Therapiesitzungen realisiert werden. Liegen mehrfache Leiden vor, wie bei der postpartalen Depression der Mutter und beeinträchtigenden Regulationsstörungen des Babys, dauern die Behandlungen länger und müssen in der Frequenz den Möglichkeiten angepasst werden. Sie sind begrenzt, sollten aber so lange dauern, wie die Eltern das wünschen.

Die Co-Therapie

»Weil wir es in der SKEPT mit einer Gruppe zu tun haben und einem in der Regel nonverbal kommunizierenden Säugling oder Kleinkind, fanden wir die Idee der Cotherapie, wie sie in der Familientherapie und der analytischen Gruppentherapie üblich ist, sehr einleuchtend. War sie zu Beginn unserer Behandlungen eher als Entlastung gedacht, stellte sich im Lauf der Zeit heraus, dass sie die Behandlungen beschleunigen kann und wie sehr sie sich auch als Ausbildungsinstrument eignet« (ebd., S. 346).

Besonders bei Familien, in denen die Mutter nach der Geburt unter einer postpartalen Depression leidet und wir es somit mindestens mit zwei Patienten zu tun haben, die einen Container mit besonderer Einfühlung, Verständnis und Zuwendung brauchen, hat sich die Co-Therapie bewährt.

Ich schildere dieses Konzept ausführlich, weil es von uns in der Babyambulanz des Anna-Freud-Instituts entwickelt wurde und wir über viele Jahre Erfahrung damit erworben haben.

Naturgemäß hat jeder Therapeut die Neigung, bestimmte Projektionen aufzunehmen und auf bestimmte Identifizierungen bevorzugt einzugehen. Welche Art von Übertragung er in seiner Gegenübertragung aufnimmt, hängt auch von seiner eigenen infantilen Vorgeschichte ab, die sein Erleben und seine Persönlichkeit prägt. Diese Begrenztheit des einzelnen Analytikers ist in analytischen Psychotherapien immer wirksam, gerät aber aus dem Blickfeld, weil keine analytische Beziehung mit einer anderen vergleichbar ist. Sie zeigt sich aber beispielsweise dann, wenn ein Analytiker feststellt, dass ihm bestimmte Patienten liegen, er jedoch bei anderen Schwierigkeiten hat, sie zu verstehen. Im Laufe der Jahre wird er deshalb eine persönliche Auswahl seiner Patienten treffen, mit denen er arbeiten und dabei Vergnügen empfinden kann. König (2010) unterscheidet verschiedene Charakterstrukturen von analytischen Therapeuten mit ihren unterschiedlichen Beziehungswünschen, Abwehrmechanismen und Abwehrverhalten.

Bei der Arbeit zu zweit tritt diese individuelle Prägung offen zutage, weil beide Therapeuten mit der gleichen Situation konfrontiert sind und darauf unterschiedlich reagieren, entsprechend ihren unterschiedlichen Erfahrungen, Möglichkeiten und Begrenztheiten. Das Ideal, dass dem Analytiker nichts Menschliches fremd sein sollte, ist eben eine Utopie. In der Arbeit zu zweit können wir im direkten Zusammenwirken mit dem vertrauten, doch auch fremden Therapeuten, der anders strukturiert ist als man selbst und dadurch anderes wahrnimmt, anders reagieren und anderes sagen, die eigene Begrenztheit erleben und gleichzeitig gemeinsam überschreiten. Die Gedanken der beiden Therapeutinnen zu dem, was die Eltern und das Baby darstellen, werden gewissermaßen ineinandergewoben, sodass ein neues »Wir-Ich« entsteht, das man oft nicht mehr individuell zuordnen kann. Das kann mit einem Schmerz über die eigene Begrenztheit verbunden sein, aber im gelungenen Fall mit Glücksgefühlen über das gemeinsame erweiterte Verstehen. Da beim Analytiker seine gesamte Person sein Arbeitsinstrument darstellt, kann man die unterschiedlichen Resonanzkörper der Analytiker mit einem Musikinstrument vergleichen. Beim Zusammenspiel verschiedener Instrumente entsteht in einem kreativen Akt etwas neues Gemeinsames, das individuell Festgefahrenes wieder in Fluss bringen kann. Aus der analytischen Familientherapie ist bekannt, dass ein einzelner Familientherapeut sich nicht auf die einzelnen Familienmitglieder einlassen kann. Entsprechend dem Prinzip der Allparteilichkeit muss er emotional relativ außen vor bleiben, weil er nacheinander auf jeden der Beteiligten eingehen muss. Das ist ein Prinzip, das in manchen Fällen sinnvoll ist, aber weitgehend intellektuell gesteuert. Erst die Arbeit zu zweit ermöglicht die Vertiefung und das emotionale Eingehen auf individuelle Übertragungen der Beteiligten. Sie ermöglicht beim Vorliegen hochambivalenter Gefühle wie bei der postpartalen Depression eine vorübergehende Aufspaltung der Gefühle auf die beiden Therapeutinnen. In der analytischen Eltern-Baby-Psychotherapie erscheint uns das beim Vorliegen einer Störung, die leicht als existenziell bedrohlich erlebt wird, wegen der überwältigenden Heftigkeit der vorherrschenden Gefühle bei allen Beteiligten von Vorteil dafür, zu zweit arbeitsfähig zu bleiben. Die Durcharbeitung der starken aufgenommenen Gefühle in der Gegenübertragung muss zum Teil krisenhaft oder auch katastrophisch erst im Therapeuten erfolgen oder in der Auseinandersetzung der beiden Therapeutinnen miteinander, wenn diese Gegenübertragungen aufeinander entwickeln. Die Veränderung findet oft erst im Erleben der Therapeuten statt, damit sich für die Eltern und das Baby etwas verändern kann. Zu zweit kann mehr negative Kompetenz (Bion, 1962) zugelassen werden, das heißt Nichtverstehen und Unsicherheit.

So ergibt es sich in den Sitzungen, dass beide Therapeutinnen sich spontan, also ohne vorherige Absprache über Zuständigkeiten, entsprechend ihren individuellen Neigungen einer der Personen zuneigen. Sie kann sie verstehend aufnehmen oder auch eine negative Gegenübertragung entwickeln und der versuchen verstehend nachzugehen, während die Co-Therapeutin sich anderem zuwendet. Entsprechend sind die Verstehenszugänge der beiden Therapeutinnen unterschiedlich. Die eine knüpft zum Beispiel an Auffälligkeiten im Bericht der Eltern an, die andere an das, was sie in der Beziehungssituation mit dem Baby beobachtet und erlebt. So erhalten die Eltern unterschiedliches Verstehen, das unterschiedliche Ebenen aufgreift. Wenn es zwischen den beiden Therapeutinnen ein grundsätzliches sympathisches Einverständnis gibt, ergänzen sie sich und bereichern einander gegenseitig. Oder es entsteht ein Konflikt, der zwischen den Therapeutinnen explizit ausgetragen werden kann – gegebenenfalls in Gegenwart der Eltern. Sie bilden ein Modell als Paar für die Eltern, das erfolgreich an der Lösung von Problemen arbeiten kann. Gegen den Einwand, Eltern könnten sich von zwei Therapeuten überwältigt oder irritiert fühlen, sei zu bedenken gegeben, dass auch das Baby mit zwei unterschiedlichen Elternteilen zurechtkommt – bekanntlich zum Vorteil für seine Entwicklung. Auch dann bleiben noch Lücken des Verstehens, die in der Fallkonferenz mit anderen Kollegen, die wiederum anderes Wissen, andere Erfahrungen und Kompetenzen haben, aufgegriffen werden können. Diese lesen zuvor die Protokolle von beiden Therapeutinnen und haben so einen Zugang zu dem Geschehen aus beider Sicht.

Beim Baby geht es überwiegend um präverbale Beobachtungen und Wahrnehmungen. Deshalb erfolgt die nachträgliche Verarbeitung und das Verstehen der Sitzung in drei Schritten der Mentalisierung: 1. im Austausch der beiden Therapeutinnen vor und nach der Sitzung; 2. in der Verarbeitung beim Verfassen des Protokolls, in dem wie bei der Babybeobachtung auch Material festgehalten wird, das noch nicht verstanden wurde; 3. bei der Besprechung in der Fallkonferenz.

In der Co-Therapie muss man über die auch sonst notwendige grundsätzliche Fähigkeit verfügen, bei sich zu sein in Gegenwart des anderen Therapeuten und gleichzeitig in Verbindung mit dem anderen (Winnicott, 1993). Voraussetzung einer kreativen Co-Therapie ist, dass man gut verbunden ist, das heißt keine Konkurrenz oder Entwertung entsteht, sondern dass man sich gegenseitig die Verstehensbälle, die man jeweils findet, zuspielt, damit der andere sie aufnehmen, weiterführen und ergänzen kann, dass man sich beraten, eventuell gegenseitig korrigieren kann. So zeigt sich jeder offen in seinen Grenzen und wird damit für den anderen unmittelbar sichtbar – eine ungewohnte Situation für analytische Therapeuten, die aber durch den Synergiegewinn und das größere Erfolgserlebnis im Verstehen, das oft überraschend ist, belohnt wird. So sind die beiden Therapeutinnen im Umgang miteinander ein Vorbild für die Eltern darin, wie man gemeinsam auf Verstehenssuche gehen kann.

Die Arbeit zu zweit bringt es mit sich, dass die Therapeuten in den Sitzungen zum Teil starke Emotionen aufnehmen, die oft noch nicht verstanden sind, sich aber nach den Sitzungen gegeneinander entladen können und nachträglich verstanden werden müssen. Die beiden Therapeutinnen brauchen sich bei besonders bewegenden Situationen zur gegenseitigen Entlastung. Deshalb ist die Möglichkeit zur Vor- und Nachbesprechung ein wichtiger Bestandteil von Co-Therapie.

Die oft turbulenten, von starken Gefühlsstürmen befrachteten Sitzungen wirken leicht überschwemmend auf den Therapeuten und können ihm den notwendigen Denkraum rauben. Bei der Arbeit zu zweit besteht die Möglichkeit, dass einer sich in Ruhe zurücknimmt und versucht, diesen wiederherzustellen und zu verstehen, um was es auf einer tieferen Ebene geht, während die andere in der notwendigen teilnehmenden Interaktion mit der Familie bleibt, die aber derzeit kein vertieftes Nachdenken ermöglicht oder es gerade abwehrt. Grundsätzlich müssen aber beide Therapeuten sowohl die in den Sitzungen entstehende »Sequenzialität«, die zeitliche Abfolge des Materials, beachten, als auch die eigene »Reverie«, das intuitive Einstimmen auf die beobachtete Szene, festhalten. Diese beiden Funktionen können von beiden Therapeuten abwechselnd wahrgenommen und unter Umständen bereits in der Sitzung zusammengefügt werden. Erst wenn beides in einer verstehenden Deutung zusammenkommt, kann Tiefe und ein Gefühl von Wahrheit entstehen (Maiello, 2007).

Damit so ein gelungenes Zusammenspiel entsteht, ist eine gewisse Zeit der Zusammenarbeit notwendig, in der man sich kennenlernt, versteht, Vertrauen ineinander entwickelt und gegenseitig immer offener zeigen kann. In der Arbeit zu zweit entsteht unter günstigen Bedingungen ein gegenseitiger analytischer Prozess, in dem beide voneinander lernen.

Das Geschilderte macht deutlich, dass es nicht leicht oder gar selbstverständlich ist, ein solches Zusammenspiel zu gestalten und es auch Fallstricke dabei gibt. Co-Therapie erfordert eine ständige Arbeit an der Beziehung zueinander und im Zusammenspiel mit den Familien. Man muss Geduld haben, um mit dem anderen und seinen Eigenheiten vertraut zu werden. Vor- und Nacharbeit sind unerlässlich. Es wird deshalb von manchen als anstrengender erlebt, zu zweit zu arbeiten. Kontroversen innerhalb des Behandlerpaares können besonders fruchtbar für das Auffinden der unbewussten Dynamik in den Sitzungen sein – aber nur dann, wenn sie von beiden konstruktiv aufgegriffen werden können und keine Ressentiments gegeneinander bestehen. Es kann vorkommen, dass einer sich aus Unsicherheit oder falscher Bescheidenheit auf den anderen verlässt und überwiegend zuhört und ihn damit allein lässt. Deshalb ist es wichtig, dass jeder sein Bestes gibt, ohne sich zu hemmen und ohne zu konkurrieren. Dann wird das Gespräch vielfältig und reich. Beide sollten über ausreichende Erfahrungen mit der analytischen Methode verfügen. Ständige gemeinsame Weiterbildung und Weiterentwicklung in der Erfahrung mit Eltern und Babys sind unerlässlich.

Auch zwei weibliche Therapeuten können dem Elternpaar als Identifizierungsvorbild dienen, wenn sie vorführen, wie ein kreativer, von gegenseitigem Respekt getragener verstehender Austausch aussehen kann; dass man verschiedener Meinung sein kann und trotzdem gut verbunden. Bekanntlich spielt das reale Geschlecht des Therapeuten eine untergeordnete Rolle für die Übertragungsbedeutung, die er jeweils bekommt, sodass auch ein weibliches Paar als ein Elternpaar erlebt werden kann. Das hängt mit der prinzipiellen bisexuellen psychischen Konstitution des Therapeuten zusammen, der selbst sowohl mit mütterlichen als auch mit väterlichen Anteilen identifiziert ist. Nach Bion (1962) ist der Container »bisexuell«, das heißt väterlich stützend und haltend sowie mütterlich einfühlend und mitgehend. Auf diese unterschiedlichen Identifizierungen muss jeder Therapeut vorurteilsfrei und angstfrei zurückgreifen können, um die unterschiedlichen Übertragungen und Gegenübertragungen wahrnehmen zu können. Diese Identifizierungen können unterschiedlich stark ausfallen, sodass es im Extremfall überwiegend mütterlich identifizierte männliche Therapeuten und überwiegend väterlich identifizierte weibliche Therapeutinnen geben kann, ohne dass dies pathologisiert werden darf.

Fehlt der Vater, so fällt den Therapeutinnen die Aufgabe zu, väterliche, triangulierende Funktionen zu übernehmen. Die eine kann die Mutter in der Situation auf ihrem Entwicklungshintergrund verstehend aufnehmen und die andere kann sich in das Baby einfühlen und versuchen, es der Mutter nahezubringen, die in dieser Situation unter Umständen überfordert ist. Diese Identifizierungen können von Situation zu Situation wechseln, je nachdem, welche Therapeutin aus ihrer jeweiligen individuellen Gegebenheit heraus reagiert: Wenn die Mutter die Sehnsucht nach einer guten engen Beziehung zum Ausdruck bringt, um ihre Beziehung mit dem Baby zu heilen, kann eine der Therapeutinnen sich emotional darauf einlassen, während die andere den Ausschluss aushalten muss und damit eine väterliche haltende Funktion übernimmt.

Durch die beiden Therapeutinnen können völlig verschiedene Erlebniswelten hilfreich zusammengeführt werden, wenn die eine mit den Eltern arbeitet und die andere dem Kind folgt und sich in dessen Erlebniswelt einzufühlen versucht. Während beispielsweise die eine Therapeutin die Verzweiflung zweier Eltern über ihr Kleinkind, das geistig behindert ist und zu dem sie keinen befriedigenden Kontakt herstellen können, aufnimmt, folgt die andere dem Kind und fühlt sich in dessen Erlebnis- und Erkundungswelt ein. Diese ist vielfältig und von seinen eigenen Interessen bestimmt. So kann sie den Eltern glaubhaft darstellen, was sie miterlebt hat, und ihnen einen Zugang zu der inneren Welt ihres Kindes eröffnen.

Die Protokolle mit den Divergenzen in den Wahrnehmungen der Therapeutinnen können oftmals die extreme Ambivalenz der Mutter dem Baby gegenüber verdeutlichen. In schweren Situationen kann ein Co-Therapeutenpaar einen stärker haltenden Eindruck hinterlassen. Es ist die kleinste Repräsentanz der Gruppe, die hält und versteht. Das häufige Alleingelassensein der Eltern mit ihrem Baby von der eigenen Familie und von der Gesellschaft in unserer Kultur bedingt oft die Störung der Beziehung zum Baby. Daher halten wir den Rahmen des Instituts bei der SKEPT für äußerst hilfreich und stärkend, denn es stellt für die Eltern mit dem Baby eine Repräsentanz der Gesellschaft dar.

Um ein letztes Mal auf den Vergleich mit den Himba zurückzukommen, könnten wir die Co-Therapie mit der »Geburtshütte« vergleichen, in der Mutter und Baby geschützt und mit dem Verstehen der Therapeutinnen versorgt zusammenkommen können. Aber auch mit der Frauengruppe, in der die Mutter mit ihrem Baby gestärkt und entlastet werden kann und notwendige Trennungsschritte ermöglicht werden.

Aus diesen jahrelangen Erfahrungen entwickelten wir schließlich die überaus fruchtbare gemeinsame Co-Therapie mit Ausbildungskandidaten, um sie in die SKEPT einzuführen, die wir in dem genannten Artikel (Köhler-Weisker & Wegeler-Schardt, 2019) geschildert haben (wie im Fall Gina).

Warum können wir mit der SKEPT Eltern und Baby so schnell helfen?

In der frühen Phase der Elternschaft, die meist als ein glücklicher Neubeginn voller Hoffnung begrüßt wird und bei dem die Eltern am Wunder der Geburt ihres Kindes teilhaben, sind die Eltern in der Regel offen für Hilfe, wenn sie mit dem Baby in Not geraten.

»Das motiviert sie für eine psychotherapeutische Intervention und macht sie meistens gut erreichbar. Das Baby ist in den ersten zwei Jahren offen für Veränderungen und kann sich noch flexibel auf veränderte Angebote der Eltern einstellen, ohne einen bleibenden Schaden für seine Entwicklung zu erleiden.

Auf beiden Seiten, Eltern und Baby, besteht ein offenes Zeitfenster der psychischen Durchlässigkeit und Öffnung für tatsächlich wirksame Veränderung« (Wegeler-Schardt in Köhler-Weisker & Wegeler-Schardt, 2019, S. 342).

Wenn die Eltern in der SKEPT mit ihren Nöten verstanden werden, lernen sie auch die Babys in ihren Nöten besser verstehen. Sobald die Mütter durch die Gespräche in ihrem Erleben für die Babys sehend werden, erliegen sie verliebt deren unwiderstehlichem Charme und geben ihnen zuliebe die Depression oder die Ablehnung auf, wobei die hilfreichen hormonellen Veränderungen der Mutter und auch des Vaters, insbesondere das Oxytocin, das Verliebtheitshormon, ein Übriges leistet. Das »offene Fenster« in dieser frühen Zeit, das psychophysiologisch entsteht, stellt ein Geheimnis dar, warum schwerwiegende Störungen der Mutter und des Babys relativ schnell und gut zu therapieren sind. Hinzu kommt, dass das Baby und die Mutter durch die Schwangerschaft über eine potenzierte Energie verfügen, die einen Heilungsprozess unterstützt. Die üblichen Abwehrformationen, wie beispielsweise die Verdrängung, die normalerweise in der analytischen Psychotherapie zeitraubend abgebaut werden müssen, um die Patienten für ihre unbewussten Konflikte zu öffnen und Veränderungen durch Einsicht zu erreichen, sind mit dem Baby schon gelockert – aber davon profitieren Mutter und Baby nur, wenn das Baby am therapeutischen Prozess beteiligt wird. In dieser Zeit herrscht eher die Abwehrformation der Dissoziation vor, die im Gegensatz zur Verdrängung das unmittelbare Wiederauftauchen einer gegenteiligen, abgespaltenen Repräsentanz zur Folge hat.

Daniel Stern beschreibt einen weiteren Aspekt. In der SKEPT werden keine Repräsentanzen verändert, wie das in der analytischen Einzelpsychotherapie angestrebt wird. Es handelt sich um eine Aktivierung latent vorhandener Repräsentanzen, die als Ressourcen vorhanden sind.

> »In dem Maße, in dem die Repräsentanzen der Mutter oder des Babys gestärkt, gehemmt, ersetzt oder ihrer Hemmung entbunden werden oder ihre Inszenierungsschwelle verändert wird, kann man von einer funktionalen Neuverknüpfung der Welt der Repräsentanzen sprechen. Dieser Prozess setzt keine Veränderung der Form oder des Inhalts vorhandener Repräsentanzen voraus und lässt sich in einer Kurzpsychotherapie ohne Weiteres realisieren« (Stern, 1998, S. 204).

Unter »Inszenierung einer Repräsentanz« versteht Stern die

> »Rekonstruktion oder das Wiedergewinnen einer Erinnerung. Im Prozess des Erinnerns werden zahlreiche Erinnerungsfragmente ausgewählt und aktiviert. Diese Fragmente werden dann vermutlich zu mehreren möglichen rekonstruierten Erinnerungen zusammengefügt, von denen schließlich eine einzige als wieder gewonnene Erinnerung ins Bewusstsein aufsteigt. Die endgültige Form der wieder gewonnenen Erinnerung wird in hohem Maße von dem gegenwärtigen Kontext beeinflusst, der den Rekonstruktions- und Erinnerungsprozess ursprünglich ausgelöst hat« (ebd.).

Wenn der gegenwärtige Kontext aus Gefühlen besteht, die durch das Zusammensein mit den Therapeuten geweckt werden, kann man sie als »korrigierende emotionale Erfahrung ansehen« (ebd., S. 204f.). In diesem Fall kann man solche Repräsentanzen als Neuschöpfungen betrachten, das heißt, es handelt sich nicht um eine bloße Aktivierung latent vorhandener Repräsentanzen. Der Unterschied lässt sich nicht immer eindeutig bestimmen.

Eine andere, mentalitätsgeschichtlich fundierte Idee, die bei der Beantwortung der Frage, warum die SKEPT so gut wirkt, helfen kann, verdanke ich Eberhard Haas (2021, mündliche Mitteilung). Mit der Säkularisierung hat eine »Entzauberung« der Welt stattgefunden. Geburt ist für viele kein Wunder mehr, das Menschen verändert und Kräfte mobilisiert, sondern eine medizintechnische Angelegenheit. Sie geht mit vermeintlichen Karriereknicks einher, ohne die Mütterlichkeit zu entfalten, die jede Gesellschaft braucht. Das kann zur Entwicklung einer postpartalen Depression beitragen. Ungeachtet dessen haben sich immer wieder Ideologen des Themas Mutterschaft bemächtigt, die darüber urteilen, welcher Stellenwert ihr gesellschaftlich zukommen soll. Diesem Verlust versuchen wir in der Babyambulanz mit einer Haltung der Bewunderung und besonderen Wertschätzung der Kostbarkeit des Babys und der Mütterlichkeit aktiv etwas entgegenzusetzen. Dieser »Zauber« bewirkt nicht selten Wunder.

Den Himba hilft nicht zuletzt ihr noch teilweise »verzaubertes«, animistisches Welterleben und ihr Gruppen-Ich. Wenn die Mutter einige Zeit nach der Geburt nachts allein mit dem Baby in den Busch geht, um rituell seinen Übergang zur Kindheit zu gestalten und es vor bösen Geistern zu schützen, indem sie Teile von ihm heimlich vergräbt, und wenn sie nach ihrer Rückkehr eine stärkende Suppe bekommt, wachsen in ihr besondere Kräfte und sie erlebt ihr Baby durch ihre Rituale, als geschützt. Dieser Glaube ist unter den unwirtlichen Bedingungen des Lebens in der freien Savanne überlebenswichtig und schützt die Mutter vor einer postpartalen Depression.

4 Studien zur Wirksamkeit von SKEPT

> »Schon relativ kurze psychoanalytische Therapien, die auf einem solchen (psychoanalytischen) Verständnis von Depressionen beruhen, haben sich als erfolgreich bei der Behandlung depressiver Patienten in einer akuten Lebenskrise oder während einer ersten Erkrankung, besonders im jugendlichen Alter, erwiesen, wie dies kürzlich der Wissenschaftliche Beirat für Psychotherapie aufgrund der Studien, die Kriterien der evidenzbasierten Medizin entsprechen, erneut feststellte. Psychoanalytische Therapien wurden – ebenso wie verhaltenstherapeutische – als ›wissenschaftlich anerkannte Verfahren‹ ausgewiesen«,

schreibt Marianne Leuzinger-Bohleber (2008), Leiterin der LAC-Studie zu Depressionserkrankungen. Allerdings sei bei der zunehmenden Zahl chronifizierender Patienten, meist verbunden mit einer Persönlichkeitsstörung, eine Langzeitbehandlung erforderlich, um eine nachhaltige Besserung ihres Zustandes zu erzielen.

Die SKEPT ist eine anerkannte Sonderform der psychoanalytischen Kurztherapie, die in einer spezifischen akuten Lebenskrise wirksam eingesetzt werden kann. Es ist nur begrenzt möglich, die Wirksamkeit psychoanalytischer Behandlung, die sich als kritische Hermeneutik versteht, quantitativ zu erfassen, aber dennoch ist es notwendig, sie zu beweisen. Dies geschieht in Auseinandersetzung oder in Anpassung der Psychoanalyse an ein empirisch-quantitatives Forschungsparadigma, das im englisch- und deutschsprachigen Raum vorherrscht. Wesentliches einer psychoanalytischen Behandlung ist eben nicht quantitativ zu erfassen. Denn wir haben es hier immer mit einer Subjektivität zu tun, die entsteht in der Begegnung zweier »Psyche-Somata«. Psyche-Soma ist ein Begriff von Winnicott, der den Körper als Matrix begreift, aus der das Seelische in der individuellen Entwicklung nach und nach auftaucht und in welcher der Therapeut immer ein Teil des Geschehens und der Veränderung ist. In einer analytischen Behandlung mit ihrem intensiven Übertragungs- und Gegenübertragungsgeschehen findet die Veränderung in der Regel erst im Erleben des Therapeuten statt, bevor sie im Patienten gelingt.

Ich möchte in diesem Kapitel die Ergebnisse einiger neuerer Studien über die Wirksamkeit der analytischen Eltern-Baby-Psychotherapie vorstellen. Gemeinsam ist allen diesen Studien der Nachweis, dass die psychoanalytische SKEPT nicht nur für Babys, sondern besonders für Mütter mit postpartaler Depression heilsam ist.

Der schwedische Psychoanalytiker Björn Salomonsson führte eine große randomisierte, kontrollierte Untersuchung durch, in der er die Ergebnisse psychoanalytischer Mother-Infant-Psychotherapy (MIP) mit der üblichen schwedischen Child Health Center Care (CHCC) anhand einer Probe von 80 Fällen verglich (Salomonsson, 2010). Die schwedische MIP ist anders als die SKEPT weitgehend auf die innere Situation des Babys und seine Interaktion mit dem Analytiker im Beisein der Mutter in einem hochfrequenten Setting fokussiert. Die Untersuchung ergab, dass sich unabhängig von der Behandlungsart viele der gemessenen Variablen bei der Nachuntersuchung verbesserten. Das illustriert, wie – unabhängig von der Art der Behandlung – mit der Entwicklung des Babys und mit größerer Selbstsicherheit der Mutter deren Sorgen abnahmen. Der Vergleich mit der randomisierten Kontrollgruppe zeigte jedoch einige signifikante Unterschiede zwischen den Gruppen. Die MIP-Mütter waren weniger depressiv und gestresst, die dyadische Beziehung war befriedigender und externe Untersucher notierten eine verbesserte mütterliche Sensibilität. Dies sind wichtige Befunde, da mütterliche Depression, Stress und Sensibilität bekanntlich eng verbunden sind mit der Entwicklung des Bindungsverhaltens des Babys.

Weil in beiden Gruppen wenige Abbrecher zu verzeichnen waren, folgerte Salomonsson, dass auch CHCC den Bedürfnissen von vielen Müttern entgegenkommt und sie keine unbehandelte Gruppe darstellen. In der MIP profitiert die Mutter dadurch, dass sie an der Verstehensarbeit beteiligt ist, wobei der Anspruch der Beteiligung für manche Mütter zu hoch ist. Im Hinblick auf die idealtypische analytische Technik von Johann Norman (2001; 2004), die auf die innere Situation des Babys und seine Interaktion mit dem Analytiker in einem hochfrequenten Setting von drei bis vier Sitzungen pro Woche fokussiert ist, merkt Salomonsson kritisch an, dass der Analytiker auch auf die Mutter achten müsse. Offensichtlich ist das in dieser Studie geschehen. Er muss mit zwei Patienten »jonglieren« und vielleicht habe Normans Baby-Fokus in seiner Lehre und seinen Schriften Analytiker teilweise dazu verführt, die Mutter zu übersehen. Das könne negative Effekte für die mütterliche Sensibilität, besonders bei vom Vater verlassenen Müttern haben. Andererseits schätzten viele Mütter das Containment des Babys durch den Analytiker in dem hochfrequenten Setting sehr. Sie waren beeindruckt, dass der Analytiker mit dem Baby in Kontakt trat und so der Mutter zeigte, dass es schon eine eigene Person ist. Dadurch lernte die Mutter vom Analytiker ihr Baby besser zu verstehen.

Salomonsson fasst zusammen, dass Probleme mit Babys weit verbreitet sind und nicht immer von selbst verschwinden. Einige Mutter-Baby-Dyaden haben ausreichende Ressourcen, die Entwicklung in positive Bahnen zu lenken, aber andere brauchen professionelle Hilfe. Niemand kann vorhersagen, zu welcher Gruppe eine Dyade gehört. Klinische Beurteilung sollte mit Fragebögen kombiniert werden und allgemeine Mütterberatung sollte organischer mit Psychotherapie verbunden werden, wenn dies nötig sei. MIP wirkt wie andere systematisch erforschte Therapien, speziell bei Müttern mit Interesse daran, die psychodynamischen Muster zu verstehen, die mit der Störung verbunden sind. Und sie hilft den Babys, die langfristig von der Störung am meisten betroffen sind. Die Effekte der MIP auf die mütterliche Depression und den Stress sind fruchtbar, aber die Effekte auf die mütterliche Sensibilität und die dyadische Beziehung sind direktere Indikatoren für eine gute Entwicklung des Babys. Der Persönlichkeitstyp der Mutter und die Art der Symptome des Babys scheinen die Ergebnisse in der Mutter-Kind-Beziehung und ihre Interaktion unterschiedlich zu beeinflussen. Deshalb sollte eine auf einem klinischen Interview basierende Einschätzung der Entscheidung vorangehen, welche Art der Behandlung vorgeschlagen wird. Solche Beurteilungsmethoden sollten entwickelt und systematisch untersucht werden.

Eine ebenfalls randomisierte, kontrollierte, etwas kleinere Studie von Peter Fonagy, Michelle Sleed und Tessa Baradon vom University College und Anna Freud Centre London (Fonagy et al., 2016) untersuchte die Ergebnisse der psychoanalytischen Parent-Infant-Psychotherapie (PIP) anhand einer Stichprobe sozial benachteiligter Eltern mit eigenen psychischen Problemen und in der Beziehung mit ihren Säuglingen unter zwölf Monaten. Diese Behandlungsmethode ist derjenigen an der Frankfurter Babyambulanz am ähnlichsten. Die Babys in den Dyaden waren klinisch auffällig und wurden randomisiert der PIP oder einer Kontrollgruppenbehandlung, das heißt einer Standardversorgung, zugewiesen, 38 in jeder Gruppe. Die Ergebnisse wurden zu Studienbeginn und sechs sowie zwölf Monate nach der Behandlung erhoben. Als primäres Ergebnis galt die Entwicklung des Kindes. Sekundäre Ergebnisse umfassten die Eltern-Kind-Interaktion, die mütterliche Psychopathologie, mütterliche Repräsentanzen, die mütterliche Mentalisierungsfähigkeit und die Bindung des Säuglings. Über diese Zeit hinweg gab es keine unterschiedlichen Effekte zwischen den Gruppen bei der Entwicklung des Kindes, der Eltern-Kind-Interaktion oder der mütterlichen Mentalisierungsfähigkeit. Auch die Klassifikation der kindlichen Bindung zwölf Monate nach der Behandlung unterschied sich zwischen den Gruppen nicht. Es konnten über die Zeit vorteilhafte Ergebnisse für die mit PIP behandelten Dyaden verglichen mit der Kontrollgruppe in Hinsicht auf die mütterliche psychische Gesundheit, insbesondere postpartale Depression, elterlichen Stress und elterliche Repräsentanzen des Babys und ihre Beziehung beobachtet werden. Die Ergebnisse weisen auf potenzielle Vorteile der Eltern-Säuglings-Psychotherapie zur Verbesserung des mütterlichen psychischen Wohlbefindens und der Repräsentanzen bezogen auf ihr Baby und die Eltern-Kind-Beziehung hin.

Die Autoren betonen den Zusammenhang zwischen der mütterlichen Psychopathologie, der Eltern-Baby-Beziehung und dem Entwicklungsergebnis des Babys. Deshalb sei es so wichtig, dass Interventionen darauf abzielen, die Beziehung zwischen Mutter und Baby zu verbessern, wenn psychische Probleme der Mutter diagnostiziert werden. Es sei bewiesen, dass statt der Behandlung der depressiven Symptome der Mutter die Behandlung der Beziehung von Mutter und Baby die wirkungsvollste Methode für die Probleme der Mutter und des Kindes darstellt (Nylen et al., 2006). Die Forscher unterscheiden zwischen Therapien, die direkt auf der Verhaltensebene intervenieren mit dem Ziel, die elterlichen Verhaltensmuster zu verändern, um mit einfühlender Fürsorge positive Effekte auf das Baby zu befördern, und anderen, die eine Herausforderung darstellen und darauf abzielen, die Repräsentanzen von Eltern und Kindern zu verändern. Letztere gehen davon aus, dass unbewusste Prozesse mit Auswirkungen auf die Beziehung verstanden werden müssen, um die Eltern im Umgang mit ihrem Baby zu verändern und damit die sichere Bindung und die Entwicklung des Kindes zu fördern. In der Praxis kombinieren viele Behandler beziehungsfördernde Therapien mit Eltern und Babys auf beiden Ebenen, der des Verhaltens und der der Repräsentanzen.

Letzteres ist ein behandlungstechnisch interessanter Punkt. Analytische Kurztherapien wie die SKEPT oder PIP haben immer einen höheren Anteil unterstützender, in diesem Fall beziehungsfördernder, Interventionen als die analytische (Langzeit-)Psychotherapie, in der überwiegend klassisch psychoanalytische Interventionen und weniger unterstützende, stabilisierende Interventionen eingesetzt werden.

Die Autoren resümieren: Obwohl diese Untersuchung keine Evidenz zeigt, dass psychoanalytische PIP mütterliches Verhalten dem Kind gegenüber oder die Entwicklung des Kindes, interaktives Verhalten und Bindungsverhalten ändern können – das bewirken vermutlich eher die verhaltenstherapeutischen Therapien –, zeigte sich mit bemerkenswerter Evidenz, dass PIP ein erfolgreiches Mittel ist, um die mütterliche Stimmung und die mütterlichen Repräsentanzen ihres Kindes zu verbessern, was positive Langzeitwirkungen auf die Entwicklung des Kindes haben kann.

Eine ebenfalls randomisierte, kontrollierte, größere Studie aus der Universitätsklinik und dem AKJP-Institut Heidelberg wurde von Anna Katharina Georg, Manfred Cierpka und Kollegen (Georg et al., 2021) durchgeführt. Von 154 Dyaden von Müttern und Babys im Alter von vier bis 15 Monaten mit frühen Regulationsstörungen wie exzessivem Schreien, Schlafstörungen oder Fütterstörungen, die die Beziehung belasteten und zu hoher Bedrängnis bei den Eltern führten, wurden 81 mit fokalisierter psychodynamischer Eltern-Baby-Psychotherapie und 73 mit der normalen pädiatrischen Standardversorgung behandelt. Das Besondere an dieser Studie war, dass alle Mutter-Baby-Paare in der Psychotherapiegruppe den gleichen Stundenumfang von vier Sitzungen erhielten. Die Evaluierung erfolgte am Anfang und am Ende der Behandlung nach zwölf Wochen. Auch in dieser Studie, die die Effektivität einer begrenzten psychodynamischen Psychotherapie untersuchte, zeigte sich die Überlegenheit dieser gegenüber der pädiatrischen Standardversorgung. Das betraf sowohl die Regulationsstörungen der Babys als auch das Befinden der Mütter. Diese berichteten über eine Abnahme von Not und Bedrängnis mit den Babys und eine geringere Depressivität. Dieses Ergebnis – zusammen mit wenigen Behandlungsabbrüchen und der hohen Zufriedenheit der Mütter mit der Behandlung – werteten die Autoren als Anzeichen, dass auch eine psychodynamisch auf vier Sitzungen fokalisierte Eltern-Baby-Psychotherapie erfolgreich ist und dass ihre Ergebnisse dazu beitragen, die bereits nachgewiesene Evidenz, dass psychodynamische Eltern-Baby-Psychotherapie effektiv in der Behandlung dieser Gruppe ist, zu bestätigen.

Kritisch merken die Autoren an, dass trotz der signifikanten Reduktion der Symptome bei den Babys und den Müttern keine Behandlungseffekte auf die Mentalisierungsfähigkeit, Selbstwirksamkeit und die affektive Qualität der Interaktion zwischen Eltern und Baby gefunden wurden. Die Ergebnisse zeigen lediglich Trends in diese Richtung. Aufgrund der Literatur schließen sie, dass Behandlungen von längerer Dauer benötigt werden, um die Repräsentanzen der Eltern oder die affektive Qualität der Eltern-Baby-Interaktion zu verändern. Damit könnten Studien solche Veränderungen nicht bei der Beendigung, sondern erst bei einer Nachuntersuchung finden. Zudem handelte es sich bei der Behandlungsgruppe um sehr motivierte Eltern, sodass noch überprüft werden muss, ob die fokalisierte Eltern-Baby-Psychotherapie auch für Risikofamilien geeignet ist. Auch spielte eine Rolle, dass Mütter in der allgemeinen pädiatrischen Betreuung oft keine Hilfe für sich selbst erhalten hatten und darüber unzufrieden waren.

Diese Studie ist insofern interessant, als sie die klinische Erfahrung bestätigt, dass oft vier oder weniger Sitzungen mit psychodynamischem Ansatz ausreichen, um eine Verbesserung der Symptome bei Mutter und Baby zu erzielen, und dass dieses Ergebnis vielen Eltern genügt. Aber demgegenüber ist für eine tiefergehende Therapie der mütterlichen Depression eine funktionale Neuverknüpfung, unter Umständen sogar Veränderung im Bereich der unbewussten Repräsentanzen (Stern, 1998) in einer länger dauernden psychoanalytischen Kurzzeitpsychotherapie mit dem Baby notwendig. Denn erst dadurch kann sich die affektive Qualität der Eltern-Baby-Beziehung verändern.

Danksagung

Ich danke allen Müttern und Babys, die uns in der Babyambulanz des Anna-Freud-Instituts ihre Sorgen und Probleme offenbart haben und von denen wir vieles lernen konnten, und allen Kolleginnen und Kollegen, mit denen ich Mütter und Babys in Co-Therapie gemeinsam behandelt habe.

Insbesondere zusammen mit Cornelia Wegeler-Schardt habe ich in jahrelanger Co-Therapie dieses Konzept entwickelt, reflektiert, dessen Psychodynamik ausgearbeitet und die hier dargelegten Behandlungsvorschläge erarbeitet. Cornelia aus ihrer Perspektive als analytische Kinder- und Jugendlichenpsychotherapeutin hat mehr die Sicht des Kindes vertreten, während ich als Psychoanalytikerin für Erwachsene und Kinderärztin mehr die Fürsprecherin der Probleme der Mütter war und aus meinem medizinischen Wissen geschöpft habe, wo es zum Verständnis notwendig war. Beide haben wir voneinander und durch die Intervision mit der Gruppe gelernt. Daraus resultiert auch Cornelias Anregung die Ursachen und die enorme präventive Bedeutung der Behandlung der postpartalen Depression der Mütter und ihrer Folgen für das Baby zu beschreiben.

Außerdem haben hilfreich beigetragen: Angelika Staehle hat uns dankenswerter Weise mit ihren vielfältigen Kontakten geholfen, unser Konzept auch im internationalen Austausch zu etablieren. Eberhard Windaus hat mir wertvolle Hinweise aus seiner reichen Kenntnis der Literatur zu dem Thema gegeben. Elisabeth van Quekelberghe hat engagiert meine verschiedenen Versionen des Textes gelesen und mir wertvolle Korrekturen vermittelt. Eberhard Haas hat zu meinem tieferen Verständnis der Rituale um Geburt und Wochenbett bei den Himba beigetragen. Dagmar Müller, Gynäkologin und Behandlerin mit der »Bindungsanalyse«, hat mein Denken kritisch bereichert. Der Lektor Martin Regenbrecht hat geholfen, den Text zu strukturieren und besser lesbar zu machen.

Literatur

Anzieu, D. (1996). *Das Haut-Ich*. Frankfurt a. M.: Suhrkamp.

Ashman, S. & Dawson, G. (2002). Maternal depression, infant psychobiological development and risk for depression. In S. Goodman & I. Gotlib (Hrsg.), *Children of depressed parents: Mechanisms of risk and implications for treatment* (S. 37–58). Washington: American Psychological Press.

Auhagen-Stephanos, U. (2017). *Der Mutter-Embryo-Dialog. Fruchtbarkeit und Unfruchtbarkeit im Spiegel der Psychotherapie*. Gießen: Psychosozial-Verlag.

Auhagen-Stephanos, U. (2020). Das Unbehagen in der Kultur der neuen Formen von Fortpflanzung. In I. Moeslein-Teising, G. Schäfer & R. Martin (Hrsg.), *Generativität* (S. 112–127). Gießen: Psychosozial-Verlag.

Bader, W. (2020). Leitliniengerechte Therapie: Tabuthema weibliche Harninkontinenz nicht ignorieren. *Deutsches Ärzteblatt, 117*(42), A-1980/B-1681.

Bansal, R., Hellerstein, D. J. & Peterson, B. S. (2017). Evidence for neuroplastic compensation in the cerebral cortex of persons with depressive illness. *Molecular Psychiatry, 23*(2), 375–383.

Beebe, B. & Lachmann, F. (2004). *Säuglingsforschung und die Psychotherapie Erwachsener. Wie interaktive Prozesse entstehen und zu Veränderungen führen*. Stuttgart: Klett-Cotta.

Bick, E. (1968a). Notes on infant observation in psychoanalytic training. *The International Journal of Psychoanalysis, 45*, 558–566.

Bick, E. (1968b). The experience of skin in early object relations. *The International Journal of Psychoanalysis, 49*(2–3), 484–486.

Bick, E. (1986). Further considerations of the function of the skin in early object relations. *British Journal of Psychotherapy, 2*(4), 292–299.

Bion, E. R. (1961). A theory of thinking. *The International Journal of Psychoanalysis, 43*, 306–310.

Bion, E. R. (1962). Learning from Experience. London: Heinemann.

Blaß, H. (2020). Nimm dir das Leben und gib's nie/auch wieder her. Das narzisstisch-depressive Dilemma und seine Bedeutung für die gegenwärtige und nächste Generation. In I. Moeslein-Teising, G. Schäfer & R. Martin (Hrsg.), *Generativität* (S. 29–43). Gießen: Psychosozial-Verlag.

Bowlby, J. (1958). The nature of the child's tie to his mother. *The International Journal of Pychoanalysis, 39*, 350–373.

Brazelton, T. B. & Cramer, B. (1990). *The earliest relationship: parents, infants and the drama of attachment*. Reading, MA: Addison-Wesley.

Britton, J. R. (2011). Infant temperament and maternal anxiety and depressed mood in the early postpartum period. *Women & Health, 51*(1), 55–71.

Brock, I. (Hrsg.). (2018a). *Wie die Geburtserfahrung unser Leben prägt. Perspektiven für Geburtshilfe, Entwicklungspsychologie und die Prävention früher Störungen*. Gießen: Psychosozial-Verlag.

Brock, I. (2018b). Väter und familienorientierte Geburt. In dies. (Hrsg.), *Wie die Geburtserfahrung unser Leben prägt* (S. 101–126). Gießen: Psychosozial-Verlag.

Brock, I. (2018c). Der Geburtsmodus gehört in die Psychotherapie. In dies. (Hrsg.), *Wie die Geburtserfahrung unser Leben prägt* (S. 161–193). Gießen: Psychosozial-Verlag.

Cassel-Bähr, S. (2013). The first cut is the deepest. Die Bedeutung des negativen Ödipuskomplexes für die Perversion der Frau. *Psyche –Z Psychoanal, 67*(4), 330–358.

Cierpka, M. & Windaus, E. (2012 [2007]). *Psychoanalytische Säuglings-Kleinkind-Eltern-Psychotherapie. Konzepte, Leitlinien, Manual*. 2. Aufl. Frankfurt a. M.: Brandes & Apsel.

Cox, J. L., Holden, J. M. & Sagovsky, R. (1987). Detection of postnatal depression: Development of the 10-item Edinburgh Postnatal Depression Scale. *British Journal of Psychiatry, 150*, 782–786.

Dornes, M. (2000). *Die emotionale Welt des Kindes*. Frankfurt a. M.: Fischer.

Dornes, M. (2006). *Die Seele des Kindes. Entstehung und Entwicklung*. Frankfurt a. M.: Fischer.

Erikson, E. H. (1968). *Jugend und Krise*. Stuttgart: Klett-Cotta.

Erikson, E. H. (2001 [1959]). *Identität und Lebenszyklus*. Frankfurt a. M.: Suhrkamp.

Feldkamp, J. & Schott, M. (2013). Somatische Ursachen vergessen. *Deutsches Ärzteblatt International, 110*(1–2), 11. https://doi.org/10.3238/arztebl.2013.0011b

Field, T. (2010). Postpartum depression effects on early interactions, parenting, and safety practices: a review. *Infant Behavior and Development, 33*(1), 1–6.

Field, T. (1984). Perinatal risk factors for infant depression. In J. D. Call, E. Galenson & E. C. Tyson (Hrsg.), *Frontiers of infant Psychiatry, II* (S. 152–159). New York: Basic Books.

Flaake, K. (2014). *Neue Mütter – neue Väter. Eine empirische Studie zu veränderten Geschlechterbeziehungen in Familien*. Gießen: Psychosozial-Verlag.

Fonagy, P., Sleed, M. & Baradon, T. (2016). Randomized controlled trial of parent-infant psychotherapy for parents with mental health problems and young infants. *Infant Mental Health Journal, 37*(2), 97–114. https://doi.org/10.1002/imhj.21553

Fraiberg, S., Adelson, E. & Shapiro, V. (1975). Ghosts in the nursery. *Journal of the American Academy of Child Psychiatry, 14*(3), 387–422. [Dt. 2003: Gespenster im Kinderzimmer. Probleme gestörter Mutter-Säuglings-Beziehungen aus psychoanalytischer Sicht. *Analytische Kinder- und Jugendlichen-Psychotherapie, 34*(4), 465–504.]

Freud, A. (1980 [1958/60]). Diskussion von John Bowlbys Arbeit über Trennung und Trauer. In dies., *Schriften, Bd. V* (S. 1771–1788). Frankfurt a. M.: Fischer.

Georg, A., Kress, S., Cierpka, M. & Taubner, S. (2019). Die fokussierte Säuglings-/Kleinkind-Eltern-Psychotherapie bei frühkindlichen Regulationsstörungen im Rahmen eines randomisiert-kontrollierten Studiendesigns. *Kinderanalyse, 27*(3), 278–307.

Georg, A. K., Cierpka, M., Schröder-Pfeifer, P., Kress, S. & Taubner, S. (2021). The efficacy of brief parent-infant psychotherapy for treating early regulatory disorders: A randomized controlled trial. *Journal of the American Academy of Child and Adolescent Psychiatry, 60*(6), 723–733.

Georg, A.K., Dewett, P. & Taubner, S. (2021). Learning from mothers who received focused parent-infant psychotherapy for the treatment of their child's regulatory disorders. *Psychotherapy Research, 32*(6), 805–819. https://doi.org/10.1080/10503307.2021.2023778

Görtz-Schroth, A. (2019). Quantifizierung von häufigen Erfahrungen mit der Bindungsanalyse. In H. Blazy (Hrsg.), *»Polyphone Strömungen«. Darstellung neuere Erfahrungen aus der Bindungsanalyse* (S. 7–17). Heidelberg: Mattes.

Green, A. (1993 [1983]). Die tote Mutter. *Psyche –Z Psychoanal, 47*, 205–240.

Grunberger, B. (1985). Über die Monade. In ders. (1988), *Narziss und Anubis. Die Psychoanalyse jenseits der Triebtheorie. Bd. 2* (S. 189–205). München u. Wien: Internationale Psychoanalyse.

Haarer, J. (1938). Die deutsche Mutter und ihr erstes Kind. München u. Berlin. Lehmanns.

Haas, E.T. (2006). *Transzendenzverlust und Melancholie. Depression und Sucht im Schatten der Aufklärung*. Gießen: Psychosozial-Verlag.

Halberstadt-Freud, H.C. (1993). Postpartale Depression und die Illusion der Symbiose. *Psyche –Z Psychoanal, 47*(11), 1041–1062.

Hartmann, H.-P. (2005). Stationär-psychiatrische Mutter-Kind-Behandlung. *Zeitschrift für Nervenheilkunde, 8*, 696–701.

Häußler, G. (Hrsg.). (2015). Psychoanalytische Säuglingsbeobachtung und Säuglings-Kleinkind-Eltern Psychotherapie. Frankfurt a.M.: Brandes & Apsel.

Henzinger, U. (2020). *Stillen. Kulturgeschichtliche Überlegungen zur frühen Eltern-Kind-Beziehung*. Gießen: Psychosozial-Verlag.

Hidas, G., & Raffai, J. (2021 [2002]). *Nabelschnur der Seele. Psychoanalytisch orientierte Förderung der vorgeburtlichen Bindung zwischen Mutter und Baby*. 3. Aufl. Gießen: Psychosozial-Verlag.

Hildebrandt, S., Blazy, H., Schacht, J. & Bott, W. (2014). *Kaiserschnitt: Zwischen Traum und Trauma. Wunsch und Wirklichkeit*. Heidelberg: Mattes.

Hübner-Liebermann, B., Hausner, H. & Wittmann, M. (2012). Peripartale Depressionen erkennen und behandeln. *Deutsches Ärzteblatt, 109*(24), 419–424.

Imhorst, E. (2019). Wir wären so gerne eindeutig. Geschlecht – Gender- Identität. In I. Moeslein-Teising, G. Schäfer & R. Martin (Hrsg.), *Geschlechter-Spannungen*. Gießen: Psychosozial-Verlag.

Israel, A. (Hrsg.). (2007). *Der Säugling und seine Eltern. Die psychoanalytische Behandlung der frühesten Entwicklungsstörungen*. Frankfurt a.M.: Brandes & Apsel.

Keller, H. (2014). Die Urform der Mutterliebe gibt es nicht. Interview. *Frankfurter Rundschau, 70*(4), 6.1.2014.

Kittel-Schneider, S. (2021). Peripartale psychische Erkrankungen bei Vätern. Vortrag Mittwochskolloquium 17.11.2021. Universitätsklinik für Psychiatrie Frankfurt.

Klein, M. (1962). *Das Seelenleben des Kleinkindes und andere Beiträge zur Psychoanalyse*. Reinbek bei Hamburg: Rowohlt.

Köhler-Weisker, A. (1980). Teilnehmende Beobachtung der frühen Kindheit in der psychoanalytischen Ausbildung. *Psyche –Z Psychoanal, 34*(7), 625–651.

Köhler-Weisker, A. (1986). Zum Begriff der Haltung des Psychoanalytikers am Beispiel einer Fokaltherapie. *Jahrbuch der Psychoanalyse, 18*, 143–173.

Köhler-Weisker, A. (2006). Esther Bick: Eine Pionierin der teilnehmenden Säuglingsbeobachtung. *Jahrbuch der Psychoanalyse, 53*, 165–178.

Köhler-Weisker, A. (2015). *Gespräche unter dem Mopanebaum. Ethnopsychoanalytische Begegnungen mit Himbanomaden*. Gießen: Psychosozial-Verlag.

Köhler-Weisker, A. & Schäfers, A. (2019). Psychoanalytische Therapie der postpartalen Depression von Mutter und Baby im Beisein des Vaters in einem cotherapeutischen Setting. *Kinderanalyse, 27*, 261–277.

Köhler-Weisker, A. & Wegeler-Schardt, C. (2004). Psychoanalytische Arbeit mit Säuglingen und Eltern. *Analytische Kinder- und Jugendlichenpsychotherapie, 35*, 276–296.

Köhler-Weisker, A. & Wegeler-Schardt, C. (2006a). La tostada-con-miel tirada o et manuscrito perdito. Sobre el tratamento psicoanlitico de Leon, nino prematuro de 23 meses. In C.R. Zelaya, J. Mendoza Talledo & E. Soto de Dupuy (Hrsg.), *La maternidad y sus vicisitudes hoy* (S. 259–285). Lima: Impreso en Siklos.

Köhler-Weisker, A. & Wegeler-Schardt, C. (2006b). Entgleisung und Heilung des präverbalen Dialogs zwischen Mutter und Baby. *Psychoanalyse Aktuell. Online-Zeitung der Deutschen Psychoanalytischen Vereinigung DPV*. https://www.psychoanalyse-aktuell.de/artikel-/detail?tx_news_pi1%5Baction%5D=detail&tx_news_pi1%5Bcontroller%5D=News&tx_news_pi1%5Bnews%5D=79&cHash=258d3c772e63d5313a173d2aa0b1c98a

Köhler-Weisker, A. & Wegeler-Schardt, C. (2007). »Wir wollten es besser machen als unsere Eltern …« Zur Weitergabe von traumatisch Erlebtem über drei Generationen am Beispiel einer Eltern-Baby-Psychotherapie. In A. Israel (Hrsg.), *Der Säugling und seine Eltern. Die psychoanalytische Behandlung frühester Entwicklungsstörungen* (S. 129–160). Frankfurt a.M.: Brandes und Apsel.

Köhler-Weisker, A. & Wegeler-Schardt, C. (2019). Cotherapie in der psychoanalytischen Säuglings-Kleinkind-Eltern-Psychotherapie. Ein innovatives Ausbildungsmodell. *Kinderanalyse, 27*, 339–371.

König, K. (2010). *Gegenübertragung und die Persönlichkeit des Psychotherapeuten*. Frankfurt a.M.: Brandes & Apsel.

Komisaruk, B., N. Wise, E. Frangos, W.-C. Liu, K. Allen & S. Brody (2011). Women's clitoris, vagina and cervix mapped on the sensory cortex: fMRI evidence. *Journal of Sexual Medicine, 8*(10), 2822–2830 https://doi.org/10.1111/j.1743-6109.2011.02388.x

Kreisler, L. (1990). Die Depression des Säuglings. Klinische Erläuterungen – Theoretische Vorschläge. In J. Stork (Hrsg.), *Neue Wege im Verständnis der allerfrühestens Entwicklung des Kindes: Erkenntnisse der Psychopathologie des Säuglingsalters* (S. 87–105). Stuttgart-Bad Cannstatt: frommann-holzboog.

Kress, S., Taubner, S. & Georg, A.K. (2021). Die Bedeutung adaptiver Behandlungsstrategien für den Therapieerfolg in der fokussierten psychodynamischen Säugling-/Kleinkind-Eltern-Psychotherapie. *Praxis der Kinderpsychologie und Kinderpsychiatrie, 70*(6), 541–558.

Kristeva, J. (2016). *Geschichten von der Liebe*. 7. Aufl. Frankfurt a.M.: Suhrkamp.

Küchenhoff, J. (2010). Zum Verhältnis von Psychopharmakologie und Psychoanalyse – am Beispiel der Depressionsbehandlung. *Psyche – Z Psychoanal, 64*(9/10), 890–916.

Küchenhoff, J. (2017). *Depression*. Gießen: Psychosozial-Verlag.

Kuper, A. (2004). Kaokoland und die Himba. In G. Bruns, A.U. Dreher & A. Mahler-Bungers (Hrsg.), *Psychoanalyse und Familie – andere Lebensformen, andere Innenwel-*

ten?. Arbeitstagung der DPV in Bad Homburg vom 19.–22. Nov. 2003 (S. 334–368). Bad Homburg: Geber und Reusch.

Laplanche, J. & Pontalis, J.-B. (1967). *Das Vokabular der Psychoanalyse*, 2. Bde. Frankfurt a. M.: Suhrkamp.

Lenzen-Schulte, M. (2018). Beckenbodenschäden: Besser als bisher über Risiken vaginaler Geburten aufklären. *Deutsches Ärzteblatt, 115*(45), A-2062/B-1716/C-1693.

Lenzen-Schulte, M. (2019). Geburtshilfe: Die Sectiorate zu senken ist schwierig. *Deutsches Ärzteblatt, 116*(21), A-1063/B-877/C-865.

Lenzen-Schulte, M. (2020). Schwangerschaft und Entbindung: Harninkontinenz nach der Geburt. *Deutsches Ärzteblatt, 117*(42), A-1982/B-1683.

Lenzen-Schulte, M. (2021). Geburtshilfe: Sinkende Sectiorate fordert Tribut. *Deutsches Ärzteblatt, 118*(49), A-2337/B-1914.

Leuzinger-Bohleber, M. (2003). Der lange Schatten von Krieg und Verfolgung: Kriegskinder in Psychoanalysen. Beobachtungen und Berichte aus der DPV-Katamnesensudie. *Psyche – Z Psychoanal, 57*(9–10), 932–1016.

Leuzinger-Bohleber, M. (2008). Psychoanalytische Erkundungen zu Depression und Hyperaktivität. *Psychoanalyse aktuell. Online-Zeitung* der Deutschen Psychoanalytischen Vereinigung DPV. https://www.psychoanalyse-aktuell.de/artikel-/detail?tx_news_pi1%5Baction%5D=detail&tx_news_pi1%5Bcontroller%5D=News&tx_news_pi1%5Bnews%5D=96&cHash=5c19299818bf6c06b7043b2d119e452b

Leuzinger-Bohleber, M. (2023). Depression – eine Krankheit des Ideals und des Traumas. *Psychoanalyse in Europa. Bulletin, 76*, 208–223.

Leuzinger-Bohleber, M., Hautzinger,M., Keller, W., Fiedler, G., Bahrke, U., Kallenbach, L., Kaufhold, J., Negele, A., Küchenhoff, H., Günther, F., Rüger, B., Ernst, M., Rachel, P. & Beutel, M. (2019). Psychoanalytische und kognitiv-behaviorale Langzeitbehandlung chronisch depressiver Patienten bei randomisierter oder präferierter Zuweisung. Ergebnisse der LAC-Studie. *Psyche– Z Psychoanal, 73*(2), 77–105. https://doi.org/10.21706/ps-73-2-77

Liedloff, J. (2002 [1977]). *Auf der Suche nach dem verlorenen Glück. Gegen die Zerstörung unserer Glücksfähigkeit in der frühen Kindheit*. München: Beck.

Lorenz-Franzen, F. (2008). Schwere Geburt. Zur Psychodynamik der postpartalen Depression. *Analytische Kinder und Jugendlichenpsychotherapie, 4*, 473–499.

Maiello, S. (2000). The cultural dimension in early mother-infant interaction and psychic development. An infant observation in South Africa. *Infant Observation, 3*(2), 217–238.

Maiello, S. (2007). Säuglingsbeobachtung als Lernerfahrung in der psychoanalytischen Ausbildung. Der Beobachter in der Position des Dritten und die Begegnung mit dem inneren Kind. *Analytische Kinder- und Jugendlichenpsychotherapie, 38*, 335–349.

Merkle, W. (2020). Vater werden und sein statt Versorgungswünsche anzumelden. Vortrag auf der Sommeruniversität der DPV. Frankfurt a. M.

Metzger, H.-G. (Hrsg.). (2008). *Psychoanalyse des Vaters. Klinische Erfahrungen mit realen, symbolischen und phantasierten Vätern*. Frankfurt a. M.: Brandes & Apsel.

Miller, P. (2019). Durcharbeiten des Körper-Ichs im analytischen Prozess. *Bulletin Psychoanalyse in Europa der Europäischen Psychoanalytischen Föderation, 73*, 152–160.

Moeslein-Teising, I., Schäfer, G. & Martin, R. (2020). *Generativität*. Gießen: Psychosozial-Verlag.

Moser, C. (2018). *Postpartale Depression und »weibliche Identität«. Psychoanalytische Perspektiven auf Mutterschaft*. Bielefeld: Transcript.

Mundlos, C. (2018). Gewalterleben von Müttern – ein Tabu mit großer Wirkung. In I. Brock (Hrsg.), *Wie die Geburtserfahrung unser Leben prägt* (S. 71–84). Gießen: Psychosozial-Verlag.

Norman, J. (2001). The psychoanalyst and the baby: A new look at work with infants. *The International Journal of Psychoanalysis, 82*(1), 83–100.

Norman, J. (2004). Der Psychoanalytiker und der Säugling. Eine neue Sicht der Arbeit mit Babys. *Analytische Kinder- und Jugendlichen-Psychotherapie, 35*, 245–275.

Nylen, K.J., Moran, T.E., Franklin, C.L. & O'hara, M.W. (2006). Maternal depression: A review of relevant treatment approaches for mothers and infants. *Infant Mental Health Journal, 27*(4), 327–343.

Ohe, G.v. (2013). Oxytocin Concentrations Are Crucial. *Deutsches Ärzteblatt International, 110*(1–2), 12. https://doi.org/10.3238/arztebl.2013.0012a

Padberg, T. (2018). Placebos, Drogen, Medikamente – Der schwierige Umgang mit Antidepressiva. *Psychotherapeutenjournal, 4*, 324–330.

Parin, P., Morgenthaler, F. & Parin-Matthey, G. (1983 [1963]). *Die Weißen denken zu viel. Psychoanalytische Untersuchungen in Westafrika*. München: Kindler.

Pedrina, F. (1998). Eltern-Kind-Therapien bei postpartaler Depression. In K.v. Klitzing (Hrsg.), *Psychotherapie in der frühen Kindheit* (S. 132–153). Göttingen: Vandenhoeck & Ruprecht.

Pedrina, F. (2004). Baby und Kleinkind als Subjekte in therapeutischen Settings. *Analytische Kinder- und Jugendlichen-Psychotherapie, 35*, 221–243.

Pedrina, F. (2006). *Mütter und Babys in psychischen Krisen. Forschungsstudie zu einer therapeutisch geleiteten Mutter-Säugling-Gruppe am Beispiel postpartaler Depression*. Frankfurt a.M.: Brandes & Apsel.

Pedrina, F. (2020). *Babys und Kleinkinder in Not. Psychopathologie und Behandlung*. Frankfurt a.M.: Brandes & Apsel.

Poluda-Korte, E.S. (1993). Der »Lesbische Komplex« – Die Bedeutung des homosexuellen Tabus für die Weiblichkeit. In E.M. Alves (Hrsg.), *Stumme Liebe* (S. 73–132). Freiburg: Kore.

Prat, R. (2013). La terreur de la dependance comme experience fondatrice du maternel. *Le Carnet Psy, 168*, 26–35.

Raphael-Leff, J. (Hrsg.). (2008). *Parent-Infant Psychodynamics. Wild Things, Mirrors and Ghosts*. London: Routledge. https://doi.org/10.4324/9780429478154-3

Renggli, F. (2020). *Verlassenheit und Angst – Nähe und Geborgenheit. Eine Natur- und Kulturgeschichte der frühen Mutter-Kind-Beziehung*. Gießen: Psychosozial-Verlag.

Rhode, A. (2007). Psychisch kranke Schwangere – Peripartales Mangement. *Notfall & Hausarztmedizin, 33*(4), 128–131. https://doi.org/10.1055/s-2007-981699

Rodulfo, R. (1996). *Kinder – Gibt es die? Die lange Geburt des Subjekts*. Freiburg: Kore.

Rugenstein, K. (2018). *Humor in der psychodynamischen Therapie*. Göttingen: Vandenhoeck & Ruprecht.

Salomonsson, B. (2010). *»Baby Worries«. A randomized controlled Trial of Mother-Infant psychoanalytical Treatment*. Stockholm: Karolinska Institutet.

Schroth, G. (2015). Peri-/Postpartale Depression – (primäre) Aufgabe der Psychotherapie. *Psychotherapie Aktuell, 7*(2), 9–16.

Soule, M. (1990 [1988]). Das Kind im Kopf – das imaginäre Kind. In J. Stork (Hrsg.), *Neue Wege im Verständnis der allerfrühesten Entwicklung des Kindes* (S. 20–80). Stuttgart-Bad Cannstatt: frommann-holzboog.

Spätling, L., Weber, U., Spätling, J., Hohmann, B., Kehyayan, A. & Kessler, H. (2023). Wochenbett-Krisenhilfe – eine wirksame Maßnahme bei peripartaler Depression. *Frauenarzt, 64*, 318–321.

Spitz, R. A. (2005 [1946]). *Vom Säugling zum Kleinkind. Naturgeschichte der Mutter-Kind-Beziehungen im ersten Lebensjahr*. Stuttgart: Klett-Cotta.

Staehle, A. (2022). Angst zu lieben – Vermeidung des Anderen. *Kinderanalyse, 30*(2), 121–148. https://doi.org/10.21706/ka-30-2-121

Stern, D. N. (1986). *The interpersonal world of the Infant*. New York.

Stern, D. N. (1998). *Die Mutterschaftskonstellation. Eine vergleichende Darstellung verschiedener Formen der Mutter-Kind-Psychotherapie*. Stuttgart: Klett-Cotta.

Stern, D. N., Bruschweiler-Stern, N. & Freeland, A. (2002). *Die Geburt einer Mutter*. München u. Zürich: Piper.

Stork, J. (Hrsg.). (1990). *Neue Wege im Verständnis der allerfrühestens Entwicklung des Kindes: Erkenntnisse der Psychopathologie des Säuglingsalters*. Stuttgart-Bad Cannstatt: frommann-holzboog.

Tokarczuk, O. (2020). Der liebevolle Erzähler. Vorlesung zur Verleihung des Nobelpreises für Literatur [2019]. In dies., *Der liebevolle Erzähler. Vorlesung zur Verleihung des Nobelpreises für Literatur* (S. 9–62). Zürich: Kampa.

Trevarthen, C. (2001). Intrinsic motives for companionship in understanding: Their origin, development and significance for infant mental health. *Infant Mental Health Journal, 22*, 95–131.

Tronick, E. Z. (2003). Stimmungen des Kindes und die Chronizität depressiver Symptome: Der einzigartige schöpferische Prozess des Zusammenseins führt zu Wohlbefinden oder in die Krankheit. Teil 1: Der Prozess der normalen Entwicklung und die Ausbildung von Stimmungen. *Zeitschrift für Psychosomatische Medizin und Psychotherapie, 49*, 408–424.

Tronick, E. Z. (2004). Stimmungen des Kindes und die Chronizität depressiver Symptome: Der einzigartige schöpferische Prozess des Zusammenseins führt zu Wohlbefinden oder in die Krankheit. Teil 2: Die Entstehung von negativen Stimmungen bei Kleinkindern und Kindern von depressiven Mütter. *Zeitschrift für Psychosomatische Medizin und Psychotherapie, 50*, 153–170.

Van Gennep, A. (2005 [1909]). *Übergangsriten*. Frankfurt a. M.: Campus.

Wattillion-Naveau, A. (2015). Die Dynamik psychoanalytischer Therapien der frühen Eltern-Kind-Beziehung. In G. Häußler (Hrsg.), *Psychoanalytische Säuglingsbeobachtung und Säuglings-Kleinkind-Eltern-Psychotherapie* (S. 167–186). Frankfurt a. M.: Brandes & Apsel.

Wegeler-Schardt, C. & Köhler-Weisker, A. (2008). Ohne Vater werden Mutter und Kind kein Paar: Triade und Dyade. Zwei Fallbeispiele aus der Frankfurter-Babyambulanz. In H.-G. Metzger (Hrsg.), *Psychoanalyse des Vaters* (S. 163–192). Frankfurt a. M.: Brandes & Apsel.

Windaus, E. (2007a). Depression im Kindes- und Jugendalter: Psychoanalytische Behandlungskonzepte in Verbindung mit frühen Traumatisierungen. *Kinderanalyse, 15*, 327–343.

Windaus, E. (2007b). Konzepte der psychoanalytischen Säuglings-Kleinkind-Eltern-Psychotherapie. In M. Cierpka & E. Windaus (Hrsg.), *Psychoanalytische Säuglings-Kleinkind-Eltern-Psychotherapie. Konzepte, Leitlinien, Manual* (S. 11–50). Frankfurt a. M.: Brandes & Apsel.

Winnicott, D.W. (1976). *Von der Kinderheilkunde zur Psychoanalyse*. München: Kindler.

Winnicott, D.W. (1983 [1956]). Primäre Mütterlichkeit. In ders, *Von der Kinderheilkunde zur Psychoanalyse* (S. 157–164). Übers. v. G. Theusner-Stampa. München: Fischer.

Winnicott, D.W. (1991). Die Angst vor dem Zusammenbruch. *Psyche – Z Psychoanal, 45*(12), 1116–1126.

Winnicott, D.W. (1993). *Reifungsprozesse und fördernde Umwelt*. Frankfurt a. M.: Fischer.

Winnicott, D.W. (2006). *Vom Spiel zur Kreativität*. 11. Aufl. Stuttgart: Klett-Cotta.

Winnicott, D.W. (2008). Mirror-role of mother and family in child development. In J. Raphael-Leff (Hrsg.), *Parent-Infant Psychodynamics. Wild Things, Mirrors and Ghosts* (S. 18–24). London: Routledge. https://doi.org/10.4324/9780429478154-3

Wise, N. J., Frangos, E. & Komisaruk, B. (2016). Activation of sensory cortex by imagined genial stimulation: an fMRI analysis. *Socioaffective Neuroscience and Psychology, 6*, https://doi.org/10.3402/snp.v6.31481

Wordell, U. (2015). Ethnologischer Blick auf die Himbagesellschaft. In A. Köhler-Weisker (2015), *Gespräche unter dem Mopanebaum. Ethnopsychoanalytische Begegnungen mit Himbanomaden* (S. 47–77). Gießen: Psychosozial-Verlag.

Yuan, M. et al (2022). Effects of physical activity on prevention of postpartum-depression. A dose response meta-analysis of 18642 women. Front. Psychiatry, 4. Nov. http:/doi.org/10.3389/psyt.2022.984677.

Sabine Trautmann-Voigt, Monika Moll

Bindung in Bewegung

Konzept und Leitlinien für eine psychodynamisch fundierte Eltern-Säuglings-Kleinkind-Psychotherapie

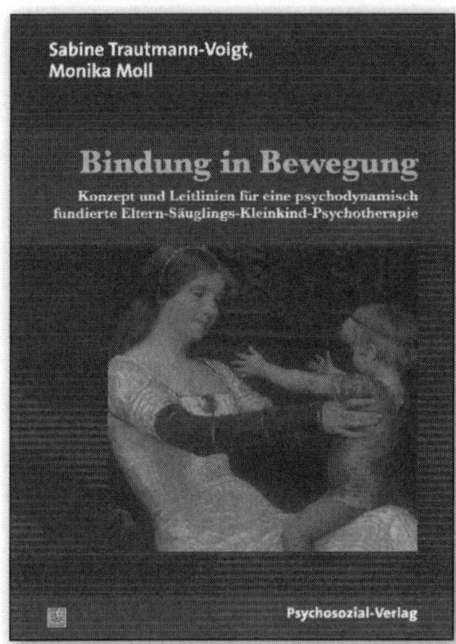

2011 · 434 Seiten · Broschur
ISBN 978-3-8379-2047-5

Dieses Buch will dabei helfen, Fachleute und Eltern für die »intuitive Elternschaft« zu sensibilisieren.

»Ein ausgezeichnetes Fachbuch über gute Mutter-Kleinkind-Bindung«
Gerald Mackenthun

Sichere Bindungsmuster entwickeln sich in einem gelingenden emotionalen Austausch. Der gesellschaftliche Wandel der letzten Jahrzehnte führte jedoch zum Verlust tradierter Formen des Umgangs mit Säuglingen und Kleinkindern sowie zu einer tiefen Verunsicherung von Eltern und in der Folge zu einem vermehrten Auftreten von Bindungsstörungen. Wie kann darauf gezielt eingewirkt werden? Das im vorliegenden Buch vorgestellte Bonner Modell der Interaktionsanalyse (BMIA), ein auf nonverbale Kommunikation fokussierendes Diagnoseinstrument, ermöglicht Aussagen über den jeweiligen Bindungstyp und frühe Interaktionsmuster bzw. Interaktionsstörungen und weist Wege der Prävention und Behandlung. Die Autorinnen verbinden psychodynamisches Denken mit mehrdimensionalen Interaktionsanalysen und entwickeln Leitlinien für eine Eltern-Säuglings-Kleinkind-Psychotherapie. Theoretisch untermauert von den Ergebnissen der Säuglings-, Bindungs- und Hirnforschung und eingebettet in die langjährige praktische psychotherapeutische Arbeit mit Eltern und ihren Säuglingen, entstand dieses Arbeitsbuch aus der Praxis für die Praxis.

Thomas Harms

Emotionelle Erste Hilfe

Bindungsförderung – Krisenintervention – Eltern-Baby-Therapie

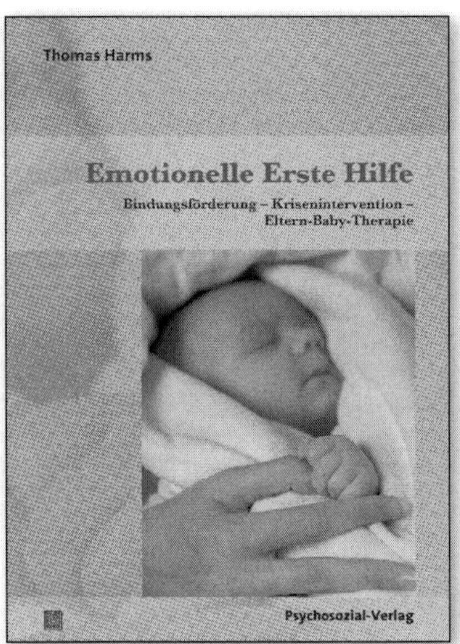

2016 · 270 Seiten · Broschur
ISBN 978-3-8379-2615-6

Thomas Harms beschreibt mit dem Ansatz der »Emotionellen Ersten Hilfe« einen Weg, wie Eltern in schwierigen Zeiten nach der Geburt das emotionale Band zu ihren Kindern (wieder-)finden und stärken können. Er gibt Antworten auf die Frage, wie Eltern und Säuglingen geholfen werden kann, wenn belastende Erfahrungen in der ersten Zeit nach der Geburt den Aufbau eines liebevollen Miteinanders verhindern. Das vorgestellte Konzept basiert auf der Annahme, dass ein intuitives Verständnis für die Gefühle und Bedürfnisse des Säuglings nur dort möglich ist, wo Erwachsene in einen achtsamen und feinfühligen Dialog mit ihrem eigenen Körper treten. Bindungsverlust zum Kind ist somit immer auch ein Verlust der Verbindung zum eigenen Selbst.

Der von Thomas Harms vorgestellte Ansatz richtet sich sowohl an PsychotherapeutInnen und Fachkräfte aus den Bereichen der Geburtshilfe, Prävention oder Entwicklungs-, Früh- und Krisenberatung als auch an betroffene Eltern. Er zeigt systematisch auf, wie die Fachgebiete der körperbasierten Psychotherapie und Bindungsforschung sinnvoll miteinander verknüpft werden können und die elterliche Feinfühligkeit und Beziehungsintelligenz mit Hilfe eines körperbasierten Herangehens wiederhergestellt werden kann.

Hannelore Lier-Schehl

Seelische Gesundheit für Familien von Anfang an

Psychosoziale Präventionsarbeit der Frühen Hilfen bei peripartalen Erkrankungen

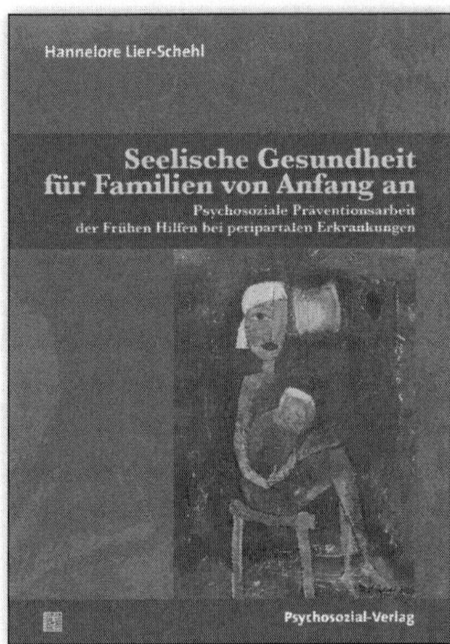

2020 · 557 Seiten · Broschur
ISBN 978-3-8379-2764-1

Ein differenzierter Blick auf peripartale Erkrankungen, der zur Entstigmatisierung beiträgt und Handlungsmöglichkeiten aufzeigt.

Psychische Belastungen und peripartale Erkrankungen von Müttern stellen ein großes Entwicklungsrisiko für ihre Kinder dar. Hannelore Lier-Schehl zeigt auf, wie eine erfolgreiche psychosoziale Präventionsarbeit für psychisch belastete Familien und peripartal erkrankte Mütter aussehen muss. Je früher Unterstützung erfolgt, desto besser sind die Heilungschancen für die Kleinfamilie. Die enge Zusammenarbeit der Kinder- und Jugendhilfe mit der Erwachsenenpsychiatrie innerhalb des Netzwerkes der Frühen Hilfen ist hierzu erforderlich. Für die AkteurInnen in den Frühen Hilfen, die seelisch erkrankte Mütter und Väter mit ihren kleinen Kindern begleiten, bietet dieses Buch praktische Hilfe bei der Differenzialprävention sowie bei der Zusammenarbeit verschiedener Fachgruppen.